AF340739

TRAITE

DES

MEDICAMENS.

TRAITÉ
DES
MEDICAMENS,
ET
LA MANIERE DE S'EN SERVIR
pour la guerison des Maladies,

Suivant les experiences des Medecins modernes.

AVEC
LES FORMULES
pour la composition des Medicamens.

NOUVELLE EDITION,
revûë corrigée & augmentée.

Par M. D. TAUVRY, *de l'Academie Royale des Sciences, & Docteur en Medecine de la Faculté de Paris.*

TOME SECOND.

A PARIS, RUE S. JACQUES,

Chez { CLAUDE ROBUSTEL, à l'Image S. Jean.
&
FRANÇOIS JOUENNE, à l'Image Saint Landry.

M. DCC. XXII.

Avec Approbation & Privilege du Roy.

TABLE

DES CHAPITRES CONTENUS
en ce second Volume.

TROISIE'ME PARTIE.

CHAPITRE I.

DEs alterans.   page 1

CHAPITRE II.

Des remedes qui font venir les mois.   1E

CHAPITRE III.
Des remedes pour arrêter les mois quand ils coulent trop.   4E

CHAPITRE IV.

Des medicamens qui facilitent les accou-chemens laborieux, de ceux qui font fortir le fœtus quand il eft mort hors de la matrice, & de ceux qui font fortir l'arrierefais quand il eft retenu.   58

CHAPITRE V.

Des remedes qui empêchent l'avorment. 6ç

TABLE

CHAPITRE VI.

Des remedes qui pouſſent les vuidanges quand elles ſont ſupprimées. 79

CHAPITRE VII.

Des remedes qui arrêtent les vuidanges quand elles ſont immoderées. 83

CHAPITRE VIII.

Des remedes contre les fleurs blanches. 90

CHAPITRE IX.

Des remedes qui diſſipent les vents, & qu'on nomme carminatifs. 100

CHAPITRE X.

Des bechiques ou torachiques. 113

CHAPITRE XI.

Des alterans proprement dits. 136

CHAPITRE XII.

Des attenuans ou aperitifs. 140

CHAPITRE XIII.

Des incraſſans. 152

DES CHAPITRES.

CHAPITRE XIV.

Des narcotiques. 166

CHAPITRE XV.

Des stiptiques & astringens. 192

CHAPITRE XVI.

Des febrifuges. 209

CHAPITRE XVII.

Des antiveneriens. 232

CHAPITRE XVIII.

Des antiscorbutiques. 262

CHAPITRE XIX.

Des antihypocondriaques. 270

CHAPITRE XX.

Des specifiques en general. 274

CHAPITRE XXI.

Des cephaliques, antiépileptiques, antiapoplectique & antiparalytiques. 278

CHAPITRE XXII.

Des remedes, contre les délires mélanco-

TABLE

Tiques, la manie & la rage. 308

CHAPITRE XXIII.

Des cardiaques & alexipharmaques. 319

CHAPITRE XXIV.

Des antipleuretiques. 332

CHAPITRE XXV.

Des stomachiques. 346

CHAPITRE XXVI.

De ceux qui tuent les vers. 354

CHAPITRE XXVII.

Des antidysenteriques. 360

CHAPITRE XXVIII.

Des hepatiques & spleniques. 367

CHAPITRE XXIX.

Des antihydropiques. 370

CHAPITRE XXX.

Des Lythontriptiques. 380

CHAPITRE XXXI.

Des hysteriques 383

DES CHAPITRES.

CHAPITRE XXXII.

Des medicamens qui excitent à l'amour.
388

CHAPITRE XXXIII.

Des medicamens qui détruisent les pensées amoureuses. 393

CHAPITRE XXXIV.

Des remedes qui servent à augmenter ou à diminuer le lait. 397

CHAPITRE XXXV.

Des antipodagres. 401

CHAPITRE XXXVI.

Des remedes contre les hemorrhoïdes. 414

QUATRIE'ME PARTIE.

Des Medicamens des maladies exteriures.

CHAPITRE I.

Des anodins. 425

CHAPITRE II.

Des repercussifs & astringens. 430

TABLE

Chapitre III.

Des resolutifs.   437

Chapitre IV.

Des maturatifs & émoliens.   444

Chapitre V.

Des supuratifs.   447

Chapitre VI.

Des mondificatifs & détergens.   451

Chapitre VII.

Des corrosifs ou rongeans & caustiques.   455

Chapitre VIII.

Des incarnatifs.   462

Chapitre IX.

Des vulneraires.   466

Chapitre X.

Des cicatrisans.   476

Chapitre XI.

Des vesicatoires.   479

Chapitre XII.

Des remedes à la brûlure.   484

DES CHAPITRES.

Chapitre XIII.

Des remedes contre la carie & pour engendrer des calus.   482

Chapitre XIV.

Contre la gangrene.   494

Chapitre XV.

Contre les dartres.   499

Chapitre XVI.

Contre la galle.   503

Chapitre XVII.

Contre la teigne.   508

Chapitre XVIII.

Contre les écroüelles.   511

Chapitre XIX.

Contre les loupes.   516

Chapitre XX.

Pour faire croître les cheveux & pour les
faire tomber.   519

Chapitre XXI.

Contre les taches.   523

TABLE DES CHAP.

CHAPITRE XXII.

Contre les corps des pieds. 525

CHAPITRE XXIII.

Des poireaux. 527

CHAPITRE XXIV.

Contre la vermine. 528

CHAPITRE XXV.

Contre les mules & engeleures. 530

CHAPITRE XXVI.

Des ophtalmiques. 539

CHAPITRE XXVII.

Contre la surdité & les bourdonnemens d'oreille. 542

CHAPITRE XXVIII.

De la douleur & agacement de dents. 548

CHAPITRE XXIX.

Des remedes des chancres de la bouche & de la relaxation de la luette. 553

Fin de la Table des Chapitres

TRAITÉ

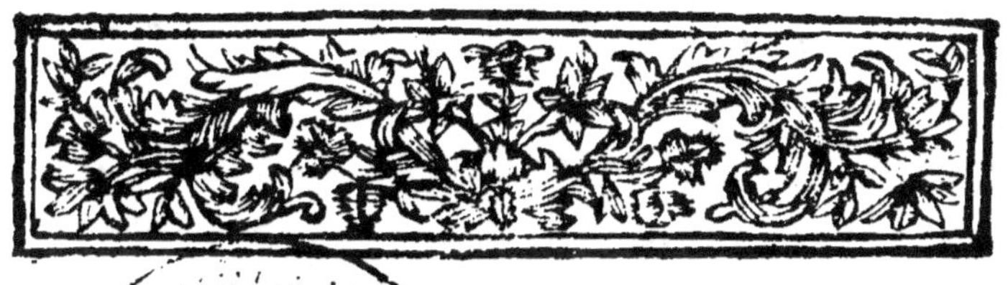

TRAITÉ
DES
MEDICAMENS.

TROISIEME PARTIE.

TOME SECOND.

CHAPITRE PREMIER.

Des Alterans.

Ous appellons un Medicament Alterant lors qu'il change la disposition de nôtre sang & de nos humeurs sans une évacuation considerable: il y a cependant des Alterans qui évacuent, mais comme leur évacuation n'est produite que par le changement insensi-

Medicamens alterans,

ble qu'ils ont caufé dans nos humeurs, on les doit ranger entre les Alterans. Nous comprendrons entre ces Medicamens ceux qui pouffent les mois, les vuidanges, l'arrierefais retenu qui diffipent les vents, qui facilitent l'expectoration, &c. & nous tàcherons de leur oppofer en même tems ceux qui leur font contraires.

Alterans generaux. Enfuite nous examinerons les Medicamens qui peuvent changer les qualitez generales qui font dans nos humeurs ou dans nos efprits ; ainfi nous parlerons des incraffans, des attenuans, des adouciffans, des précipitans, des narcotiques, des vulneraires & des aftringens.

Alterans fpecifiques. Enfin parce que nôtre fang peut differemment fermenter, & qu'il eft differemment coagulé ou rarefiée, ou dans fa partie blanche, ou dans fa partie fibreufe, &c. Nous examinerons ce qu'on appelle les fpecifiques, & nous verrons que, quoique les acides ayent des vertus generales auffi bien que les alkalis volatils ou fixes, ils font cependant trés-differens les uns des autres ; ainfi l'on obferve que l'aigre de foufre ne caille pas le fang à beaucoup prés comme les autres acides ; l'odeur d'efprit de fang humain ne peut pas être fupportée par les femmes hyfteriques, au contraire elles ont du plaifir à fentir celles d'efprit de corne de cerf, ou de fel ammoniac, &c.

Monfieur Boyle a remarqué en quelque endroit que l'efprit de verdet mêlé au fel volatil d'urine, fermentoit avec froid, & qu'au contraire avec le fel volatil de fang humain, il donnoit de la chaleur, &c. tout le monde fçait que les mêmes Medicamens differemment preparez, ont des vertus differentes, l'efprit de fel ammoniac tiré par le moyen de la chaux, ne fe coagule point avec l'efprit de vin; comme celuy qui eft tiré par le fel fixe de tartre; l'efprit de fang humain fait avec la chaux, eft moins fœtide & plus âcre au goût que l'ordinaire; on n'en peut point tirer de fel volatil concret, il ne fait point de coagulum avec l'efprit de vin, & quoiqu'il faffe une fumée avec l'efprit de fel, il ne fait cependant ni bruit, ni écume; ce qui montre qu'il eft bi n éloigné de la nature de celuy qui s'eft fait fans chaux.

Exemples qui prouvent les fpecifiques.

Je pourrois apporter icy les experiences qu'on a faites en faifant diffoudr les corps? Un acide diffout en métal, &

Autres exemples.

n'en diſſout pas un autre ; l'huile d'olive aprés avoir nagé ſur l'eau forte , devient blanche , ſolide & friable ; il faut plus de tems à l'huile d'amandes douces pour faire la même choſe, Monſieur Tourne-fort nous a fait voir à l'Académie Roya-le des Sciences , que l'huile de ſaſſaphras mêlée avec l'eſprit de nitre déflegmé , faiſoit une flâme claire ; il nous mon-tra auſſi que le même eſprit faiſoit peu de flâme & beaucoup de fumée avec celle de girofle , & nous a dit qu'il n'avoit pû réüſſir à cette experience avec celle d'anis , ni avec celle de terebenthine , cependant je crois qu'on pourroit réüſſir avec l'huile d'anis , en la mêlant avec quelques acides , puiſque ſi l'on frotte un papier d'huile de ſemence d'anis coa-gulé par le froid , & qu'on y mette une goutte d'huile de vitriol , il arrive ſur le champ de la chaleur de la fumée & une couleur rouge.

Tout cela nous a fait aſſez compren-dre qu'outre les alterations generales que nous pouvons faire dans nôtre ſang & dans nos humeurs , il eſt bon d'en chercher de ſpecifiques : ces dernieres proprietez dépendent peu du raiſonne-ment , l'experience conduite par le bon ſens , peut ſuffire ; mais le raiſonnement devient tout-à-fait neceſſaire pour l'application du ſpecifique.

Pour bien connoître comment les Alterans qui agiſſent ſur toute la maſſe de nos humeurs, peuvent y produire les effets qu'on en attend : il faut ſçavoir que nôtre ſang eſt compoſé d'une partie blanche & d'une partie rouge.

La partie blanche eſt coagulée par l'eſprit de ſel & de vitriol à cauſe des parties huileuſes qu'elle contient.

L'huile de tartre par défaillance qui eſt le plus puiſſant des alkalis fixes, ne laiſſe pas de coaguler cette ſeroſité , apparemment à cauſe du ſel marin qui y eſt contenu, & dont la partie acide ſe coagule comme tout le monde ſçait, avec l'huile de tartre.

Au contraire l'eſprit volatil de ſel ammoniac, & les eſprits volatils, conſervent la ſeroſité du ſang dans un état fluide.

Cependant la gelée dure blanche & ſolide, qui vient ſur le ſang des phtiſiques, pleuretiques ou gouteux, ne ſe diſſout point par les eſprits volatils, ni par les ſels fixes diſſous, ni par les acides , quoiqu'on la laiſſe tremper aſſez long-tems dans ces liqueurs.

L'eſprit de vin coagule auſſi la ſe-

rosité du sang, mais le coagulum demeure suspendu dans la liqueur, & ne tombe point au fond.

La serosité du sang tire du cuivre une
couleur bleuë, ce qui prouve qu'elle contient des esprits volatils.

La serosité se tourne aisément en gelée au feu, ce qui ne se fait pas si l'on y
a ajoûté auparavant le sel volatil de sang
humain ; ce qui semble prouver l'utilité
de ce sel pour empêcher les dispositions
coagulantes de cette serosité.

Analise de la partie blanche.

La serosité donne par l'analise beaucoup de phlegme, un esprit & un sel
volatil, une huile assez fœtide & un peu
de sel fixe qui ressemble au sel marin,
non seulement en goût, mais aussi en ce
qu'il ne se fond pas à l'air, & qu'il précipite la solution d'argent & non celle de
sublimé. C'est ce que Monsieur Boyle a
remarqué il y a long-tems, & il n'est pas
étonnant que de ce sel on en tire un esprit acide, puisque c'est un sel marin ;
mais il est assez étonnant qu'il y ait si
peu d'acide dans le sang.

Experiences sur la partie rouge.

La partie rouge du sang devient ob-
scure & jaunâtre en y versant du vinaigre ou quelque autre acide, & les
esprits volatils rétablissent sa couleur vermeille, l'air seul lui donne un vif plus

éclatant que les efprits volatils ; les fels lixivieux rétabliffent auffi fa couleur vermeille , mais moins que les fels volatils ; l'efprit de vin la coagule & l'endurcit , ce qui montre qu'il contient de l'acide.

La partie rouge feichée eft fort inflammable, ce qui montre qu'elle contient beaucoup d'huile, & beaucoup plus que la partie blanche qui brûle difficilement.

On tire par l'Analife beaucoup de phlegme , chargé d'efprits volatils , de la partie rouge , beaucoup d'huile , beaucoup de fel volatil & un peu de fel fixe , qui comme dit *Tachenius* , eft tellement falin , qu'il ne précipite point la folution de fublimé corofif non plus que le fel marin , pourvû qu'on n'ait mêlé aucune lexive au fang avant de le diftiller.

Analife de la partie rouge.

Toutes ces experiences pourront nous fervir dans la fuite à expliquer l'action des Alterans fur toutes nos humeurs ; mais afin de garder l'ordre que nous nous fommes propofez, il faut commencer par ceux qui retiennent quelque chofe des évacuations.

C'eft pourquoy nous parlerons premierement de ceux qui font venir les

mois, & nous pourſuivrons les autres par
ordre.

Remarque ſur l'action des Alterans.

Mais il eſt bon de remarquer que preſque tous les Alterans ne cauſent aucun
changement dans nos humeurs ſans fermentation, & par conſequent ſans mettre en mouvement l'humeur qui fait la
maladie, ce qui augmente aſſez ſouvent
les ſymptomes ; il faut donc les donner en petite doze dans le commencement, principalement dans les maladies
longues où il n'y a pas beaucoup de pe-
ril à retarder : d'un autre côté il eſt preſque impoſſible qu'une doze de ces ſortes
de Medicamens, puiſſe cauſer un effet
fort ſenſible, ainſi il les faut continuer
long-tems en augmentant peu à peu les
dozes.

Il faut remarquer qu'il n'eſt point in-
different de prendre ces ſortes de Medicamens en des liqueurs actuellement
chaudes ou froides ; preſque tous les vulneraires, les ſtomachiques, &c. ſe doivent
prendre en des liqueurs preſque boüillantes, afin d'emporter une craſſe qui
ſe trouve attachée aux paroirs du ventricule ; au contraire les ſels volatils &
les eſprits qui d'eux-mêmes ſont déja
fort actifs, doivent être pris en des liqueurs froides, tant afin d'empêcher la

diffipation qui fe pourroit faire, qu'afin de ne pas augmenter leur pénetration.

L'on peut ajoûter que comme dans les maladies aiguës l'on ne fe fert pref que d'aucuns Alterans qui ne foient un peu évacuans, & qu'entre les évacuans, on ne regarde que le mouvement de l'humeur, afin d'en procurer la fortie d'une maniere prompte & foudaine : au contraire, dans les maladies longues on ne doit fe fervir que d'évacuans alteratifs, & qui changent davantage la tiffure de nos humeurs qu'ils n'en produifent d'évacuation ; & nous voyons que les Alterans les plus fpecifiques ne produifent quelquefois aucune évacuation en gueriffant la maladie.

Difference entre les maladies aiguës & chroniques.

Je finirai ces remarques generales fur les Alterans, en obfervant qu'il y a des Alterans qui ne peuvent faire certains effets qu'en certaines dozes ; ainfi l'efprit de vin ne fermente point avec l'efprit de nitre qu'ils ne foient à peu prés en quantitez égales ; c'eft pourquoy on ne doit pas quelquefois s'étonner de ne voir aucun effet fenfible aprés qu'on a fait prendre des Alterans.

Explication du peu d'effet apparent de quelques Alterans.

Enfin l'on fera peut-être étonné de ce que j'ordonne quelquefois des acides & des alkalis pour les mêmes maladies,

Acides & alkalis ont quelque

& à peu prés dans des circonſtances ap-
prochantes, mais on n'en doit point être
ſurpris, car il y a des liqueurs qui ſont
également coagulez par des acides & des
alkalis, telle eſt la ſeroſité de nôtre ſang:
il me ſouvient encore d'avoir reduit en
ſel par lexive la fuſion de la chaux & du
ſel marin, & de l'avoir reſout en une
liqueur claire à la cave, cette liqueur
devenoit blanche & caillée comme du
lait par l'adition de l'eſprit de vitriol ou
de l'huile de tartre par défaillance ; elle
avoit encore une proprieté qui la ren-
doit fort ſemblable à la ſeroſité de nôtre
ſang, c'eſt que l'eſprit volatil de ſel ammoniac bien loin de la coaguler, la te-
noit en diſſolution : de tout cela on peut
conclure que quelques acides & quelques alkalis peuvent ſouvent produire les
mêmes effets.

CHAPITRE II.

Des remedes qui font venir les mois.

POur connoître comment les reme- des qui font vomir les mois agiſſent, il faut ſçavoir premierement les cauſes naturelles de ce flux. Secondement , les cauſes qui peuvent l'arrêter. Troiſiéme- ment , qui ſont les remedes qui peu- vent détruire les cauſes qui l'empêchent, & aider celles qui le font ordinairement venir.

Com-
ment
agiſſent
les Medi-
camens
qui font
venir les
mois.

Nous avons dit dans nôtre *Anatomie raiſonnée* , ce que nous croyons être or- dinairement la cauſe de ce flux. Il ſuffit preſentement de ſe ſouvenir que dans ce tems-là il y a une fermentation dans. le ſang , & une irritation dans la cavité interieure de la matrice.

Les cauſes qui peuvent empêcher ce flux , ſont tout ce qui peut diminuer ou empêcher la fermentation du ſang , & ſa liquidité , ou tout ce qui peut boucher les orifices des pores de la matrice en ren- dant le ſang trop épais , ou ce qui peut détruire l'action du ferment qui irrite la cavité interieure de la matrice.

Cauſes
qui les
retar-
dent.

Si ces mêmes caufes arrivent dans le flux, elles l'arrêtent. Nous voyons fouvent que l'eau froide bûë dans le tems des regles, les fupprime tout à coup, parce qu'elle eft trés-capable de diminuer la fermentation du fang, & de le coaguler, ou du moins de l'épaiffir. La peur & la trifteffe font fouvent le même effet, mais nous n'en pénétrons pas aifément la raifon, parce qu'on ne fçait pas bien de quelle maniere l'ame agit fur nôtre corps.

Utilité de la faignée & la maniere dont elle agit. Entre tous les remedes qu'on fait pour exciter le flux, la faignée du pied a fans doute le plus de vogue : mais comme remarquent *Lindanus*, *Riviere*, & quelques autres, elle n'eft utile que quand les mois ont paru, & enfuite fe font arrêtez, ou quand ils coulent, mais qu'ils ne coulent pas affez. Au contraire, quand le tems qu'ils doivent paroître, arrive, & qu'ils ne paroiffent point, l'on doit faigner du bras. L'explication de cette difference n'eft pas mal-aifée : car fuppofé que la faignée faffe qu'il coule davantage de fang du côté où l'on tire, ce qu'on pourroit prouver, il s'enfuit que fi dans le tems que les ordinaires doivent paroître, l'on tire du fang au pied, comme la fer-

mentation & l'irritation qui fe font dans
la matrice, caufent une grande abondance de fang dans cette partie, la faignée du pied l'augmentant encore, fera
que les vaiffeaux ne fe vuideront point,
parce qu'ils feront trop pleins, & que
leurs rameaux capillaires feront trop petits. Par une raifon toute oppofée, la
faignée du bras ne peut faire qu'un tres-
bon effet dans ce tems-là Au contraire,
quand la fermentation du fang eft petite, la faignée du bras ne peut faire que
des effets trés-pernicieux, en empêchant
le fang & les efprits de couler à la matrice.

Dans la fuppreffion des ordinaires, Il faut avoir égard aux pre-mieres voyes. l'eftomach & les inteftins font toûjours remplis d'humeurs gluantes, qui détrui-fent la premiere coction, peut-être que le chile étant crû, empêchent la fermen-tation du fang, & par confequent la for-tie des regles ; peut-être auffi que la fuppreffion des regles empêchant le fang de fe purifier, le levain de l'eftomach qui vient du fang, ne peut être fi pur que de coûtume, d'où il s'enfuit que les alimens n'étant pas bien digerez, laiffent des impuretez dans toutes les premieres voyes.

L'eftomach étant rempli d'humeurs

gluantes , tous les remedes interieurs qu'on prendra , sont inutiles , si l'on ne l'a vuidé. Si l'on voit les indications pour faire vomir , l'on donnera des émetiques qui peuvent donner du mouvement au sang , tels que peuvent être les préparations d'antimoine ou de racine d'*asarum* : mais si les humeurs sont particulierement dans les boyaux , l'on se servira de purgatifs qui peuvent faire fermenter le sang & absorber les aigres, tels que sont la colloquinte , l'extrait d'ellebore noir , le turbit , l'agaric , mais sur tout l'aloë , & entre les remedes composez , ceux où ces Medicamens simples entrent.

Medica-
mens qui
font fer-
menter
le sang. Quand les premieres voyes sont vuides , il s'agit seulement de donner de la fermentation au sang sans y causer de desordre. C'est ce qu'on peut faire par le moyen de tous les medicamens aromatiques , ou qui abondent en sels volatils.

L'on se sert avec succez des racines aperitives , tels que sont celles de persil , d'ache , d'éringe , d'angelique , d'aristoloche , d'*ononis* , des feüilles d'armoise , de matricaire , de sabine , de pouliot , d'origan , des graines de genievre , de *daucus*, de *carui* , de persil , de

fenoüil. Entre les écorces de plantes aromatiques , celle de canelle a de trés-
grandes vertus. Entre les fruits , la mufcade , le macis , les clous de girofle ,
entre les gommes , la gomme ammoniac , la myrrhe ; entre les fleurs , le fafran , les fleurs de lavande & de romarin ; entre les animaux , les écrevifles
pilées & infufées dans le vin, le caftor
& la décoction ou l'effence de rate de
bœuf : mais tous ces remedes n'approchent point de la vertu des fels volatils,
comme le remarque fort bien le celebre
Silvius d'Eleboë. Ils ag ffent tous en
donnant du mouvement & de la liquidité au fang, & en augmentant fa fermentation qui eft la principale caufe du flux menftrual. C'eft pourquoy
quand l'on veut qu'ils agiflent fûre-
ment, l'on ne s'en doit feivir qu'à peu
prés dans le tems que les regles doivent ordinairement arriver : mais s'il
y a trop long-tems que les regles font
fupprimées , & qu'on ne fe fouvienne
pas en quel tems elles doivent arriver,
l'on doit prendre un tems dans le mois
où le fang eft en quelque fermentation ,
parce que c'eft d'ordinaire dans ce tems-
là que la nature fait effort pour les faire fortir, ainfi l'on doit s'enquerir foig-

neuſement s'il n'y a point quelque tems
où la malade a plus de fievre , ſi elle
ne ſent point dans certains tems plus
de peſanteur dans les lombes , plus de
chaleur dans les parties , & l'on doit
préferablement choiſir ce tems pour
uſer des remedes dont nous venons de
parler.

L'on ſe ſert encore avec ſuccez de
bains où l'on fait boüillir des plantes
aromatiques , & où l'on peut mêler quelques émolliens , comme les oignons de
lis , &c.

Pour augmenter l'irritation du ferment , l'on peut faire des peſſaires avec
des choſes âcres & volatiles , comme
l'extrait d'ellebore noir avec du miel ,
ou le miel cuit avec le fiel de taureau :
mais comme ces ſortes de remedes ne
peuvent ſervir que pour les femmes ,
l'on fait des embrocations ou des linimens pour les filles.

L'on ſe peut encore ſervir pour les
unes & pour les autres de fumigatoires
dont l'on leur fait recevoir la fumée par
un entonnoir dans leurs parties naturelles , l'on peut faire des trochiſques avec
la myrrhe , le ſuccin & la coloquinte ,
qu'on met ſur les charbons ardens , ou
bien l'on prend une décoction d'armoiſe &

se & de sabine qu'on verse sur des cailloux ardens, & on leur en fait recevoir la fumée avec un entonnoir. L'on loüe encore beaucoup le mêlange de scories de regule d'antimoine, qu'on mêle avec l'esprit d'urine, & l'on en fait un fumigatoire en les jettant sur des cailloux ou des charbons ardens.

L'on fait encore mieux, si ayant mis les scories avec l'esprit d'urine dans une phiole, on introduit le col de la phiole dans le vagin, car pour lors les esprits qui s'introduisent dans la matrice, ouvrent les passages.

Mais souvent les mois ne coulent pas, parce que le sang est coagulé par quelque acide trés grossier, & les alkalis les plus fixes font pour lors beaucoup d'effet. C'est pourquoy l'on se sert avec succez de succin en poudre, d'antihectique de Poterius, d'antimoine diaphoretique, de sel de tartre, de tartre chalibé, de crocus de Mars, & de toutes les préparations de fer, & même de beaucoup de remedes qui passent pour astringens, & qui dans ces rencontres sont aperitifs par accident, tels sont l'écorce de grenade, de citron, d'orange, la myrrhe, &c. Il y a cependant plusieurs de ces remedes qui contiennent quelques parties volatiles ; mais leur principale vertu eſt d'être abſorbans , quand on les donne ſans aucune autre précaution. Car quand par le moyen de l'eſprit de vin on a tiré la teinture de la myrrhe ; comme il ne contient que les parties volatiles de la myrrhe , il n'agit qu'en augmentant la fermentation du ſang.

L'on peut tirer par la diſtillation des eaux ſpiritueuſes de toutes les plantes aromatiques, qu ſerviront au même uſage ; mais ſur toutes , l'eau ſpiritueuſe de canelle qu'on donne depuis une cuillerée juſqu'à trois.

L'huile qui ſurnage à cette eau quand on la diſtille , eſt proprement l'eſſence de canelle , qui étant mêlée avec autant de teinture de canelle , & autant de ſel volatil ammoniac peut nous donner par la diſtillation , un ſel volatil huileux , & un eſprit qui pouſſeront puiſſamment les mois depuis 10. grains juſqu'à 20. & qui auront une partie des proprietez que *Silvius Deleboë* attribuë à celuy qu'il a inventé , & dont il ne nous a pas donné la deſcription. Il ſuffit de ſçavoir que toute l'invention conſiſtoit à mêler des ſels ou des eſprits volatils à quelque eſſence aromatique.

L'on peut auffi fe fervir de celuy
dont nous avons donné la defcription,
en parlant de tartre, ou de celuy dont
Monfieur Tournefort parle en la Pre-
face de fon livre des plantes des envi-
rons de Paris, ou enfin de celuy que
Monfieur Boyle fait en mêlant l'huile
d'anis avec l'efprit de vin, où l'on
ajoûte partie égale d'efprit de fang humain; on agite le tout afin qu'il fe faffe
un coagulum, on laiffe le tout en repos & à une douce chaleur; on fait
fublimer un fel volatil qui a laiffé fa
puanteur, & qui eft beaucoup plus
doux.

L'elixir de proprieté, qui comme nous
avons dit, eft une teinture de myrrhe,
d'aloë, de fafran, de caftor, &c. dans
l'efprit de vin pouffe les mois, mais au
lieu d'acides qu'on y ajoûte ordinairement, on y doit ajoûter l'efprit volatil de fel ammoniac & le tartre folié,
ou bien on doit avoir fait diffoudre dans
l'huile de tartre, le fafran, l'aloë & la
myrrhe, & aprés les avoir défeichez, on
doit enfuite en tirer la teinture par l'efprit de vin.

Entre tous les remedes dont on fe
peut fervir pour faire venir les mois,
nous nous contenterons de parler de la

ſabine , de l'armoiſe , de la matricaire , du ſafran , de la myrrhe & du fer , parce que nous avons parlé des autres ailleurs , ou bien nous aurons occaſion d'en parler dans la ſuite.

Armoiſe.

L'Armoiſe donne par l'Analiſe des phlegmes acides , des eſprits urineux, du ſel volatil concret & un ſel lixivieux, ce qui la rend trés-propre à débaraſſer les obſtructions , à corriger l'acidité du ſang, elle le rend plus liquide , & par conſéquent elle procure la ſortie des mois retenus ; on s'en ſert auſſi pour pouſſer le fœtus mort , on s'en peut ſervir dans les bains qu'on peut ordonner pour l'un ou l'autre effet , ſa décoction ou ſon extrait ſont admirables , non ſeulement pour pouſſer les mois , mais contre les vapeurs , la cendre de cette plante étant miſe en l'eau , & boüillie juſqu'à ſiccité , donne ſuivant Paré des trochiſques qu'on doit faire du poids d'un florin d'or, c'eſt-à-dire apparemment d'un ſcrupule. Il prétend qu'un ou deux de ces trochiſques diſſout dans trois onces de vin de Malvoiſie , & donnez dans la peſte , dans le commencement , eſt un remede admirable ; il dit que ce remede fait vomir & aller à la ſelle comme l'antimoine ; &

qu'il pousse extrêmement par les sueurs.
Plusieurs recommandent le charbon d'armoise reduit en poudre pour l'epilesie,
& Etmulere dit qu'ayant toûjours pris
ce remede comme un amusement, parce qu'on dit qu'il faut que la plante
soit brûlée la veille de saint Jean ; il a
cependant vû un enfant qui en a été
gueri en avalant à chaque fois autant
qu'il en peut tenir sur la pointe d'un
coûteau.

La matricaire a à peu prés les mê- Matri-
mes principes que l'armoise , il sem- caire.
ble cependant qu'elle ait plus de sels
volatils âcres, & un peu moins de souphres ; elle a à peu prés les mêmes vertus, il semble cependant qu'elle dissipe
davantage les vents, qu'elle pousse davantage par les urines , l'on s'en sert
pour calmer les douleurs qui suivent
l'accouchement ; mais ses grandes proprietez sont pour faire venir les mois
& contre les vapeurs , on en peut
faire des décoctions , des sirops , des
conserves , des extraits & des teintures.

Le savinier contient beaucoup d'huile Savinier
âcre & quelques sels volatils, c'est peut-
être pourquoi cet arbre est toûjours vert,
sa décoction fait venir les mois , pousse

le fœtus hors de la matrice , c'eſt pourquoy on doit être fort circonſpect dans ſon uſage, on la doit rarement donner en ſubſtance, parce que ſa poudre eſt corroſitive , en effet lorſqu'on a fait ſeicher cette plante, & qu'on l'a reduite en poudre , ſi on l'applique ſur des poireaux veneriens , elle les fait tomber comme ſi on les avoit touchez avec l'huile de vitriol, ou quelqu'autre puiſſant corroſif, cette même poudre appliquée exterieurement, tuë le ver umbilical , ſi on l'incorpore avec le verre broyé & le miel ? au reſte l'on peut mettre cette plante avec ſix ou ſept fois autant de vulneraires en quelques décoctions dans les ulceres interieurs, l'huile diſtillée de cette plante , eſt un remede trés-puiſſant dans les mois retenus.

Safran. Le ſafran donne d'abord par la diſtillation un eſprit âcre , ſemblable à celuy de l'ellebore & de l'elleborine , il donne peu d'huile & quelques ſels volatils , il contient beaucoup de parties fixes, de ſorte qu'il tient un milieu entre le volatil & le fixe, le peu d'huile qu'il a, le rend trés-ſoluble, ce qui fait que toutes les préparations ſont aſſez inutiles , dans la diſtillation il

est décomposé & ſes parties volatiles
perdent les vertus qu'elles avoient par
l'union avec les parties fixes , parce
qu'elles ſont trop âcres , ſon huile ôte
l'appetit ; mais cette fleur donnée en
poudre juſqu'à un ſcrupule , & réïterée
pluſieurs jours de ſuite , ou ſeule ou mêlée avec d'autres remedes ; principalement dans le vin , fait venir les mois
retenus : eſt un bon cordial & ſtomachique , elle eſt admirable pour les
phtiſiques , pour l'aſthme & les difficultez de reſpirer convulſives , pour l'ictericie & les obſtructions , elle eſt encore tres-propre dans les maladies hypocondriaques & hyſteriques , tant en
corrigeant les acides qu'en tranquiliſant
les eſprits , car elle eſt anodine & narcotique ; & cela n'empêche pas qu'on
ne l'employe avec ſuccez dans les maladies ſoporeuſes. Exterieurement , on la
met dans des lotions pour les douleurs
de tête & les maniaques , principalement en y ajoûtant l'opium , on s'en ſert
auſſi dans les maladies des yeux avec
les eaux opthalmiques , ſa teinture dans
l'eſprit de vin eſt bonne pour la gan-
grenne ; mais on ne doit point s'en
ſervir interieurement , parce que cela
augmente la vertu d'aſſoupir que ces

deux remèdes ont , & l'efprit de vin
en détruifant l'huile du fafran , met fes
fels âcres en liberté , il faut auffi prendre garde de n'en pas donner une trop
grande doze , comme par exemple deux
gros , car nous avons beaucoup d'obfervations ou le fafran dans une grande
doze , ou trop long-tems continué devient mortel en caufant des pertes de
fang incurables , ou une ivreffe accompagnée d'un ris ou d'un fommeil léthar-
gique , &c.

Myrrhe.   La myrrhe eft une gomme refine
remplie de parties huileufes corporifiés
avec quelques parties terreftres & des
acides volatils ; c'eft pourquoy elle ne
fe diffout pas entierement dans l'efprit
de vin , à moins qu'on n'y ait ajoûté
quelques efprits acides ; mais elle fe
diffout plus aifément dans le vin , ou
dans l'eau de vie , lorfqu'on la diftille
feule par la cornuë , ou en la mêlant au
bol , on n'en retire prefque pas d'huile ,
mais feulement un efprit acide qui fent
mauvais ; mais fi on la mêle à l'eau de
vie aprés fa diffolution , on en retirera
par la cornuë l'huile en évaporant l'humidité , & cette partie huileufe verfée
fur le vitriol calciné & diftillée de nouveau , deviendra claire , & fi enfuite on
la

la fait diftiller avec l'eau commune, on luy ôtera l'âcreté que le vitriol luy a communiqué ; l'on peut donner la myrrhe interieurement depuis demi gros jufqu'à un, & l'huile diftillée diffoute avec le fucre en quelque liqueur ou mêlées aux opiates jufqu'à quinze ou vingt gouttes, pour ouvrir, débaraffer, faire venir les mois ; dans les ulceres interieurs, la phtifie, les toux catharalles, contre les vers, les vapeurs & pour pouffer l'arrierefais retenu ; fi l'on remplit un blanc d'œuf durci & coupé de poudre de myrrhe, & qu'on le porte à la cave, elle fe fond en liqueur qu'on peut donner jufqu'à deux fcrupules pour les mêmes maladies & contre les maladies contagieufes ; on fe fert auffi de la myrrhe & de fes préparations dans la petite verole & dans les fiévres malignes, fa teinture par l'efprit de vin, ne peut bien fervir que pour refifter à la pourriture & dans les ulceres exterieurs, parce que l'efprit de vin n'a diffout que fa partie refineufe, la liqueur de myrrhe fert auffi pour les taches de la face.

La gomme ammoniac dans la diftillation par la cornuë, donne quelques phlegmes, un efprit acide, une huile

Gomme ammoniac.

noire & puante, chargée de quelques
fels volatils, & une terre legere chargée de trés-peu de fel fixe ; cette gomme refine fe donne depuis un fcrupule jufqu'à un gros en pilule, en opiate,
ou en poudre, non feulement pour faire venir les mois, ôter les obftructions
contre la jauniffe ; mais encore contre
la toux convulfive ou catharalle, les
vifcofitez de la limphe, & particulierement dans l'afthme, la goutte, parce
que par fon efprit acide qui eft mêlé
à des fels volatils âcres, & a beaucoup
d'huile, elle fe trouve capable de déboucher, d'attenuer, & de rendre la
maffe du fang plus liquide, fon efprit
acide retient même quelque chofe de
fes vertus ; & s'il y a quelques efprits
acides qu'on puiffe donner dans l'afci-
te & dans l'ictericie, c'eft fans doute celuy-là ; fon huile noire eft propre par
l'odeur contre les vapeurs, & pour refoudre les humeurs fcrophuleufes, rectifiée avec la brique ou le bol ; on la
peut donner interieurement depuis quatre gouttes jufqu'à dix pour toutes les
maladies convulfives, aprés qu'on l'aura mêlée à quelque liqueur, avec quelque intermede. Exterieurement la gomme ammoniac eft refolutive, émoliente

& propre contre les tumeurs dures, ainſi elle entre dans la compoſition de preſque tous les emplâtres qui ont ces vertus.

Le fer ou le mars, eſt un métal qui eſt capable d'abſorber les aigres, & de donner de la liquidité au ſang, non ſeulement en abſorbant les aigres qui le coagulent, mais auſſi en pénétrant dans la maſſe du ſang, & le broyant par ſes parties maſſives, qui acquerant continuellement du mouvement, & en perdant peu, parce qu'elles ont peu de ſuperficie par rapport à leur maſſe, doivent par conſequent déboucher & diſſoudre les parties du ſang qui pourroient s'oppoſer à leur mouvement.

Le fer fermente avec l'eau forte & pluſieurs acides, ainſi l'on ne peut pas douter qu'il ne ſoit fort abſorbant; c'eſt par ces qualitez qu'il eſt propre dans les maladies hypocondriaques, dans la jauniſſe, dans la ſuppreſſion des ordinaires, dans la chachexie, dans les tumeurs des parties internes, & dans preſque toutes les maladies chroniques. Le fer ſe change en acier lorſqu'on le fait rougir en le mettant par étages avec des cornes ou d'autres matieres alkali ; il s'endurcit même ſi on l'éteint, aprés

Fer ou mars.

C ij

l'avoir fait rougir dans de l'eau diftillée
de vers de terre , de refor ou de poireaux, parce que leurs fels alkalis détruifant l'acide qu'il contenoit , le rendent
moins ouvert & plus ferré ; c'eft pourquoy prefque toutes les préparations
qu'on fait fur le fer avec les alkalis le
rendent moins propre pour s'en fervir
interieurement ; & l'acier, quoiqu'en difent plufieurs Auteurs, eft toûjours beaucoup audeffous du fer , étant moins pe-
netrable aux acides qu'il peut rencontrer
dans nôtre corps.

Poudre de fer. Les préparations de mars les plus fim-
p!es & les moins compofées font pref-
que toûjours les meilleures , ainfi la poudre ou limaille de fer, qui eft fans aucun mêlange de cuivre , eft un trés excellent remede dans les perfonnes qui
ont les fibres de l'eftomac robuftes ; on
en donne douze ou quinze grains à chaque fois , & l'on continuë tous les jours
en faifant marcher aprés ; car il faut
remarquer que le mouvement du corps
ayde beaucoup l'action du mars, non-
feulement en le faifant fortir de l'eftomac, où il peut caufer des defordres
en y acquerant une nature vitriolique ;
mais auffi en aidant la diffolution du
fang.

L'on fait des pelotes martiales en mê lant pareille quantité de crême de tar- tre & de roüille ou de limaille de fer, qu'on arrofe d'efprit de vin, & qu'on laiffe fermenter enfemble, enfuite lorf- que le tout eft reduit en pafte, on en fait des pelotes qu'on met dans les pti- fannes qu'on veut rendre aperitives, non- feulement dans la cachexie, jauniffe, mélancholie hypocondriaque ; mais auffi dans toutes les maladies où l'on peut employer le mars pour ouvrir & dé- boucher.

Quelques-uns font rougir le fer & le fondent en approchant un baton de fouphre, le fer fondu eft receu dans de l'eau, enfuite on le broye & on le met en poudre ; cette poudre dont un Chi- rurgien & quelques Apoticaires font un fecret, eft un peu moins bonne que la limaille fimple, puifque ce fer ne fer- mente prefque plus avec l'eau forte, & ne peut s'y diffoudre étant trop empreint de l'aigre du fouphre ; cependant d'un autre côté comme dans la fufion, les parties du fer ont été rapprochées, ce fer eft moins capable de fe changer en vitriol dans les eftomacs foibles, ainfi il y a des rencontres où l'on s'en peut fervir.

Crocus de mars aperitif.

Si l'on arrose des lames de fer 'd'eau de pluye, il se fera une roüille, il faut plusieurs aspersions & exsiccations, & enfin cette roüille subtilement broyée, est le crocus de mars aperitif qu'on ne doit pas donner, non plus que les autres préparations où les mars entrent en substance, en plus grande doze que quinze grains, de crainte qu'il ne surcharge trop l'estomac; mais il faut souvent réïtérer ces prises en des tems éloignez des repas.

Il n'est pas fort bon de mêler des purgatifs avec le mars, ils deviennent souvent tranchans, & le mars n'en a pas plus d'effet; mais quelques jours aprés qu'on a usé du mars, on peut purger.

Crocus de mars astringent.

Si on calcine le fer ou seul ou mêlé au souphre, on obtient un crocus de mars, qu'on appelle astringent, qui a cependant à peu prés les mêmes qualitez que le precedent. On s'en sert pour les hemoragies, les vieilles gonorrhées, en le faisant prendre jusqu'a un scrupule ou demi gros en opiate, il peut mieux absorber les aigres que les crocus qui ne sont pas calcinez.

Vitriol de mars.

Si l'on met dans une poesle de fer parties égales d'esprit de vin & d'esprit

de vitriol, qu'on expofe le tout au fo-
leil, & qu'on laiffe enfuite en un lieu
frais, il fe fera au bord de la poefle des
criftaux qui font le vitriol de mars, qui
fe donnent jufqu'à douze grains, ils font
quelquefois vomir, quelquefois aller à
la felle, fouvent uriner ; on s'en fert
dans la cachexie & dans l'hidropifie, ces
criftaux refous à la cave s'appellent liqueur de mars, ils ont les mêmes vertus.

En faifant boüillir la crême de tartre
& la roüille de fer dans l'eau commune, jufqu'à ce que la liqueur paroiffe
noiae, filtrant & évaporant en confiftance de firop, on aura la teinture de
mars qui eft un bon apperitif, depuis un
gros jufqu'à deux en chaque boüillon,
fi on la reduit en confiftance de miel.
On aura l'extrait de mars qui fe donne jufqu'à un gros pour ouvrir & déboucher.

Si l'on fe fert de gros vin de Tein-
te, pour faire boüillir la roüille de fer,
& qu'on pouffe jufqu'a l'évaporation de
l'humidité, on aura l'extrait de mars aftringent, dont on peut fe fervir dans les
cours de ventre, dyffenteries, hemoragies, &c. depuis un fcrupule jufqu'à
deux.

Nous avons parlé dans le premier volume du tartre martial ou chalibé, ainsi il est inutile de repeter icy sa préparation : je pourrois aussi décrire icy les fleurs de Mars avec le sel ammoniac que nous avons décrites ailleurs.

Sel de mars. Le sel de mars se fait en faisant infuser pendant huit jours demi livre de limaille en quatre pinte de vinaigre, faisant boüillir le tout jusqu'à la pellicule, & mettant le vaisseau en un lieu frais pour en retirer des cristaux qui ont à peu prés les vertus du vitriol de mars, mais qui sont plus doux.

Autre teinture. Si l'on pousse le feu jusqu'à une totale exsiccation, & qu'ensuite aprés avoir broyé ce qui restera, on verse dessus de l'esprit de vin qu'on laissera en digestion, on en tirera une autre teinture qui aura beaucoup d'action dans les ulceres interieurs, jusqu'à deux ou trois gros dans les ptisannes.

Poudre vulneraire. Si sur deux onces de roüille de fer on fait brûler quatre fois de l'eau de vie demi septier à chaque fois, en broyant la masse qu'on a seichée à chaque fois, on aura un mars qui est un vulneraire interieurement & exterieurement dans les eaux & décoctions vulneraires.

La terre rouge bolaire qu'on trouve

en quelques mines de fer, eſt préferée par quelques Auteurs au mars crud ; ils en donnent un ſcrupule avec les mêmes précautions qu'ils donnent les mars pour faire venir les ordinaires, comme cette terre eſt chargée d'un mars aſſez ouvert, elle peut être un bon aperitif.

TABLE

DES REMEDES
qui font venir les mois.

Artre émetique. *Racine d'aſarum.*	Voyez les émetiques.
Extrait d'ellebore. *Coloquinte.* *Sureau.* *Aloë.* *Turbit.* *Agaric.*	Voyez les purgatifs.

RACINES.

D'angelique. *D'imperatoire.* *De perſil.* *De valeriane.*	*depuis une on-* *ce juſqu'à*

D'ache.
D'éringe.
D'ononis.
D'esquine.
De cariophillata.
De salsepareille.

} deux en infu-
sions & déco-
ctions.

BOIS.

D gayac.
De buis.
De sassaphras.
De genièvre.

}

FEUILLES.

De menthe.
De prassium.
D'origan.
De poulliot.
D'armoise.
De matricaire.
De persicaire.
De chamæpitis.
De chamædris.
De tanacetum.

} jusqu'à une ou
deux poignées
en infusion.

De sabine, depuis un gros jusqu'à deux
en infusion dans le vin blanc; mais l'on
ne doit point donner ce remede sans le
mêlanger à quelques correctifs.

SEMENCES.

De milium solis.
De daucus.
De carui.
D'ameos.
D'anis.
De nielle. } Depuis demi gros jusqu'à un en sustance, le double en infusion dans le vin.

De fœnoüil.
L'écorce de canelle.
De grenade. } depuis demi gros jusqu'à un.

La muscade au nombre d'une.
Le macis depuis quinze grains jusqu'à demi gros.
Les cloux de girofle jusqu'au nombre de dix.

FLEURS.

De lavende.
De romarin.
De violette. } jusqu'à demi o. ce en infusion.

Safran depuis dix grains jusqu'à demi gros.

ANIMAUX.

Le castor, depuis dix grains jusqu'à demi gros.
Poudre d'écrevice jusqu'à un gros.
Testicules de cheval preparez jusqu'à demi gros.

Rate de bœuf préparée en infusion.

MINERAUX.

Limaille de fer jusqu'à quinze grains.
Terre ou bol qui vient dans les mines, jus-
qu'à demi gros.

CHIMIQUES.

Sels volatils, depuis quatre grains jusqu'à
quinze.
Esprits volatils, depuis quatre gouttes jus-
qu'à vingt.
Esprits volatils huileux, depuis sept jus-
qu'à vingt gouttes.
Huile de canelle & de gerofle, depuis une
goutte jusqu'à quatre.
Eau de canelle, depuis une cuillerée jus-
qu'à trois.
Teinture de canelle, de safran, de myr-
rhe, depuis six gouttes jusqu'à vingt.
Teinture de castor, depuis quatre gouttes
jusqu'à vingt.
Elixir de proprieté avec les sels volatils, de-
puis quatre gouttes jusqu'à vingt-quatre.
Crocus de mars, depuis quinze grains jus-
qu'à un scrupule.
Vitriol de mars, depuis quatre grains jus-
qu'à douze.

Tartre martial, depuis un scrupule jusqu'à un gros.

Esprit de gomme ammoniac, depuis cinq gouttes jusqu'à seize.

Eau de chevrefeüil, de lavande, d'armoise, depuis une once jusqu'à six.

Sel de mars, depuis dix grains jusqu'à vingt.

Tartre folié jusqu'à un gros.

Teinture de mars, jusqu'à deux ou trois gros en chaque boüillon.

Extrait de mars aperitif, jusqu'à un gros.

FORMULES.

Décoction de rate de bœuf, de Quercetan pour les obstructions, & faire venir les mois.

Prenez une rate de bœuf qu'on coupera en petits morceaux, l'on en remplira la moitié d'une phiole de verre, ou à peu prés ; ensuite l'on ajoûtera une once de canelle grossierement pulverisée, demi once de cloux de girofle, deux gros de safran, & un demi septier de vin blanc de Canarie. Ayant bien bouché la phiole, l'on la mettra dans un vaisseau plein d'eau boüillante, ou au bain-marie pendant vingt-quatre heures ; au bout de ce tems-là la rate étant bien cuite, il reſtera beaucoup de jus , dont la malade prendra quatre onces le matin , en continuant pendant quatre ou cinq jours.

Paracelſe & pluſieurs autres ont crû que la rate de bœuf étoit un ſpecifique pour procurer les mois aux filles , & pour ôter les obſtructions , & l'on peut croire qu'ils ne ſe ſont pas trompez. Quercetan a donné cette préparation ; mais parce que cette décoction ne ſe conſerve pas , quelques-uns font une eſſence ou extrait de rate de bœuf avec l'eſprit de meliſſe ; & pour la rendre plus active , ils la mêlent à la teinture de mars.

L'on peut encore diſtiller la rate de bœuf avec l'eſprit de vin , & donner une cuillerée de cet eſprit.

Poudre.

Prenez deux gros de crocus de mars aperitif, un gros de macis & trois gros de ſucre ; il faut faire prendre demi gros de cette poudre tous les matins à jeun.

Teinture d'Etmulere à l'imitation de Barbette.

Prenez deux gros de caſtor, du ſel volatil de ſuccin, & du ſel volatil de corne de cerf, de chacun un gros, mettez deſſus une quantité ſuffiſante d'eſprit de vin, pas trop rectifié, où l'on ajoûtera de l'eau de canelle : l'on les fera infuſer dans un lieu chaud, juſqu'à ce que l'on ait tiré la teinture, l'on en peut donner depuis un ſcrupule juſqu'à un gros, ou ſeule, ou dans quelque liqueur convenable.

Julep pour faire venir les mois.

Prenez quatre onces d'eau d'armoiſe, une demi cuillerée de la teinture que nous venons de décrire, du ſirop de canelle & d'armoiſe, de chacun demi once, faites un julep qu'on donnera à la malade.

Electuaire pour faire venir les mois.

Prenez un gros de crocus de mars aperitif, demi gros de ſel volatil de ſuccin, quatre gouttes d'huile de girofle, une

once de conserve d'armoise , & quelque
peu de sirop de lavande , ou de stoëcas;
ou d'absinte , mêlez le tout ensemble : la
doze est depuis un demi gros jusqu'à un,
le matin à jeun.

Vin pour faire venir les mois.

' Prenez une poignée d'armoise , autant de matricaire , demi once de savinier , trois gros de semence de nielle ,
deux de celle de daucus , un gros de safran , & trois onces de limaille de fer
suspenduë avec un noüet ; versez quatre
pintes de vin doux , & laissez fermenter le tout ensemble ; il faut en faire
prendre une verrée le matin à jeun.

Ptisanne.

Prenez une once de racines d'oseille,
autant de celle de pissenlit , demi once
de celle d'éringe , six gros de crême de
tartre , autant de limaille de fer , faites
boüillir le tout en douze pintes d'eau
qu'on reduira à huit pour la boisson ordinaire.

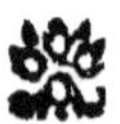

CHAPITRE

CHAPITRE III.

Des remedes pour arrêter les mois quand ils coulent trop.

SOuvent en prenant des alimens ou des remedes qui fondent trop le sang, il devient si fluide, qu'il en coule plus qu'il n'en doit couler par la matrice, quelquefois même ce flux n'a point d'interruption & dure des années ; quelquefois il ne vient que quand il doit venir ; mais il sort dans ce tems-là une telle abondance de sang, que les forces en font toutes abattuës.

Quand on s'est sevi de remedes âcres pour faire venir les mois par fumigatoires ou par pessaires, l'on doit craindre qu'ils n'ayent ouvert & corrodé quelques vaisseaux de la matrice, ce qui peut être la cause d'un flux, ou continuel ou immoderé.

Quelquefois il arrive aussi qu'aprés un avortement ou un accouchement laborieux, l'on est travaillé de cette maladie, parce qu'il s'est rompu quelques vaisseaux.

Mais d'ordinaire les causes conjointes

de ce flux sont dans le sang, qui étant trop âcre ou trop sereux, s'échappe plus aisément. Ainsi dans les moindres mouvemens, comme dans la colere, dans la tristesse, dans les mouvemens violens, il ne faut pas s'étonner si ce flux augmente beaucoup.

La trop grande fermentation du sang peut être aussi la cause du flux immoderé ; de sorte que tout ce qui peut l'augmenter, peut être la cause de cette maladie.

L'amour qui remuë le sang & les esprits de tout le corps, qui fait qu'il se filtre davantage de ferment dans la matrice, peut par consequent irriter davantage l'ouverture des pores des vaisseaux qui aboutissent à la matrice.

Tous les remedes qui peuvent guerir cette indisposition, sont capables d'arrêter les fermentations du sang, ou d'émousser les levains âcres qui s'y peuvent trouver, ou de diminuer la serosité du sang, & de l'épaissir, ou enfin de resserrer les pores des vaisseaux qui sont ouverts. Nous examinerons en un autre lieu comment ils peuvent produire ces effets.

Usage des acides.

Les esprits acides arrêtent les mois en épaississant le sang, & y causant une petite coagulation. C'eſt à cette intention qu'on ſe ſert de verjus, d'épine vinette, d'eſprit de vitriol, &c.

Mais comme pour l'ordinaire dans les pertes de ſang il y a un acide qui fait fermenter toute la maſſe, il eſt mieux de ſe ſervir d'autres incraſſans, comme ſont le ſceau de Salomon, la tormentille, la biſtorte, la guymauve, les quatre ſemences froides, &c. car tous ces medicamens ayans des parties huileuſes & incraſſantes, peuvent épaiſſir le ſang & adoucir les ſels trop acides ou trop âcres. *Uſage des ſels mixtes.*

Ceux qui ſont des mêlanges d'acides & d'alkalis, comme le nitre, le criſtal mineral agiſſent en pouſſant par les urines une partie des ſeroſitez qui rendoient le ſang trop fluide, & en donnant ainſi un peu de conſiſtance au ſang.

Les préparations de fer, l'antimoine diaphoretique, la terre ſigillée, les coraux de ſuccin peuvent agir, en rendant le ſang plus épais, & en faiſant évacuer par les ſueurs une partie des ſeroſitez du ſang. Ils peuvent encore agir comme aſtringens. *Abſorbans.*

Mais l'on peut dire que quelquefois les mois viennent trop, parce qu'il y a dans le sang un aigre volatil qui augmente le ferment qui fait venir les regles ; & que c'est à cette intention qu'on se sert d'écorce d'orange, de citron & de grenades, des balaustes, & de quantité d'autres astringens.

Entre tous les remedes qui peuvent adoucir le sang trop âcre, & au même tems l'épaissir, l'on doit compter l'eau de frays de grenoüille, que *Tachenius* loüe extrêmement ; l'eau de plantin, son suc, le suc de mille feüille, de bourse de pasteur, de centimode & de quantité d'autres plantes incrassantes ; c'est encore à peu prés de même qu'agissent les narcotiques comme l'opium.

L'on fait interieurement des injections dans la matrice, qui peuvent être bonnes quand l'hemoragie vient des vaisseaux du *vagina*: mais rarement les injections passent l'orifice interne. L'on les fait avec le suc de plantain, de bourse de pasteur, où l'on peut ajoûter l'alun, le vitriol, le sucre de saturne, la pierre medicamenteuse & d'autres astringens; l'on peut aussi se servir de décoction de pervenche, avec les mêmes astringens, &c. L'on peut faire aussi des pessaires, des linemens & des cataplasmes avec

des plantes aftringentes , ou faire recevoir la fumée du vinaigre fur un fer
rouge , ou de trochifques faits avec le
maftic, la femence de moutarde , jufquiame , &c.

Fonfeca recommande la décoction de
bois de lentifque pour arrêter les mois
& les hemoragies ; elle agit comme le
maftic qu'on tire du même arbre.

L'on fe fert de la fiante de plufieurs
animaux, tant interieurement, qu'exterieurement ; fçavoir de celle d'afne ,
de pourceau & de chien , en les mêlant
avec le vin, ou quelque firop aftringent.
L'on fe fert auffi d'ufnée de crane humain , de gui de chefne. Hartman recommande un jaune d'œuf battu dans
du vin rouge, & *Amatus Lufitanus* , dans
l'eau rofe , & ils donnent comme des
remedes excellens, qui cependant n'a-
giffent qu'en épaiffiffant le fang ; d'autres font recevoir la fumée d'un linge
qui eft teint du fang des mois ; d'autres
font tremper un linge enfanglanté du
fang des regles dans de l'eau où l'on a
diffout de la poudre de fympatie ; & cela
ne peut agir qu'en pourtant quelques parties de vitriol fur l'ouverture des vaiffeaux ; & il feroit bien mieux de mettre
un peu de cette eau avec une éponge

ſur les parties : d'autres font appliquer ſur les reins un crápeau defeiché. Je ne croy pas que cela puiſſe avoir une grande vertu. Quelques Medecins font tremper les jambes dans l'eau froide , & tres - ſouvent cela arrête le cours des mois , tant en épaiſſiſſant le ſang, qu'en empêchant qu'il ne coule avec tant de facilité vers les parties inferieures. Il y a une infinité d'autres remedes , mais qui agiſſent tous comme ceux que nous venons de déduire ; ainſi la poudre de coquille d'œufs agit comme les autres aſtringens ; celle de colophone , comme les autres incraſſans. La poudre de tourterelle que *Foreſtus* décrit , agit comme aſtringente & incraſſante , &c. L'alun en poudre , comme acide & aſtringent.

Quoique nous ayons parlé de beaucoup de Medicamens pour arrêter les mois, je me contenteray de parler en particulier de la biſtorte, du pourpied, du plantain , de la renovée , du maſtic , du frais de grenoüille & du corail.

Biſtorte La biſtorte contient quelques acides envelopez de terre & mêlez d'eſprits urineux, de ſorte qu'on la peut conſiderer comme chargée d'un ſel alumineux & d'un ſel ammoniac, ainſi elle eſt cordiaque & aſtringente ; l'on peut ſe ſervir de la décoction de ſa racine contre le flux immoderé des mois, contre toute ſorte de vomiſſement & particulierement contre le vomiſſement de ſang : *Silvius* avoit coûtume de mêler cette racine dans les décoctions qu'il faiſoit pour pouſſer l'arrierefaix dehors lorſqu'il en reſte une portion qui entretient une perte de ſang ; ainſi il mettoit la racine de cette plante avec les feüilles de pouliot & de marjolaine en décoction, où il faiſoit diſſoudre le ſirop d'armoiſe , Etmulere recommande la poudre de cette racine dans les fiévres malignes où il vient des hemoragies qu'on ne peut arrêter ſeurement par des remedes exterieurs : cette poudre ſe peut donner juſqu'à un gros ; on peut employer auſſi cette racine en cataplaſme & en injection.

La nummulaire eſt chargée d'un ſel alumineux , car elle contient beaucoup de phlegmes acides de la terre , preſque point d'eſprits urineux, ni de ſels fixes, elle eſt aſtringente & vnleraire, on en peut mettre quelques poignées en décoction contre les pertes de ſang & toutes les hemoragies.

La pervenche abonde en phlegmes

Vinca pervinca.

acides & en huile, ce qui la rend tres-propre interieurement & exterieurement pour toutes les hemoragies. On la fait entrer en plusieurs décoctions vulneraires contre la phtisie & la dyssenterie ; l'on s'en sert avec succez dans les gargarismes contre les inflammations des amygdales : exterieurement appliquée en cataplasme sur l'hipogastre, elle arrête les mois, sa décoction prise le matin à jeun peut servir au même effet, quoyque quelques-uns la recommandent pour faire venir les mois.

Pourpied.

Le pourpied abonde en phlegmes acides, & en sels volatils & en huile, de sorte qu'il n'est pas étonnant que cette plante soit si vulneraire, si rafraichissante & si capable d'arrêter toute sorte d'hemoragies ; on peut faire prendre six onces de son suc, ou une pinte de sa décoction pendant la journée, ou plusieurs gros de sa graine, son eau distillée qui ne contient que ses sels volatils secs, est aussi tres-propre à calmer les ardeurs des fiévres, en absorbant les aigres fermentatifs, par la même raison elle est admirable dans les pertes de sang, le crachement de sang & la phtisie ; sa décoction est recommandée contre les vers ; l'on peut aussi appliquer exterieurement

rement son eau ou sa décoction dans les inflammations, douleurs de tête, hemoragies, &c. l'on s'en peut aussi servir en gargarismes dans les inflammations de la gorge.

La renoüée contient beaucoup d'acide & d'huile, peu d'esprits urineux; l'on peut se servir de sa décoction contre les pertes de sang interieurement, quelques-uns même la recommandent contre les hernies exterieurement, son suc ou la plante pilée est admirable contre les hemoragies, son eau distillée n'a pas grande vertu, à cause du peu de sels volatils que la plante contient.

Le plantain donne quelques phlegmes acides, des esprits urineux, de l'huile & de la terre : cette plante approche du pourpied, son suc est recommandé pour le vomissement de sang, & dans les pertes de sang, aussi bien que son sirop & sa décoction. Quelques-uns font boüillir la plante avec les boüillons pour la disenterie, elle est fort vulneraire exterieurement & interieurement, on la fait entrer dans les gargarismes rafraichissans & détergens, on fait prendre un gros de son extrait contre le cours de ventre, son eau distillée peut être substituée à celle du pourpied, on s'en sert particulierement dans les inflammations des yeux.

Maftic.　Le maftic eft une gomme refine qui coule du lentifque, l'on la recommande particulierement dans la toux, les affections catharalles, le crachement de fang, les vomiffemens, les flux de ventre & les pertes de fang ; elle fortifie l'eftomac, on en fait prendre un fcrupule ou demi gros le matin à jeun, ou bien on en fait boüillir une demie once en deux pintes d'eau, qu'on reduit à une pinte pour la boiffon ordinaire ; cette gomme refine entre en prefque toutes les emplâtres vulneraires aftringentes & ftomachales, fon huile qu'on tire comme celle de la myrrhe par le moyen de l'eau de vie, eft un bon ftomachique. Le maftic a des principes affez approchans de la terebentine, mais plus embaraffez dans de la terre & par des acides, ce qui le rend plus aftringent.

Grenoüille.　La grenoüille eft un animal qui abonde en phlegme, fels volatils & huile, ce qui le rend admirable dans la phtifie & les fiévres hetiques, on en peut faire des boüillons & des eaux diftillées ; le fperme de grenoüille qui eft une glaire limpide qui nage fur l'eau au Printemps,

donne par la diſtillation une eau chargée de ſels volatils, admirable pour toutes les inflammations internes & externes, & pour toutes les hemoragies ; on
en donne cinq ou ſix onces interieurement, & on peut l'appliquer exterieurement. Tachenius qui préconiſe beaucoup cette eau, la louë auſſi pour la goutte ; on peut ſe ſervir du ſperme de grenoüille paſſé par un ſac dans un lieu froid
avec un peu d'alun, de crainte qu'il ne
ſe corrompe, mais je préfere l'eau diſtillée pour l'uſage interieur, pourvû qu'on
la diſtille par un alembic bien étamé.
Crolius fait la poudre de ſperniole en
arrouſant des poudres de cette eau; quelques-uns recommandent les foyes de grenoüilles deſeichez contre l'epilepſie.

Le corail eſt une plante qui vient dans
la mer, & qui ſe durcit à l'air, il eſt abſorbant, détruit les aigres, ſon unique
préparation eſt d'être mis en une poudre
trés fine, ſes diſſolutions par le vinaigre
le ſoulant d'acide, le rendent mal propre à produire les effets qu'on en attend.

TABLE

DES REMEDES
qui arrêtent les mois.

RACINES.

$\left.\begin{array}{l}\text{DE biftorte.}\\ \text{D. fymphitum.}\\ \text{De tormentille.}\end{array}\right\}$ par onces dans les ptifannes.

FEUILLES.

$\left.\begin{array}{l}\text{De pervenche.}\\ \text{De renoüée.}\\ \text{D'aigremoine.}\\ \text{De nummulaire.}\\ \text{De plantain.}\\ \text{D'orties.}\\ \text{De quintefeüille.}\end{array}\right\}$ par poignées en décoction.

$\left.\begin{array}{l}\text{Suc de plantain.}\\ \text{De mille feüille.}\\ \text{De centinode.}\\ \text{De pourpied.}\\ \text{De bourfe de pafteur.}\\ \text{D'ortie.}\end{array}\right\}$ jufqu'à quatre onces.

Verjus.
Suc de limon.
D'épine-vinette.
De grenade. } jusqu'à une on-ce.

GRAINES.

De jusquiame.
De pavot.
De pourpied.
De laituë. } jusqu'à deux en émulsion.

Quatre semences froi-des mondées. } jusqu'à deux en émulsion.

Terre sigillée.
Karabé.
Os de seiche.
Mastic. } jusqu'à un gros.

Usnée de crane humain, jusqu'à un demi gros.

Opium, jusqu'à deux grains.

Fleurs de noix, jusqu'à un gros pulverisées dans du vin chaud.

Ecorce de grenade.
De citron.
D'orange.
Ballaustes.
Roses seiches. } jusqu'à un gros.

Coral preparé, jusqu'a un gros.

Alum, jusqu'a demi gros interieurement.

Nitre, jusqu'à un gros sur une pinte de ptisanne.

CHIMIQUES.

Esprits acides.
Antimoine diaphoretique.
Laudanum.
Cristal mineral.
Eau de de sperme de grenoüille.
Eau de plantain.
De mille-feüille.
De centinode.

FORMULES.

Teinture de rose.

Prenez deux poignées de feüilles de roses, qu'on mettra dans un pinte d'eau, & un gros d'esprit de vitriol, l'on fera infuser le tout pendant vingt-quatre heures. Cette teinture est admirable dans toutes les maladies, où il est besoin de retreindre, & où la masse du sang est trop dissoute, particulierement dans le flux de vendre, & dans le flux

menſtrual immoderé : l'on en peu prendre une verrée en tout tems , pourvû
qu'on ſoit deux heures ſans manger , &
qu'il y ait deux heures qu'on n'ait rien
pris.

Poudre de tourterelle, de Helideus. *décrite en foreſtus.*

Prenez une tourterelle dont on a ôté
les boyaux , l'on la lave dans le vin
rouge & l'eau roſe ; enſuite l'on met
une once de maſtic en ſon ventre , & on
le coût ; l'on la rôtit & l'on l aroſe avec
le vinaigre roſat ; l'on garde la graiſſe
qui tombe , & quand elle eſt tout a fait
rôtie , l'on la met dans un vaiſſeau de
verre fermé du lut philoſophique , &
l'on l'a fait deſſeicher dans un four
chaud. L'on la met en poudre , & l'on
en donne une cuillerée dans l'eau de
plantain , & l'on frotte la region des
reins , du pubis , & des aines de la
graiſſe qui a tombé pendant qu'on la
rouſſoit.

Poudre de ſperziole.

Prenez du maſtic & de l'encens mâle de chacun deux onces , de l'écor-

d'orange pulverifée & de la terre figillée, de chacune demi once, tout étant
bien pulverifé, l'on l'arrofera de fperme
de grenoüille, l'on en fera une pâte
qu'on fera feicher à l'ombre dans une
écuelle couverte d'un papier, l'on remettra la pâte en poudre, l'on l'arofera
de nouveau, & l'on recommencera les
exficcations & humectations jufqu'à trente fois; & fur la fin l'on ajoûtera quinze
grains de camphre mis en poudre par le
moyen de l'efprit de vin. Cette poudre
fe donne depuis 5. grains jufqu'à 18. dans
l'eau de plantain; elle arrête les pertes
des femmes, les crachemens de fang,
les hemoragies; étant prife interieurement ou dans l'eau de fperme de grenoüille, ou dans l'eau de plantain. Je
l'eftime mieux que la poudre décrite par
Colius, parce que la myrrhe & le fafran
ne peuvent qu'augmenter les hemoragies, particulierement de la matrice:
l'une & l'autre appliquées exterieurement, font propres étant mêlée à l'eau
de frays de grenoüille, pour amortir
les cancers, les panaris, les éréfipel-
les, &c.

Décoction de Ludovicus Septalius.

Prenez fept livres d'eau, c'eft-à-

üre, trois pintes & chopine, & mettez dedans en petits morceaux les écorces de trois oranges aigres & un peu
vertes : l'on fait cuire jusqu'à la con-
fumption de deux tiers, en ajoûtant fur
la fin une poignée de pilofelle. L'on
paffe la décoction, & l'on y trempe un
fer rouge. L'on prend le matin huit onces de cette décoction, que l'Auteur
prétend être admirable dans les pertes,
pourvû qu'elles ne viennent point par
des écorchures ou des ulceres de la matrice.

Poudre de Lindanus.

Prenez du corail rouge pulverifée, de
l'ambre jaune, du bol armen, du fang
de dragon, de chacun deux gros ; de la
femence de plantain, du borax calciné,
de chacun un gros, du *laudanum* quatre
grains ; de l'extrait de crocus de Mars
un fcrupule. L'on peut mettre cette poudre avec une quantité fuffifante de firop de rofes feiches, pour luy donner
la forme d'électuaire. L'on donne trois
fois le jour de ce remede, le matin,
avant dîner & avant foûper ; la doze à
chaque fois eft d'un gros ; & l'Auteur
affûre avoir gueri par là un trés grand

nombre de perſonnes , & entr'autres une femme qui avoit une perte depuis trois ans.

CHAPITRE IV.

Des remedes qui facilitent les ac-couchemens laborieux ; de ceux qui font ſortir le fœtus quand il eſt mort hors de la matrice , & de ceux qui font ſortir l'arrierefais quand il eſt retenu.

LEs remedes qui facilitent l'accouche-ment ; ceux qui font ſortir le fœtus mort, & ceux qui font ſortir l'arriere-fais, ont tant de raport, qu'on peut dire que ceux qui ont une de ces vertus, les ont toutes.

L'on fait avant le tems de l'accou-chement, baigner la femme dans un bain émolient, afin que les parties étant plus lâches & plus flexibles, cedent da-vantage à l'impulſion du fœtus & de la mere. C'eſt pourquoy l'on met dedans la mauve, la guymauve, la branche urſine, le melilot, la camomille, &c. L'on peut faire des fomentations avec les huiles de lis, de camomille, de lin, &c. fur le pubis. L'on peut même en introduire avec les doigts dans le vagina.

Souvent l'accouchement eft empêché parce qu'il y a beaucoup de matieres dans les gros boyaux, ou parce qu'il y a des vents qui augmentent les douleurs. C'eft pourquoy nous voyons trés - fouvent qu'un lavement émolient, carminatif & un peu âcre, fait feul tout l'effet qu'on fouhaite.

Quand tous ces remedes n'ont point d'effet, que le fœtus eft bien fitué, que l'orifice de la matrice eft ouvert, & que les eaux ont commencé de couler, l'on doit donner des remedes interieurs, qui en augmentant les forces & les efprits de la mere & du fœtus, les rendent plus capables de refifter aux efforts qu'il faut faire ; mais parce que ces remedes peuvent faire fuer, & que fouvent en fuant, la mere perd beaucoup de forces, l'on commence par le mélange de l'huile d'amandes douces, du vin blanc, & de quelque firop, l'on mêle le fafran avec la confection alkermes ; enfuite la canelle & fes préparations ; le *dictam* de crete, l'ariftoloche, l'armoife, le favinier, la fauge, la lavande, le pouliot, les foyes d'anguille, de vipere, & toutes les plantes qui peuvent mettre les esprits & le sang en mouvement. Entre les remedes chimiques, l'on doit compter l'esprit de secondine, l'huile de succin, l'huile de canelle, son eau. Enfin l'on compte presque tous les remedes qui peuvent exciter les mois en mettant les esprits en mouvement : comme le borax, l'esprit de sel ammoniac, le castor & la myrrhe.

Action des sternutatoires.   L'on doit encore compter tous les remedes qui peuvent mettre la machine du corps en un grand mouvement ; ainsi les sternutatoires font souvent beaucoup d'effet, parce que par la secousse, le fœtus & la mere peuvent faire des efforts qui les délivrent. C'est pourquoy Hyppocrate s. 5. aph. 35. dit qu'il est bon que l'étetnuëment arrive à une femme qui accouche difficilement.

Action des émetiques.   Quelquefois les vomitifs en faisant faire des efforts, délivrent. L'on recommande sur tout un verre de l'urine du mari ; mais ces sortes des remedes ne se doivent donner qu'avec beaucoup de précaution, quand le fœtus n'est pas mort.

Le mercure crud par son poids & sa liquidité, peut étant pris interieurement, aider l'accouchement.

Je pourrois encore rapporter quan-

cité de remedes, mais qui operenr rous
comme ceux dont nous venons de parler ; ainſi la fiente de cheval détrempée
dans le vin, l'or fulminant qui eſt recommandé par Borel dans ſes obſervations, le foye & le fiel d'anguille deſ-
ſeichés & pulverifés, qui eſt un ſecret
de Vanhelmont, & les teſticules de
cheval deſſeichez n'agiſſent qu'en mettant le ſang & les humeurs en mouvement.

L'on recommande exterieurement un
onguent avec les dépoüilles de ſerpent,
la graiſſe d'ours, & le ſuc d'écreviſſe. Il
ne peut operer que comme les émoliens.
Bartholin recommande la peau humaine
corroyée, pour en faire une ceinture, ce
qu'il prétend admirable contre les vapeurs & pour aider l'accouchement, mais
je crois que toute ſorte de ceintures peuvent faire le même effet.

J'ay toûjours crû que les hiſtoires rap-
portées de la pierre *ætites*, ou pierre
d'aigle qui fait accoucher, étant attachée à la cuiſſe, des yeux de liévres deſſeichez, & mis ſur la tête & ſur le ventre étoient des fables ; & que ce qu'on
pouvoit dire pour ſauver la reputation
de ceux qui les rapportent, c'eſt que
comme ils n'entendoient point de Phy-

fique, ils ont attribué des effets à des causes avec lesquelles ils n'avoient point de rapport.

S'il y a quelque différence entre les remedes qui aident les accouchemens laborieux , & ceux qui font sortir le fœtus mort, c'est sans doute qu'on peut plûtôt se servir de remedes âcres quand le fœtus est mort. Ainsi l'on fait faire des bains outre les émoliens , l'on met des irritans, comme le pouliot, l'armoise, la sabine, &c.

Remedes exterieurs.

L'on fait des fomentations avec la graisse de serpent & la coloquinte, qu'on applique sur le ventre , afin d'exciter quelques mouvemens dans les muscles de l'*abdomen*. L'on fait des pessaires avec le *galbanum*, la gomme ammoniac , le fiel de serpent , la coloquinte , &c. L'on fait recevoir des fumigatoires avec la myrrhe , le castor, le *galbanum*, l'ongle d'âne , ou les raisins pourris. L'on introduit l'instrument de Glauber , avec l'esprit de sel ammoniac & les scories d'antimoine dans la matrice , où on en fait recevoir les esprits avec une phiole à long col. L'on donne interieurement tous ceux que nous avons dit être bons pour les accouchemens laborieux ; mais en general l'on craint

moins de faire vomir, & quelquefois même l'on le fait avec le mercure de vie,
quand on a inutilement tenté tous les
autres remedes. L'on louë fort la poudre de fecondine deffeichée, jufqu'à un
gros dans l'eau de canelle, le borax, la
fabine : mais enfin quand tous les remedes font inutiles, que le fœtus quoyque
mort, fe trouve en fituation, Bartholin
propofe dans fes Hiftoires Anathomiques
de mettre fur le ventre de la mere un
rondeau de bois ou d'étain, & en le
preffant fortement, il prétend qu'on
pouffe dehors le fœtus : il dit que cela eft
arrivé à un où tout étoit defefperé. Quand
cela ne fuffit pas, il en faut venir aux
operations, qui eft de le tirer avec des
inftrumens ; & quand il eft mal fitué, de
le couper par morceaux.

Quant à l'arrierefais retenu, nous
n'avons rien à dire de nouveau. Les remedes qui le pouffent dehors, agiffent
précifément comme ceux qui pouffent
le fœtus ou vivant ou mort, hors de la
matrice.

Je remarqueray feulement que comme lorfque l'arrierefais eft rompu ou retenu, il y a prefque toûjours perte de
fang, il faut mêler quelques aftringens
aux remedes qui pouffent l'arrierefais,

afin de ne pas augmenter la perte de sang. Etmulere, décrit une poudre dans ce rencontre faite avec deux scrupules de corne de cerf brûlée, de la racine de bistorte, du borax, de la canelle & du safran, de chacun demi gros ; il en fait une poudre pour deux dozes, pour prendre avec la confection d'alkermes, ou l'eau de canelle : assez souvent lorsque l'arrierefais est sorti, l'hemoragie se calme.

Borax.　Comme nous n'avons dit nulle part, ce que c'est que le borax, il est bon d'avertir icy que c'est un sel mineral qui vient de Perse, qu'on dissout & qu'on filtre pour le purifier ; il approche de la couleur du sel gemme : il aide la fusion de l'or ; interieurement on en donne depuis six grains jusqu'à un scrupule pour pousser les mois, ouvrir, déboucher, faire sortir l'enfant mort ou l'arriere-fais.

TABLE

TABLE

Exterieurement.

BAins émoliens.
Fomentations.
Peſſaires.
Fumigations.
} dont nous don-
nerons des for-
mules.

Intericurement.

Emetiques.
Sternutatoires.
Feüilles de pouliot.
De dictam de crete.
De Sabine.
} En décoction.

D'armoiſe.
D'abrotanum.
} par poignée en
décoction.

Racines de brionne.
D'ariſtoloche.
} par onces en
décoction.

Canelle, juſqu'à un gros.

Safran, juſqu'à deux ſcrupules.

Fleurs de calcitrapa, & de cyanus en poudre, juſqu'à un gros.

Borax de Veniſe, depuis un ſcrupule juſqu'à demi gros.

Teſticules de cheval pulveriſée, juſqu'à
un gros.

*Foye d'anguille pulverisé, pris en quelque
liqueur.*
Poudre de secondine, jusqu'à un gros.
*Fiente de cheval trempée dans le vin, &
passée.*

CHIMIQUES.

Huile de succin, jusqu'à douze gouttes.
Eau de canelle, jusqu'à trois cuillerées.
Essence de canelle, jusqu'à quatre gouttes
*Elixir de proprieté sans acides, jusqu'à un
scrupule.*
Eau d'armoise, jusqu'à quatre onces.
*Esprit de secondine, depuis 30. gouttes jus-
qu'à quarante.*

FORMULES.

*Bain émolient & âcre, dont l'on se
peut servir pour faire sortir le
fœtus mort.*

Prenez des racines d'aristoloche longue, de brionne & de guimauve, de chacune deux onces, des feüilles de mauve,
de guimauve, d'*abrotanum*, de sabine,
de chacune deux poignées ; de la semence de lin, & de fenugrec, de chacune une poignée : faites boüillir le
tout en six seaux d'eau, où l'on fera bai-

gner la femme jufqu'au nombril ; & fi
l'accouchement étoit difficile , fans que
le fœtus fût mort, l'on ne mettroit point
de fabine.

Liniment pour appliquer fur le pubis
dans les accouchemens la-
borieux.

Prenez de la farine de femence de lin
& de fœnugrec, de chacune une demie
once ; de l'huile de lys & de camomille ,
chacune une once ; de l'huile de lin une
once & demie ; de l'huile de fucc n demi gros ; du baume de Perou deux gros,
mêlez le tout enfemble, & faites un liniment.

Lavement dont on peut fe fervir dans
les accouchemens laborieux quand
le fœtus eft mort, & quand l'arrie-
refais eft retenu.

Prenez des feüilles de mauve , de
branche urfine & d'armoife , de chacune une poignée ; des racines de lys
blanc une once , faites boüillir le tout
en l'eau commune ; & dans une livre de
décoction diffoudez demi once de hiere
de coloquinte , autant de hiera picra,

une once de benedicte laxative, & une once & demie d'huile de lin.

Esprit de secondine.

Prenez un arrierefais de femme, avec toutes les membranes, & les coupez bien menu dans un vaisseau que vous boucherez exactement, & que vous mettrez au bain-marie pendant un mois, pour lors l'arrierefais sera resout dans une eau fort puante, excepté quelque chose de plus épais. L'on passe cette eau, qu'on rectifie au bain-marie, afin qu'il ne sorte que l'esprit ; dont la doze est depuis trente jusqu'à quarante gouttes. Il aide dans les accouchemens laborieux, fait sortir le fœtus mort & l'arrierefais retenu, pousse les vuidanges quand elles sont supprimées : il guerit aussi l'épilepsie.

Pessaires pour faire sortir le fœtus mort.

Prenez du *galbanum* & de la gomme ammoniac, de chacun deux gros ; de l'ellebore noir, & de la colloquinte en poudre, de chacun demi gros, le tout reduit en poudre, sera absorbé avec un

coton trempé dans de l'huile de lys blanc,
qu'on couvrira d'un petit linge, & qu'on
mettra en forme de pessaire.

Poudre pour les accouchemens laborieux , & pour faire sortir le fœtus mort.

Prenez deux gros de succin blanc, un
gros de borax de Venise, un gros & demi de myrrhe, demi gros de safran, le
tout subtilement pulverisé, l'on en prendra un gros dans une cuillerée d'eau de
canelle, & six d'eau d'armoise, l'on boira
le tout chaudement.

CHAPITRE V.

Des remedes qui empêchent l'avortement.

POur empêcher l'avortement, il faut
connoître ce qui le peut causer : &
donner des remedes pour le combattre :
avec cette précaution toutefois, qu'il ne
faut point se servir de ces sortes de remedes quand l'avortement est déja commencé : car l'on pourroit retenir l'enfant mort dans la matrice.

L'avortement peut venir de paffions violentes, comme de trifteffe ou de colere, dans lefquelles le fang & les efprits étant vivement agitez, ne donnent plus la nourriture au fœtus qu'ils avoient accoûtumé de lui communiquer, & les mouvemens violens des mufcles de la refpiration & du diafragme qui accompagnent prefque toûjours les fortes paffions, peuvent aider à pouffer le fœtus dehors.

Les mouvemens du corps font encore l'une des caufes les plus ordinaires de l'avortement, & l'on conçoit affez que les fecouffes, les fauts, les chants, &c. peuvent détacher un fœtus qui n'eft pas trop fortement attaché.

Les alimens fpiritueux & aromatiques, qui peuvent faire fermenter le fang avec trop de violence, peuvent auffi caufer l'avortement, en faifant cou'er trop de fang dans les petits vaiffeaux du fœtus; d'où la rupture des vaiffeaux & fa mort peuvent fuivre. Les excremens endurcis dans le ventre, qui font faire de grands efforts à une femme pour s'en décharger, peuvent être une caufe d'avortement. La dyfenterie, les coliques, & les affections des parties voifines de la matrice, peuvent encore caufer l'avor-

tement ; ainſi que la toux & l'éternuë-
ment.

Les trop grandes ſaignées & les trop
grandes hemoragies peuvent encore ſe
mettre au nombre des cauſes de l'avortement , parce qu'en ôtant la nourriture au fœtus , elles le peuvent tuer ;
ainſi que les remedes qui font venir les
mois, quand ils ſont donnez ſoit incon-
ſiderément, ſoit par ignorance , ſoit par
malice. Avant de donner des remedes
pour empêcher l'avortement, il faut bien
diſtinguer quelle en eſt la cauſe ; car s'il
eſt ordinairement cauſé par des paſſions , ſoit joye , ſoit triſteſſe , on les
doit calmer. Si l'on voit qu'il dépend
des mouvemens exterieurs , l'on doit
conſeiller le repos ; & je puis dire que
c'eſt un des plus grand remedes & des
plus ſeurs ; quand le ventre eſt ſerré ,
l'on doit le tenir libre par des lavemens
frequens , ou des ptiſannes laxatives ,
& quand l'avortement eſt cauſé par quelque indiſpoſition , pour l'empêcher, l'on
doit guerir la maladie qui le peut cauſer.

Mais comme les cauſes les plus ordinaires ſont l'acrimonie de la bile , &
les fermentations du ſang qui en dépendent , l'on les previent en défen-

dant dans les commencemens de la groffeffe les alimens fpiritueux , or-donnant un regime rafraichiffant , & même ordonnant quelques faignées du bras , quelques ptifannes laxatives , & faifant prendre des medicamens capables d'empêcher les mouvemens & les fermentations des humeurs, foit en embaraffant leurs fels volatils, foit en détruifant les levains qui les peu-vent faire fermenter ; ainfi l'on louë la verveine , la femence de plantain , la tormentile , les grains de kermes , les écrevices de riviere , l'yvoire ; les coraux, le maftic, l'encens , les feüil-les d'or , le *fpodium*, la biftorte, les coings , & plufieurs autres aftringens dont l'on fait plufieurs préparations tant exterieurement qu'interieurement ; ainfi l'on tire de la verveine une eau diftillée & un extrait , des grains de kermes , on en fait une confection & un firop qui font fort recommandez : l'on peut prendre des boüillons aux écreviffes , l'on en peut tirer le fuc en les pilant avec du vin, on les peut faire deffeicher dans le four , & en prendre la poudre. Poterius qui louë beaucoup cette poudre contre l'avortement , veut qu'on les mette vivantes dans une bouteille

teille de verre aprés que le pain eſt tiré
du four, & il prétend que lorſqu'elles
ſont ſeichées, & qu'on les a reduites en
poudre on en doit ſouvent faire prendre,
même dans le tems des repas avec les
alimens, cependant il ne veut pas paſſer
demi once dans un jour. L'on fait une
gelée d'yvoire, & une de corne de cerf,
qu'on peut prendre ſeules ou diſſoutes
dans la boiſſon.

Exterieurement l'on pend au cou la
pierre d'aigle ſans grande raiſon & ſans
grand fruit. *Zacutus Luſitanus* recommande une ceinture de peau de cheval
marin, & à ſon défaut celle de peau de
loup.

L'on applique ſur la region du pubis
le pain d'épice, le miel & la poudre de
cloud de girofle, particulierement quand
il y a des douleurs dans le ventre & beaucoup de vents.

L'on fait d'autres cataplaſmes avec
l'encens mâle & des blancs d'œufs, qu'on
met les plus chauds qu'on peut avec des
étoupes ſur le nombril.

L'on fait auſſi des ſachets avec des herbes chaudes.

On fait encore des emplâtres aſtringentes avec l'*accacia*, l'*hypocyſtis*, la racine de biſtorte, &c. ou bien l'on mêle

l'emplâtre *pro matrice & contra ruptu-ram* ; mais il eſt à craindre , comme dit Riviere , que les reins ne s'échauffent trop , & qu'elles n'ayent des douleurs de gravelle , ce qui fait qu'on ne doit pas laiſſer long-tems les emplâtres ſur les reins.

Zacutus Luſitanus , après luy Riviere , & quelques autres , recommandent les cauteres aux bras & aux jambes pour preſerver de l'avortement ; ils agiſſent en faiſant filtrer quelques humeurs âcres , qui empêchent le ſang d'être ſi fermen-tatif , & peut-être auſſi en empêchant les mouvemens violens par leur incom-modité : ainſi l'on peut dire que par là ils detruiſent une des cauſes des plus grandes & des plus ordinaires de l'avor-tement ; c'eſt pourquoy il y a beaucoup de femmes qui n'ont pû porter leurs en-fans à terme , à moins qu'elles n'ayent continuellement gardé le lit pendant leur groſſeſſe.

TABLE

DES REMEDES
qui empêchent l'avortement

EXTERIEUREMENT.

P Eau de cheval marin.
Peau de loup.
Pain d'épice appliqué.
Encens Mâle.
Mastic.
Racine de tormentille.
De bistorte.
Feüilles de verveine.
Emplâtre pour la matrice.
Emplâtre contra rupturam.

INTERIEUREMENT.

Spode jusqu'à deux scrupules.
Feüilles d'or jusqu'à quinze grains.
Coral rouge jusqu'à un gros.
Mastic jusqu'à un gros.
Encens jusqu'à un gros.
Poudre d'écrevisses jusqu'à demi once en un
  jour.
Eau de verveine jusqu'à six onces.

Son extrait, jusqu'a un gros.
Semence de plantain, jusqu'à un gros dans
* une verrée de vin.*
Grains de Kermes, jusqu'à un gros.
Racine de bistorte, jusqu'à un gros.
Racine de tormentille, jusqu'à un gros.
Eau de plantain, jusqu'à quatre onces.
Eau d'équisetum, jusqu'à quatre onces.
Eau de renoüée, jusqu'à quatre onces.
Confection alkermes, jusqu'à un gros &
* demi.*
L'yvoire en poudre, jusqu'à deux scru-
* pules.*
Sirop de coins, jusqu'à une once.
Doux purgatifs.
Petites saignées.

FORMULES

contre l'avortement.

Potion décrite en Riviere pour empê-
* cher l'avortement.*

Prenez douze feüilles d'or, un gros
de spode, & trois germes d'œufs frais,
l'on mêle le tout ensemble, jusqu'à ce
que l'or soit bien divivisé, & ensuite
l'on ajoûte un demi verre de vin blanc.
L'on donne ce remede le matin peu-

dant trois jours, enfuite l'on applique le remede fuivant.

Cataplafme.

Prenez deux onces d'encens mâle pulverifé, cinq blancs d'œufs ; agitez le tout fur les charbons, de crainte qu'ils ne prennent. L'on ajoûte de la terebenthine, afin que cela foit moins adherant, enfuite l'on prend le tout avec des étoupes, & l'on l'applique le plus chaudement qu'elle peut fouffrir fur le nombril, deux fois par jour, le matin & le foir, pendant les trois jours qu'on ufe du remede precedent.

Ces remedes font fort bons, quand le fœtus n'eft point encore détaché, mais quand il l'eft, tous ces remedes & tous les autres que nous allons décrire, ne peuvent fervir qu'à rendre l'avortement plus laborieux ; ainfi bien-loin de fe fervir d'aftringens, l'on doit fe fervir des remedes qui aident à l'accouchement ; & ceux que nous décrivons prefentement, ne peuvent fervir que par précau-tion.

Cerat de Bellocatoni *Italien, décrit* en Heurnius *pour empêcher l'avortement.*

Prenez de la pierre hematique & d'aigle, de l'encens blanc, de chacune une demi once, du maſtic & du *laudanum,* de chacun une once, trois gros de ſemence de ſumach, une demi once de *galbanum,* & autant qu'il faut de reſine de pin : ayant bien fait piler & mêler le tout, il en fait ſuivant l'art, un cerat qu'il faut appliquer au ventre & à l'os *ſacrum.* Heurnius fait beaucoup d'eſtime de ce cerat, parce qu'il prefere pour empêcher l'avortement, les remedes exterieurs aux interieurs, particulierement ceux qu'on applique en bas ; & il prétend que s'il y avoit une fiévre putride, les remedes interieurs ne ſeroient capables que de l'augmenter. Je croy cependant difficile d'en former un cerat ſans ajoûter quelque huile.

Electuaire de Heurnius *pour empêcher l'avortement.*

Prenez deux onces de cotignac, autant d'écorce de citron confite, deux

onces de dactes coupées bien menu, &
de conferves de rofes, du bois d'aloës,
de la canelle & des girofles, de chacun
un gros : on fait un électuaire avec le
firop de citron, dont l'on prend trois gros
le matin.

Opiate contre l'avortement.

Prenez des grains de kermes, du coral rouge & des dactes, de chacun un
gros, de femence de verveine un demi
gros, le tout mis en poudre ; ajoûtez
deux onces de conferve de rofes, & autant de firop de coings qu'il en faut
pour donner la confiftance d'opiate,
dont l'on prendra le matin un gros en
beuvant un demi verre de vin rouge par
deffus.

CHAPITRE V·I.

Des remedes qui pouffent les vui-danges quand elles font fup-primées.

LEs vuidanges font un mêlange du
fang & des humeurs qui paffoient
de la mere au fœtus, qui fe vuident par

la matrice aprés l'accouchement. Leur suppreſſion peut être la cauſe de tres-grandes maladies. Souvent il arrive auſſi que la nature prend d'autres chemins que ceux qu'elle a accoûtumé de prendre dans ces occaſions : ainſi nous avons des obſervations où les vuidanges ont été purgées par le ventre , & d'autres où elles ont été évacuées par d'autres lieux ; de ſorte qu'il eſt quelquefois dangereux de les faire revenir, & de les évacuer par la matrice , parce qu'on trouble la nature dans ſes operations.

Pour évacuer les vuidanges , l'on peut ſe ſervir de tous les remedes que nous avons décrits pour faire venir les regles ; particulierement des lavemens chargez d'aromatiques & de carminatifs , comme de pouliot, de camomille , de ſabine , &c.

Les remedes qui font venir les mois font évacuer les vuidanges. L'on peut ſe ſervir interieurement de tous les remedes qui peuvent exciter une fermentation dans le ſang , comme de décoction de pouliot , de pois rouges, de la poudre de ſafran , de myrrhe, de canelle ; & quoique la décoction d'écorce d'orange ſoit contraire au flux des regles immoderées , cependant elle excite le flux des vuidanges , & pourroit en certaines rencontres exciter les mois com-

me quelques autres abforbans. Enfin tous
les fels volatils & tous les aromatiqus
dont nous avons parlé en examinant les
remedes qui font venir les mois, peuvent être employez avec utilité ; ainfi
il eft inutile d'entrer en un plus grand
détail.

TABLE

DES REMEDES
qui font fortir les vuidanges
retenuës.

INTERIEUREMENT.

L'*Armoife.*
La *matricaire.*   *par poignée en*
La *fauge.*   *décoct. on.*
La *marjolaine.*
La *myrrhe, jufqu'à deux fcrupules.*
Le *fafran, jufqu'à un fcrupule.*
Le *caftor, jufqu'à demi gros.*
La *poudre de vipere.*   *jufqu'à un gros.*
De *foye d'anguille.*
L'*huile de faviuier.*   *diffoutes juf-*
De *canelle.*   *qu'à quatre*
De *clou de girofle.*   *gouttes.*

Esprit de secondine , jusqu'à un demi
    gros.
Poudre de secondine , jusqu'à un gros.
Huile de succin. } *jusqu'à douze*
De coudrier. } *gouttes.*
Eau d'armoise.
De matricaire. } *jusqu'à six on-*
D'ulmaire. } *ces dans les po-*
De chardon benit. } *tions.*
Esprit de genièvre. } *jusqu'à une on-*
Eau theriacale. } *ce.*

EXTERIEUREMENT.

Pouliot.
Origan.
Camomille. } *en lavement par*
Matricaire. } *poignées.*
Armoise.
Savinier.
Huile noire de succin. } *en linimens sur*
De gayac. } *les parties.*
De tartre.
Esprits de sel ammo-
    niac. } *en peßaires ou*
Scories d'antimoine. } *fumigatoires.*
Colloquinthe.
Fiel de taureau.

FORMULES.

1 Décoction d'Etmulere pour les vui-
danges.

Prenez une poignée & demie de fleurs
de camomille & un gros d'écorce d'oranges seiches ; faites boüillir le tout en une
suffisante quantité d'eau.

Poudre du même Auteur qu'il donne
pour excellente, comme ne l'ayant
jamais trompé.

Prenez un scrupule d'antimoine diaphoretique, un demi scrupule de zedoaire , huit grains de myrrhe , quinze de
canelle & cinq de safran : il en fait deux
dozes qu'il donne avec la décoction cy-
dessus.

CHAPITRE VII.

Des remedes qui arrètent les vui-
danges quand elles sont im-
moderées.

IL s'agit seulement de diminuer la
fermentation du sang , & pour cela
d'user d'astringens, d'acides ou d'autres

ration
du sang.

medicamens que nous avons décrits contre les regles immoderées : cependant
comme il peut y avoir quelques caufes
particulieres, fçavoir un fang trop fereux ou quelques arteres ouvertes dans
le fond de la matrice, examinons les remedes qu'on croit fpecifiques.

Aftrin-
gens in-
craffans.

Le plantain, le pourpied, la renoüée,
l'*equifetum*, le *lifimachia* a fleurs pour-
prée, le coin, les coraux, la pierre hematite, le carabé, le mars aftringent,
l'eau de fperme de grenoüille, ne peuvent tous agir qu'en épaiffiffant le fang,
ou en abforbant des humiditez aigres, qui
entretiennent l'ouverture des vaiffeaux
de la matrice.

Abfor-
bans.

L'antihectique de *Poterius*, l'antimoine diaphoretique, la terre figillée, ne
conviennent à cette maladie que par la
même raifon.

Quoique les fudorifiques mettent le
fang en mouvemens, ils ne laiffent pas
cependant de guerir fouvent cette maladie en faifant tranfpirer le trop de ferofité qui eft dans les vaiffeaux, & en abforbant les humiditez aigres, ou en les
faifant tranfpirer.

Narcoti-
ques.

L'*opium* & le *laudanum*, comme tous
les autres narcotiques, font fouvent d'un
grand fecours quand les autres ont été

tentez inutilement. La teinture de rofes avec l'efprit de vitriol ou de fouphre, l'alun crud, depuis demi gros jufqu'à deux fcrupules, & quelques autres aftringens aigres, agiffent particulierement en épaiffiffant le fang, & l'empêchant d'être auffi fluide.

Quand tous ces remedes interieurs font inutiles, l'on peut faire des injections aftringentes dans la matrice avec l'eau de plantain, & un peu de bol armen ou de fucre de faturne. L'on peut appliquer exterieurement l'eau de fperme de grenoüille fur le pubis, ou le fperme même mêlé avec un peu de vinaigre.

L'equifetum ou queuë de cheval, donne par l'analife beaucoup d'efprits acides, peu d'urineux, peu d'huile, beaucoup de cendres dont on tire un fel falin : la décoction & le fuc de cette plante, font vulneraires exterieurement : on s'en peut fervir dans la phtifie, le crachement de fang, les flux immoderez des mois ou des vuidanges ; d'autres ordonnent pour les mêmes maladies un gros de la poudre de la racine de cette plante ; elle rend le fang un peu plus épais : fon eau diftillée a peu de vertu, parce qu'elle contient un peu de fels vo-

Queuë de cheval.

latils , cependant on s'en peut fervir
pourvû qu'on y ait fait diffoudre fon
fel falin.

Burfa
paftoris.

La bourfe de pafteur donne peu d'acides, beaucoup de fel volatil, quelques huiles, beaucoup de terre, & quelques fels lixivieux : cette plante eft trés-vulneraire
interieurement & exterieurement ; l'on
fe fert avec fuccez de fa décoction & de
fon fuc dans les flux des ordinaires ou des
vuidanges immoderées , dans le crachement de fang , & fur tout dans les urines
fanglantes , où elle eft fpecifique : elle
rend le fang plus fluide par fes parties alkalines ; c'eft peut-être pourquoy on la
croit febrifuge. Quelques Auteurs blâ-
ment fans raifon fon eau diftillée : car
lors qu'elle arrête le fang , ce n'eft pas
par les parties groffieres & aftringentes,
mais en détruifant les acides fermenta-
tifs, & donnant de la liquidité au fang,
qui circulant difficilement, caufoit des
hemoragies ; c'eft pourquoy cette plante
abondant en fels volatils , donne une
eau qui n'eft point à méprifer. Exterieurement on la met en cataplafme fur le
pubis contre le flux immoderé des ordinaires.

La pierre hematite participe du fer ,
& peut fervir, comme dit Ludovic , de

crocus de mars aftringent ; on en donne quand elle eft preparée en alkol un ou deux fcrupules dans des potions contre les pertes de fang & les dyfenteries : quelques-uns prétendent, en la fublimant, comme nous avons dit ailleurs , avec le fel ammoniac, faire l'aroph de Paracelfe, parce qu'on a une eflence aromatique de couleur d'or, qui à caufe qu'on ne ne la tire point des vegetaux, peut être appel-lée, *aro quafi aromat. ph. philofophorum.* Etmulere prétend qu'elle retient du fer & du faturne , c'eft pourquoy il dit qu'on peut imiter cette pierre avec le fu-cre de faturne & le vitriol de mars.

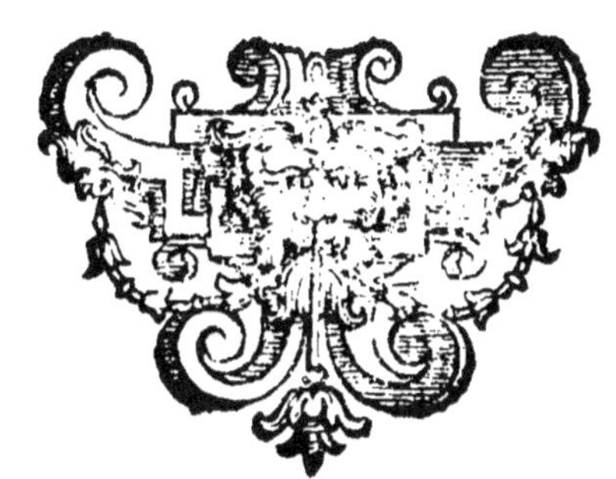

TABLE

DES MEDICAMENS

contre les vuidanges immoderées.

ABSORBANS.

DIaphoretique d'antimoine.	
Antihectique de Po-terius.	
Bezoüard mineral.	
Coraux preparez;	*Jusqu'à un gros dans les po-tions.*
Yeux d'écrevice.	
Terre de Lemnos.	
Bol d'Armenie.	
Karabé broyé.	
Pierre hematite pré-parée.	

ASTRINGENS

Eau distillée, ou la décoction	
De bourse de pasteur.	*Depuis 4. on-ces jusqu'à six dans les po-tions.*
De plantain.	
D'equisetum.	
De renoüée.	

De

De Lisimachia.
De pourpied.

De sperme de grenoüille jusqu'à six onces.
Sucre de saturne jusquà 10. grains, jusqu'à un scrupule en injection.
Pierre medicamenteuse, jusqu'à un scrupule en injection.
Sel stipique de vitriol, jusqu'à douze grains
interieurement, le double en injection
pour trois prises.

FORMULES.

Potion.

Prenez six onces d'eau de sperme de
grenoüille, dissoudez six grains de sucre
de saturne, & un once de sirop de roses
seiches.

Opiate.

Prenez un gros de coraux broyez, autant d'antihectique, & demi gros d'yeux
d'écrevisses préparées; incorporez le tout en
suffisante quantité de cotignac, & en faites
cinq prises.

CHAPITRE VIII.

Des remedes contre les fleurs blanches.

Caufes des fleurs blanches.

Cette indifpofition eft trés-ordinaire. Elle vient de quelques ferofitez, ou d'un chile crud qui eft dans la maffe du fang, & qui fe fepare par les glandes du *vagina* ou de l'orifice interne : fuivant que ces ferofitez font plus ou moins âcres, les fleurs font plus ou moins incommodes.

Souvent cette maladie vient de ce que l'humeur que les femmes répandent dans les embraffemens amoureux ayant long-tems refté dans les refervoirs, s'y eft aigrie, & y a caufé un relâchement dans les pores, capable de laiffer fi'trer beaucoup de parties fereufes de fang.

Comme cette maladie vient fouvent aux filles par l'abftinence des plaifirs de l'amour, elle fe guerit fouvent par le mariage.

Ufage des acides.

Quand la matiere qui s'écoule eft un peu âcre, qu'elle fait fentir une efpece de chatoüillement en fortant, les aigres font d'un grand fecours, entre autres la teinture de rofes avec l'efprit de vitriol, le fuc de limons & de citrons, &c.

Mais quand la matiere eft aigrie, l'on fe fert de terebenthine pour amortir par fes parties gluantes les aigres qui font dans la maffe, & de quantité d'abforbans, comme de l'artihectique, de l'antimoine diaphoretique, du fuccin en poudre, des coraux, des yeux d'écreville, de l'os de feiche, de la terre figillée. *Ufage des abforbans & balfamiques.*

L'on fe fert encore de quantité d'autres aftringens, comme font l'ortie morte, la décoction de fummitez de faule, l'eau de fes fleurs, de la menthe, du romarin, &c. qui agiffent tous en abforbans, ou faifant tranfpirer les levains aigres; mais tous ces remedes ont peu d'action, quand on n'a pas nettoyée l'eftomach & les premieres voyes: ce qu'on peut faire par quelques doux vomitifs, & par quelques purgatifs, où l'on ajoûte la rhubarbe & quelques hydragogues.

Quand tous ces remedes font inutiles les fudorifiques gueriffent fouvent, & c'eft à cette intention qu'on peut ordonner les bayes de laurier & de genié- *Ufage des fudorifiques.*

vre, l'*horminum odoratum*, la marjolaine, l'angelique, la racine de bardane,
le bois de gayac, le saffaphras, le lentifque, & quantité d'autres.

Ufage
des diu-
retiques.

L'on peut encore fe fervir de quelques diuretiques avec fuccez, comme de
la décoction de la racine d'afarum boüillie dans l'eau commune, de la racine de
perfil, & de quantité d'autres qui peuvent amortir les aigres & pouffer les ferofitez par les reins, particulierement
quand le flux eft fereux, fans être que peu
teint.

Aftrin-
gens.

Quant aux aftringens dont nous avons
parlé, tels que peuvent être l'eau de
plantain & de pourpied, la terre figillée,
la conferve & la teinture de rofe, &c.
l'on ne s'en doit point fervir que les premieres voyes n'ayent été bien vuidées;
& encore doit-on prendre garde que ce
ne foit pas dans le tems que les mois
doivent couler.

Précau-
tions.

Mais fi l'on doit prendre garde d'ordonner des aftringens par la bouche
dans le tems des regles, & fans avoir
fait préceder les remedes generaux,
l'on doit beaucoup plus prendre garde
aux aftringens exterieurs. Ce n'eft pas
qu'ils ne puiffent être d'un grand fecours, mais le corps doit être bien pré-

paré, & on doit éviter le tems des regles. Foreſtus loüe beaucoup la décoction de pervenche avec l'alun, dont on fait frotter le ventre & le pubis; d'autres font recevoir la fumée de ſauge; d'autres celle de maſtic & d'encens, &c.

Quand la maladie eſt dans l'orifice interne & dans les glandes du *vagina*, l'on pourroit faire des injections avec l'eau de plantain & le ſucre de ſaturne, avec les précautions que nous avons marquées.

L'on peut encore ſe ſervir de toutes *Mineraux.* les préparations ſudorifiques du mercure ou de l'antimoine, du criſtal broyé, de l'eau de chaux avec le lait ou avec des ptiſannes ſudorifiques : ou ſeule le matin à jeun, ſuivant qu'on a deſſein d'adoucir, de pouſſer par les ſueurs, ou d'abſorber.

La liqueur de chaux que nous avons décrite depuis quatre gouttes juſqu'à dix, eſt encore un grand remede dans quelques verrées d'eau de parietaire.

Je ne puis paſſer ſous ſilence deux préparations admirables contre cette maladie, dont la premiere ſert dans les fleurs blanches où l'acide domine, & la ſeconde, dans celles où il y a des ſels âcres mêlez.

Prépara-
tion con-
tre les
fleurs
blan-
ches.

Prenez parties égales de tartre crud, de nitre & d'alun, mettez le tout en fusion, & faites calciner, & ensuite laissez resoudre le tout à la cave en liqueur : on en met jusqu'à demi once sur une pinte de vin rouge, & on en fait boire trois ou quatre verrées pendant la journée.

Autre
Prépara-
tion.

La seconde se fait ainsi ; prenez une once d'alun calciné, versez dessus de bon suc de limons clarifié, environ demi-septier, évaporez le tout ; ensuite dissoudez avec une pinte d'eau dans laquelle on aura fait dissoudre deux gros de nitre purifié, filtrez & faites évaporer & cristaliser.

Ce sel se donne jusqu'à demi gros dans une eau appropriée.

Entre les medicamens qu'on croit specifiques, je me contenteray de décrire l'hormium odoratum, le chêne & l'os de seiche.

Hormi-
num ou
orvale.

L'horminum ou toute-bonne, donne quelques phlegmes acides, des esprits urineux & de l'huile, & a un sel fixe lixiviel : l'on fait une teinture ou une essence de ses fleurs qu'on recommande beaucoup contre les fleurs blanches des femmes ; quelques-uns recommandent la décoction de toute la plante pour la

même maladie ; d'autres prennent la
plante, la mêlent avec le beure frais ,
laiſſent pourir le tout enſemble, enſuite
fondent & paſſent le beure par un linge pour en faire oindre le pubis & les
parties naturelles des femmes attaquées
des fleurs blanches , & en leur faiſant
prendre interieurement la même plante:
ce même onguent eſt, dit-on , preparé
pour les douleurs qui ſuivent l'accouchement : la ſemence de cette plante ſert à
nettoyer les yeux.

Le bois de chêne donne beaucoup
d'acide & d'huile ; les feüilles donnent
de plus quelques eſprits urineux ; il
ſemble que le principal ſel qui domine
dans cette plante , ſoit vitriolique , mêlé à des parties alkalis , la cupule de
gland pulveriſé & mis dans le vin juſqu'à 15. ou 20. grains . eſt un bon remede contre la dyſenterie , les urines
ſanglantes & les fleurs blanches ; quelques autres font torrefier les glands
ou leur cupule, & en font prendre de-
my gros ou deux ſcrupules pour les mêmes affections ; d'autres ſe contentent
de la décoction des feüilles, qui eſt,
comme tout le monde ſçait , vulneraire & aſtringente : on dit que le guy de
chêne & le polipode font des remedes

Chêne.

tres propres contre l'epilepsie , &c.

L'os de seiche est un absorbant puis-
sant, soit qu'il soit calciné ou qu'on le
donne sans autre préparation en poudre;
sa doze est depuis un scrupule jusqu'à
deux : on s'en sert avec succez dans la
gonorrhée & dans les fleurs blanches ;
on le mêle assez souvent dans les opiates pour nettoyer les dents & fortifier
les gencives ; souvent on le mêle avec
les poudres qu'on soufle dans l'œil, soit
pour quelques inflammations , soit pour
des cataractes.

TABLE.

RAcine d'asarum. Tartre émetique. }	Voyez les vomitifs.
Brionne. Rhubarbe. Mirobolans. Jalap. Turbit. Antihectique. Antimoine diaphoreti-que. Bezoüard mineral. Guayac. }	Voyez les purgatifs.

Sassaphras

Saffaphras. } Voyez les fu-
Efquine. } dorifiques.
Geniévre.
Romarin.
Racine de perfil.
D'æche.
Décoction d'afarum
   dans l'eau.   Voyez les diu-
Terebenthine.   retiques.
Suc de citrons.
Efprit de vitriol.
Le fuccin.   Depuis demi
Les coraux.   gros jufqu'à un
La terre figillée.   dans quelque con-
Le maftic.   ferve.
L'os de feiche.
La pierre ofteocolla.
Horminum   en décoction.
Feüilles de chêne. }

Cupules de gland en poudre jufqu'à un
   fcrupule.
Alun crud jufqu'à demi gros.
Les fumigatoires aftringens.
Les fomentations aftringentes.

FORMULES.

Remede d'Amatus Lusitanus *pour les fleurs blanches.*

Prenez un blanc d'œuf battu dans l'eau
rose, & le faites avaler à la malade. Cet
Auteur dit avoir gueri par là plusieurs
femmes de cette maladie. Si cela est,
l'on doit attribuer cet effet à l'eau rose
& aux parties gluantes du blanc d'œuf.
Je croy aprés Etmulere, que le remede
sera bien plus efficace, si l'on ajoûte
quelques grains de mastic au blanc d'œuf
à cause de son astriction. La raison qui
me fait douter de la vertu de ce remede,
est que le même *Amatus* recommande
le jaune d'œuf battu dans l'eau rose pour
arrêter les regles qui coulent immodere-
ment ; & je ne voy que la couleur qui
puisse avoir déterminé cet Auteur à ordonner plûtôt le jaune d'œuf aux fleurs
rouges, & le blanc d'œuf aux fleurs blanches : ainsi je croy que si ce remede a
quelque vertu, le blanc d'œuf peut servir aux mois immoderez, & le jaune aux
fleurs blanches.

Remede de Boëtius.

Prenez un demi gros d'alun de pulme, deux gros de sucre, & quatre cuillerées d'eau de vie, l'on donnera ce remede à deux fois.

Comme l'alun de pulme est mordicant, l'on ne le doit mettre qu'en petite quantité.

Opiate de Zechius.

Prenez des gommes atragant & arabic de chacune deux gros ; de la corne de cerf, de la cendre de coques d'œufs, de la semence d'anet & du succin, de chacun quatre scrupules ; du miel rosat une suffisante quantité : faites une opiate dont on prendra deux heures avant le repas demi once, en beuvant par dessus quatre onces d'eau de plantain avec un peu de vin rouge.

Potion de mercuriale pour les fleurs blanches.

Prenez six onces de décoction de feüilles de chêne, & un gros de presure de liévre, on continuë pendant huit jouts. Il loüe fort ce remede, qui doit presque toute sa vertu aux parties stiptiques du chêne.

CHAPITRE IX.

Des remedes qui dissipent les vents, & qu'on nomme Carminatifs.

L'Ordre veut qu'aprés avoir parlé des remedes qui évacuent les humeurs, nous parlions de ceux qui dissipent les vents. Nous avons expliqué leur generation au second Chapitre de nôtre anatomie ; je diray seulement en passant qu'ils ne causeroient aucuns desordres, s'ils n'étoient retenus par des parties gâteuses, & je ne conçois que cet obstacle à leur dissipation. Qu'on ne me dise point qu'un intestin étant gonflé, presse les autres ; & qu'ainsi les vents se ferment eux-mêmes le passage : car pour peu que l'intestin agisse en se reserrant, il se déchargeroit aisément d'une matiere aussi fluide que l'est celle-là. Qu'on n'objecte point aussi qu'une partie de l'intestin venant à se dilater, ses extremitez deviennent plus serrées : car pour peu qu'il y eût d'espace à s'échapper, il ne se feroit point de gonflement, si des matieres visqueuses ne les retenoient.

Il peut y avoir deux sortes de matieres visqueuses qui retiennent les vents dans les intestins, quelquefois ce n'est qu'une bile épaisse & guinte, quelquefois c'est un chile mal cuit & mal digeré, & souvent il y a des fermentations qui causent des simptômes semblables à ceux que produisent de veritables vents.

Dans toutes ces rencontres il est bon de purger: mais comme dans ces sortes de maladies il y a déja beaucoup de douleurs, & que souvent les purgatifs en les augmentant, pourroient par leur irritation causer une inflammation & le *miserere*, on a recours à d'autres remedes qu'on nomme carminatifs, ou bien on mêle quelques narcotiques aux purgatifs qu'on donne: il est même assez d'usage de mêler l'opium aux volatils, afin de calmer les mouvemens spasmodics des esprits, qui souvent causent la plus grande partie du desordre pour la même raison; le cinabre d'antimoine avec l'opium, fait souvent beaucoup de bien dans les coliques douloureuses.

Si c'est par une bile épaissie, ou par

une fermentation vigoureuſe, nous n'a-
vons point de remedes plus propres à calmer ces deſordres, que les acides puiſſans, particulierement l'eſprit de nitre,
Silvius Deleboë le loüe beaucoup dans
ces rencontres. Et de fait, ce remede
arrête les parties âcres des ſels fermenta-
tifs & de la bile, il diſſout leur viſcoſité
par ſes pointes, & donne lieu aux vents
de s'échapper.

Uſage des vola- tils.

Cependant je n'en conſeillerois pas
l'uſage dans les coliques qui viennent
par des matieres pituiteuſes à demi coagulées, ou par un chile aigri & mal cuit.
J'aimerois mieux me ſervir des carminatifs qui abondent en parties volatiles
& ſulphureuſes, ou ſimplement en matieres alkalis, comme du girofle, de la
muſcade, du ſouphre, du macis, de la
canelle, des ſemences de daucus, de carui, d'aneth, de cumin, de fenoüil,
d'anis, de coriandre, d'eſprit de vin,
des écorces d'oranges, de la veronique,
du lierre de terre, de la camomille, de
l'aulnée, de l'orvale, de l'ail, du caſtor, de l'abſinthe, du ſperme de baleine & d'une infinité d'autres. Nous
avons des exemples de coliques produites par des acides qui ont été guéries
par ces ſortes de remedes. Monſieur

Boyle rapporte qu'une colique produite par la vapeur du vinaigre, fut guérie par le lierre de terre infusé dans l'eau de vie.

On peut se servir de lavemens avec la fumée du tabac (Bartholin en rapporte l'inftrument, cent. derniere hift. Anat.) ou d'autres, avec les feüilles d'origan, de pouliot, de calament, de ftoëcas, de romarin, &c. où enfin avec l'urine d'enfant; & par la bouche quelques gouttes d'huile d'anis dans le vin d'Efpagne, ou de vin émetique, dans une décoction carminative, d'ordinaire on en met deux onces fur chaque lavement, & enfin de tous les remedes qui abondant en parties alkalines volatiles, peuvent détruire la vifcofité de ces matieres en les volatifant, & abforber les acides qui en étoient la caufe.

Nous parlerons icy de la camomille, de la menthe, du laurier & du fouphre comme des principaux carminatifs.

La camomille donne par la diftillation des phlegmes acides, des efprits urineux, de l'huile & un fel lixiviel, l'infufion de fes fommitez eft trés-recommandée pour la colique venteufe & nephretique, l'on s'en fert auffi pour faire fuer dans la pleurefie. Extérieurement

Camomille.

I iiij

en cataplasme ; elle sert beaucoup en toutes les douleurs rheumatismales & arthritiques ; ses fleurs depuis un scrupule jusqu'à deux, sont recommandées comme un excellent febrifuge ; Morton dit qu'il a guéri des fiévres qui n'avoient pas cedé au quinquina avec ces fleurs mêlez au sel d'absinthe & au diaphoretique mineral. L'on se sert de la décoction de toute la plante dans les lavemens qu'on fait pour la colique, l'on en fait une huile distillée en la faisant distiller par la vessie avec l'huile de terebenthine ; elle donne une huile tirant sur le bleu, qui est d'un grand usage dans les coliques, en la faisant dissoudre avec un peu de sucre dans quelque potion ; si l'on fait boüillir les sommitez de camomille dans le vin, & qu'on le fasse boire aux femmes qui ont des douleurs aprés l'accouchement, elles se trouvent fort soulagées ; si l'on en tire une teinture elle fait mieux, & est moins dégoutante. Exterieurement, on peut frotter les parties douloureuses avec l'huile dans laquelle on a fait infuser les fleurs de camomille.

Menthe. La menthe abonde en esprits volatils, & en huile, de sorte qu'on la doit considerer comme remplie d'un sel volatil huileux ; il est aisé par là d'expliquer pourquoy elle est stomachique, elle poussé les mois & dissipe les vents par les mêmes principes ; on s'en sert exterieurement & interieurement en décoction, on en peut aussi tirer la teinture, l'eau distillée & l'extrait, on en peut faire des sirops & des conserves.

Le laurier donne quelques acides,   Laurier. quelques esprits urineux & beaucoup d'huile : cette plante approche en vertus du geniévre, ses bayes sont recommandées pour fortifier l'estomach, dissiper les vents, pousser les mois ou le fœtus mort ; l'on s'en sert aussi exterieurement pour toutes les affections paralitiques, l'on les peut donner interieurement en infusion ou en décoction, & on en peut tirer des teintures, ou bien des esprits par la distillation, on s'en sert aussi dans les fiévres malignes, l'on met la poudre des bayes avec le vinaigre distillé, s'il y a fiévre ardente compliquée, avec la fiévre maligne ; & on les met dans le vin seul pour pousser par les sueurs, si la fiévre maligne est simple : l'électuaire de bayes de laurier est fort recommandé en lavement pour les coliques, & l'huile de laurier par infusion dans les maladies ex-

ternes : l'huile diſtillée des bayes de laurier juſqu'à cinq ou ſix gouttes, eſt un
remede admirable pour la colique, il faut
la diſſoudre en quelque liqueur par le
moyen du ſucre.

Souphre. Le ſouphre n'eſt qu'un mêlange d'huile & d'acide, puiſque Monſieur Boyle
l'a imité, en faiſant diſtiller l'eſprit de
vitriol avec l'huile de terebenthine ; car
il dit qu'on trouve au col de la cornuë,
une ſubſtance inflammable qui a l'odeur
& la couleur du ſouphre ordinaire ; le
ſouphre vif qui n'a point ſouffert le feu,
contient encore quelques parties metalliques, auſſi fermente-t'il avec quelques
acides. L'on voit que le ſouphre pris interieurement juſqu'à deux ſcrupules, ou
boüilli dans le vin juſqu'à deux ou trois
gros, peut être un bon remede pour les
coliques par ſes parties huileuſes, il peut
auſſi exterieurement adoucir les humeurs
âcres ou acides qui déchirent le poulmon ; c'eſt pourquoy on le recommande avec raiſon dans l'aſthme, la difficulté de reſpirer, la toux & la phtiſie ; il eſt
même ſudorifique & pouſſe les galles au-
dehors, exterieurement on s'en ſert contre les galles en onguent & en liniment.

Ses principales préparations ſont ſes
fleurs, ſon eſprit acide, ſa diſſolution,

ſes teintures, ſon lait, ſon ſel, &c.

Si l'on prend du ſouphre commun ſes fleurs. pulveriſé, qu'on le mette dans une cu- curbite couverte d'une autre, l'on tirera à fort petit feu des fleurs qui s'attache- ront à la cucurbite ſuperieure, qu'on le- vera de tems en tems pour ramaſſer les fleurs, leurs vertus ſont ſemblables à celles du ſouphre commun, on peut ſu- blimer le ſouphre avec le nitre, & il donne des fleurs blanches.

Si l'on brûle le ſouphre aprés l'avoir Son eſprit acide. allumé, & qu'on mette deſſus un grand vaiſſeau de verre qu'on appelle campa- ne, l'aigre du ſouphre ou ſon eſprit aci- de s'y attachera & tombera dans le vaiſ- ſeau qui ſera deſſous ; c'eſt pourquoy, afin d'entretenir la flamme, il faut que la campane ſoit aſſez éloignée du vaiſ- ſeau pour que l'air puiſſe penetrer aiſé- ment.

L'on diſſout le ſouphre en prenant une ſa diſſo- lution, once de ſouphre pulveriſé, trois de ſel fixe de tartre, verſant deſſus de l'eau commune juſqu'à ce qu'elle ſurnage de ſix doigts ; faites boüillir la liqueur ou la tenez en digeſtion juſqu'à ce qu'elle ſoit devenuë rouge filtrée, l'on peut donner cette diſſolution juſqu'à un gros pour les maladies où les humeurs aigres se jettent sur la poitrine.

Son magistere. Si sur la dissolution eu souphre on jette quelques gouttes de vinaigre distillé, il se fera un lait ou un précipité qui tombera au fond, il le faut laver & seicher, on en donne depuis cinq grains jusqu'a vingt dans la phtisie : Quercetan prétend qu'a un gros il est purgatif.

Autre dissolution. L'on peut faire une autre dissolution du souphre avec la chaux vive & l'eau commune ; mais comme nous en avons parlé ailleurs, nous ne la décrirons pas icy.

Baumes de souphre. Nous ne parlerons point aussi pour la même raison du baume de souphre avec l'huile de terebenthine, nous décrirons seulement celuy de Rulandus qui se fait avec une once de souphre pulverisé, demi livre d'huile de noix & deux onces de vin, l'on tient le tout en digestion pendant huit jours à feu lent, en agitant de tems en tems la matière, l'on cuit le tout jusqu'a la consumption du vin, c'est un remede admirable pour les ulceres & les maladies externes.

Souvent il y a des vents dans d'autres parties que l'estomac & les boyaux, qui causent beaucoup d'incommoditez ; ainsi quand ils sont entre la pleure & les muscles intercostaux, cela cause des douleurs de côté errantes. Ils font quelquefois enfermez dans la veffie ou dans la matrice, & quelquefois dans les vaiffeaux fanguins. Dans toutes ces rencontres les diaphoretiques & les remedes que nous venons de décrire, font d'un grand fecours étant pris par la bouche, parce qu'ils font capables de diffiper les humeurs gluantes, & par confequent de faciliter la fortie de l'air qui y eft enfermé.

Exterieurement on fe fert de cataplafmes avec des plantes aromatiques : comme font l'origan, le pouliot, le thim, la fauge, la marjolaine, le laurier, le poivre, le zingembre, &c. L'on en fait auffi des fachets, des huiles, des linimens, des fomentations, où l'on peut mettre des efprits volatils avec l'efprit de vin ou l'efprit ardent de geniévre, & quelques huiles chargées de volatils comme font celles de vers, de crapau, de laurier, &c.

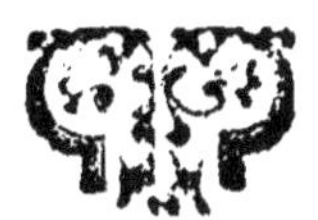

TABLE
DES CARMINATIFS.

Feüilles de ruë.
De menthe.
D'absinthe.
De lierre de terre.
De veronique.
De sauge.
De thim. } par poignées en décoction.

De camomille.
Racine d'imperatoire.
De carline.
D'angelique.
De zedouaire. } depuis demi-gros jusqu'à un dans quelque liqueur.

Semence.
D'ameos.
De carui.
De seseli.
De cumin.
D'anis.
De fenoüil.
D'anet.
De daucus, &c. } depuis un scrupule jusqu'à un gros dans quelque liqueur.

Fleurs de romarin, jusqu'à deux scrupules en quelque liqueur.

Canelle.
Macis. } *jusqu'à deux scrupules en quelque liqueur.*
Girofle.

Castor jusqu'à deux scrupules.
Ail une gousse.
Vin d'Espagne une verrée.
Opium avec les volatils jusqu'à un grain.
Souphre depuis un gros jusqu'à deux ou trois bouilli dans le vin.

CHIMIQUES.

Eau de canelle, jusqu'à trois cuillerées.
Esprit de vin une cuillerée.
Sel d'absinthe, jusqu'à un gros.
Huiles de girofle,
    d'anis, } *jusqu'à trois gouttes en quelque liqueur.*
    de canelle.

Eaux de chardon benit,
    de melisse, } *jusqu'à cinq onces.*
    de menthe.

Esprit de nitre jusqu'à sept gouttes.
Extrait de geniévre jusqu'à demi gros.
Vin émetique, depuis une once jusqu'à deux en lavement.

FORMULES.

Esprit carminatif de Silvius.

Prenez de la racine d'angelique, un

gros ; de celle d'imperatoire & de galan-
ga , de chacune un gros & demi ; des
feüilles de romarin , de marjolaine , de
ruë de jardin , de basilic , des sommitez ,
de petite centaurée , de chacun une demi poignée ; des bayes de laurier trois
gros ; de la semence d'angelique , de le-
vesticum , d'anis , de chacun demi once ;
de zingembre , de la noix de muscade ,
du macer , de chacun un gros & demi ;
de la canelle six gros ; des cloux de girofle , des écorces d'oranges , de chacun
un gros ; ayant coupé & grossierement
battu le tout , versez dessus quarante
onces d'esprit de vin de Malvoisie ou
d'Espagne , laissez digerer pendant deux
jours , & distillez à siccité , vous remê-
lerez au marc ce que vous aurez distillé ,
vous le laisserez encore digerer pendant
deux jours , & vous en retirerez par la
distillation environ trois quarts de ce
que vous aviez tiré la premiere fois.
Cet esprit est excellent. Il se donne jusqu'à une once mêlé avec l'eau de menthe ou de fenoüil. L'on peut aussi y
ajoûter sept ou huit gouttes d'esprit de
nitre , suivant les differentes indications
qu'on a.

L'on fait un autre esprit qui a moins
de force en ajoûtant vingt onces d'esprit

prit de vin rectifié sur ce qui reste de la
premiere distillation, vous le laissez digerer pendant deux jours ; ensuite vous
le distillez & vous le garderez separément, parce qu'il a moins de force que
le premier. Il est cependant d'une grande vertu pour dissiper les vents : l'on le
mêle à l'eau rose, ou à l'eau de fenoüil,
avec un peu de sucre.

Emplâtre carminante de Silvius.

Prenez des gommes, galbanum, ammoniac bdelium, de chacune une demi once ; de l'encens mâle, de la myrrhe rouge, de chacun deux gros, de l'*o-*
pium un gros, dissoudez le tout en du
vinaigre squilitic, & les ayant un peu
épaissis ajoûtez de la cire jaune & de la
colophone de chacun trois gros ; du baume de Perou, & de l'huile des Philo-
sophes de chacun un gros, de l'huile de
terre un demi gros, de carui distillée un
demi scrupule ; de la terebentine de Venise autant qu'il en faut, mêlez & faites une emplâtre suivant la maniere accoûtumée. L'on étend cet emplâtre sur
une peau souple, suivant la grandeur
de la tumeur. Les parties volatiles qui
sont dans les gommes aident beaucoup

à diffiper les matieres vifqueufes qui
peuvent entretenir les vents ; mais leur
plus grand ufage eft d'empêcher la diffipation des parties volatiles, & en les
retenant, de procurer la diffolution des
humeurs gluantes qui entretenoient les
vents, l'*opium* qui eft ajoûté agit de ces
deux façons, & de plus en appaifant la
douleur, il foulage beaucoup le malade.

Lavemens pour les coliques venteufes.

Prenez une chopine de vin d'Efpagne,
& diffoudez une once de benedicte laxative.

Autre lavement pour les coliques venteufes & pituiteufes.

Prenez chopine d'urine d'un homme
qui boit du vin & qui eft fain, & y diffoudez une once de diaphenic.

Vin contre les coliques venteufes.

L'on peut faire boüillir dans le vin les
femences de carui, de daucus, de cumin, d'anis, de fenoüil, d'anet, ou
bien mêler leurs femences un peu pul-

verifées avec du vin qui n'a pas fermenté, & le laiffer enfuite fermenter & repofer, & par là l'on a un vin admirable contre les coliques qui viennent des vents , & qui foulage même la gravelle, parce qu'il y a toûjours des vents mêlez.

CHAPITRE X.

Des bechiques ou torachiques.

NOus appellons torachiques ou be- chiques , les medicamens dont on fe fert dans les maladies de la poitrine , & qui rendent les matieres contenuës dans les poulmons, & la trachée artere, capables d'être rejettées. On s'en fert dans la toux , l'afthme , & les autres maladies de ces parties, en faifant des ptifannes ou des loochs.

Medica-mens be-chiques.

Je confidere deux principales difpo-fitions que les humeurs du poulmon peuvent avoir dans les états contre na-ture.

En premier lieu elles peuvent être ex-trêmement diffoutes, âcres , aigres , ou falées ; ce qu'on reconnoît , premiere-ment, parce que les matieres que l'on crache font tenuës, & ont quelque goût

Premier état.

K ij

falé ou âcre. Secondement, parce que
le poux eſt peu émeû. Troiſiémement,
parce que cela arrive à des perſonnes d'un
temperament prompt & vif. Quatrié-
mement, parce qu'on ſent une âcreté le
long du conduit.

Cette diſpoſition âcre ou ſalée du ſang
eſt d'ordinaire accompagnée d'affections
catharalles, de toux qui fatiguent la
nuit le malade, de fiévre lente qui re-
double ſur le ſoir, & d'autres accidens
que nous avons décrits en parlant des
maladies catharales, il peut cependant
arriver des toux convulſives qui imitent
extrêmement le catharre, ſans que la
lymphe ſoit fort diſſoute, ni fort ſalée,
l'on peut même dire qu'il y a preſque
toûjours quelque choſe de convulſif dans
les catharres, ainſi on doit bien diſtinguer
ce qui eſt du côté de l'humeur ou des
eſprits.

État op-
poſé. En ſecond lieu, les humeurs du poulmon peuvent être trop viſqueuſes, trop
groſſieres & trop gluantes par une abondance de ſouphres impurs & terreſtres,
ce qu'on reconnoît premierement par la
nature des crachats qui n'ont aucun
goût ; ſecondement, parce que d'ordinaire le poux eſt lent ; troiſiémement,
parce que ces perſonnes ſont d'un tem-

perament pituiteux ; quatriémemement, l'on
fent un ralement.

Les malades dans cette difpofition
font fouvent étouffez, ont de la peine à
refpirer, en un mot font afthmatiques ;
ce n'eft pas qu'il n'arrive fouvent des
afthmes, parce que le ventricule eft
trop plein, dans ce rencontre un émetique fait plus que tous les pectoraux,
& pour empêcher la recidive, on doit
avoir recours aux ftomachiques, il peut
auffi arriver des afthmes convulfifs fans
qu'il y ait rien dans le poulmon, dans
lefquels on doit fe fervir des antifpaf-
modies.

Quand les humeurs du poulmon & Indications
pour re-
medier
au pre-
mier de-
fordre.
des bronches font trop fubtiles, l'air
n'ayant pour ainfi parler point de prife,
ne les peut emporter dans l'expiration,
il faut qu'elles ayent un certain état de
vifcidité, pour pouvoir être chaffées :
ainfi étant trop fubtiles, elles reftent
dans le tuyau où paffe l'air ; elles ne défendent point fes parois contre l'action
des parties corrofives de ce diffolvant :
ainfi l'on fent une âcreté tout le long de
l'âpre artere. Les parties falines de ces
humeurs aident encore aux parties corrofives de l'air, à picoter les membranes de ce conduit ; c'eft pourquoy l'on

doit se servir des remedes incrassans & mucilagineux, qui empâtent les sels de ces humeurs, & qui les rendant plus grossieres en procurent la sortie, & mettent les autres en état de défendre la canne des poulmons de l'âpreté de l'air.

Indications opposées. Si au contraire les poulmons & les bronches sont remplis de matieres trop gluantes, elles s'attachent aux parois de l'âpre-artere, & l'air ne les peut détacher. Souvent ces flegmes s'opposant à son passage, & empêchant les fibres des poulmons & de la trachée de joüer à leur ordinaire, font qu'on ne respire pas librement, & produisent un râlement ou un sifflement : dans ces rencontres l'on doit se servir des remedes incisans & attenuans, qui par leurs parties volatiles peuvent mettre ces flegmes en mouvement, sans causer de fort grandes agitations dans le sang : car si le sang venoit à se mouvoir avec rapidité dans le poulmon, pendant que les bronches sont embarrassées, il pourroit bien se faire des embarras & des ruptures de vaisseaux.

Bechiques incrassans. Usage du lait. Les bechiques qui incrassent & épaississent les humeurs du poulmon, sont la plûpart mucilagineux ; ils agissent tant parce qu'il s'en échappe avec l'air dans

le poulmon, que parce qu'ils adoucissent les sels âcres qui tiennent la masse
du sang en une trop grande dissolution :
on compte la reglisse, le sucre, les racines de guimauve, les mucillages de
coins, de *psyllum*, la gomme adragant,
l'amidon, les figues, les passes, les jujubes, le tussilage, le pavot blanc, &
enfin le *laudanum*.

On peut ajoûter à tous ces remedes
plusieurs medicamens huileux, quelques-
uns recommandent les olives avec quelques gouttes d'huiles distillées, d'autres
estiment avec raison le lait, pourvû qu'il
n'y ait point de contr'indications, l'on
fait encore beaucoup d'état du suc, de
l'eau, & du boüillon d'écrevisses ; mais
lorsqu'on veut épaissir, l'on prend du
beurre frais non salé qu'on mêle aux
écrevisses pilées, on exprime le suc, &
on l'épaissit par évaporation de l'humidité, on en fait prendre de tems en tems,
c'est un vulneraire dont on peut se servir dans les phtisies, &c. on peut aussi
calmer les accidens avec l'huile de lin,
d'amandes douces, les absorbans, le sirop de roses seiches, &c. si l'on voyoit
quelques hemoragies, on se pourroit servir de suc de pourpied, d'eau de sperme
de grenoüille, &c.

Tous ces remedes ont des parties, qui s'échapant avec l'air dans la trachée, épaississent les humeurs trop tenuës, & adoucissent celles qui sont trop âcres, en se mêlant au sang elles en calment le cours, & empêchent l'action des sels âcres. Quelques Medecins ordonnent pour les mêmes effets, l'aigre de souphre dans de l'eau : mais quoyqu'il épaississe ces humeurs, & qu'il en ôte l'âcreté, cependant comme il ne laisse pas d'irriter & de provoquer la toux, ainsi que les autres acides, je prefererois toûjours les incrassans qui n'ont point une saveur aigre. Car quoyque l'aigre de souphre ne caille point le sang comme les autres, cela n'empêche pas que je ne le mette au même rang, puisqu'il est capable d'irriter les membranes du poulmon.

Si l'on veut particulierement remedier à l'âpreté de la trachée, l'on doit faire des elegmes qui étant avallez doucement, laisseront échapper quelques-unes de leurs parties : mais si l'on veut negliger ce simptome, pour aller à la cause, on peut faire des ptisannes avec l'*althea*, la grande consoude, la pulmonaire & la reglisse, ou des émulsions avec les semences froides, les
amandes

amandes douces, & le sirop d'*althea*.

Mais le meilleur remede qu'on peut prendre, quand les premieres voyes ne font point embarraffées, eft le lait ; en paffant il adoucit & incraffe, étant dans le fang, par fes parties rameufes & butyreufes, il adoucit & lie les fels âcres : enfin il donne du calme à nos humeurs, il fait que les parties reprennent de la nourriture dans la phtifie ; mais fi les premieres voyes ont quelques humeurs aigres, il fe caille d'abord, il donne des rapports aigres, des indigeftions, des cours de ventre ; c'eft pourquoy avant que de s'en fervir, l'on doit purger ; & fi nonobftant cela il fe caille, l'on doit mettre des feüilles de menthe fur le couloir par où il paffe, & faire ufer au malade un peu auparavant d'yeux d'écreviffes.

On peut auffi, lorfqu'on voit que la coagulation continuë malgré ces précautions, le mêler avec un tiers d'eau de chaux ou avec quelques gouttes d'huile de tartre par défaillance.

L'embarras des premieres voyes n'eft pas le feul obftacle qui s'oppofe à l'ufage du lait. La fiévre, la douleur de tête, nous empêchent fouvent de le donner, auffi-bien que les obftructions

& la viscidité des humeurs ; ainsi il faut
bien se garder de le donner dans toutes
les phtisies ou dans toutes les affections
de poitrine, car le lait dans les rencontres
que j'ay marquées, augmenteroit la gros-
siéreté des humeurs, & les desordres
qui y sont. Je ne parle point des differens laits, ils se donnent tous pour les
mêmes intentions, & ne different que
du plus au moins : Je remarqueray seulement qu'on le doit prendre chaud, parce qu'il ne se caille pas si-tôt, & qu'il
en penetre davantage de parties dans la
trachée artere.

Incisans
ou aperi
ritifs pe-
ctoraux.
Les remedes qui servent à inciser &
diviser les matieres grossieres & visqueuses contenuës dans le poulmon &
la trachée artere, sont tous composez
de parties subtiles & volatiles, qui peuvent s'échapper avec l'air dans les poulmons, & donner du mouvement aux
matieres qui n'en avoient pas assez, &
même irriter & mettre en action les
fibres charnuës de la trachée & des bronches, ce qui fait qu'elles chassent plus
promptement cet ennemi ; ces remedes
agissent encore en donnant du mouvement, & en attenuant les matieres
gluantes qui doivent se filtrer dans la
trachée. L'on compte entre ces remedes

le sirop d’eau-de-vie, le tussilage, les capillaires, le pavot rouge, le pied-de-chat, le lierre terrestre, la veronique, la scabieuse, les racines d’iris de Florence, d’aulnée, d’éringium, les feüilles d’*eryfimum*, d’hyfope, de marrube blanc, de *lamium*, de pouliot, & une infinité d’autres qu’il seroit trop long & inutile de nommer.

L’on doit ajoûter à tous ces incififs l’oignon de fequil e, qui contient des sels âcres fort incififs, comme tous les oignons, le tabac ou la nicotiane, dont Quercetan compofe un sirop qui n’eft pas a méprifer, & Ferdinant en a compofé des décoctions qui luy ont réüffi dans les empyemes ; Etmulere la recommande auffi, mais il en fait diminuer l’action, en la mêlant avec l’huile de tartre pour en tirer des extraits ou des effences.

Le benjoin & le fouphre font encore deux pectoraux aperitifs qu’on ne peut trop loüer. L’on peut ajoûter à tous les remedes dont nous venons de parler, les huiles diftillées d’anis & de fenoüil, les fels volatils huileux, & entr’autres ceux de fang humain ; mais ces fortes de remedes ne doivent être donnez qu’en petites dozes, & avec

prudence. Ludovic loüé extrêmement
une poudre faite avec parties égales
de racine d'arum, de foufhre & d'iris
de Florence, où il fait ajoûter, lors
qu'il foupçonne quelque chofe de convulfif, le cinabre d'antimoine & le laudanum.

Les capillaires, le pavot rouge, &
fur tout le lierre terreftre, contiennent
un fel âcre, qui fans donner beaucoup
d'agitation au fang, eft capable de di-
layer les vifcofitez : mais le lierre terreftre doit être mis dans des ptifannes,
parce que fans cela il agiteroit trop le
fang.

Quand on fe met peu en peine d'a-
giter le fang, & qu'on croit même cela neceffaire, comme il arrive en certaines toux, l'on peut fe fervir de l'eau-
de vie, de l'hyfope, de l'erefimum,
d'extrait de lierre terreftre, & des autres qui abondent en fels volatils ful-
phurez, comme de l'efquine, du gayac,
&c. Souvent l'on mêle les bechiques
à des diaphoretiques, & ils n'en agiffent que mieux, principalement dans
les pleurefies, où à caufe de la vifcidité des matieres l'on ne peut cracher.

Il y a des occafions où l'on ne peut

pas fe fervir d'incraffans groffiers , & où les diffolvans un peu actifs redoublent extrêmement les fymptomes , particulie-rement dans les affections catharrales , où l'acreté & le mouvement de l'hu-meur femblent en prouver la diffolution, & d'un autre côté l'épaiffeur du crachat femble prouver la coagulation de la lym-phe ; il y a même affez fouvent quel-que chofe de convulfif : l'on ne doit dans ces rencontres jamais donner de volatils fans les mêler au laudanum ; il eft même plus feur d'aller à mitiger les fymptomes en allant doucement à la caufe par des remedes temperez , tels que peuvent être le fuccin , la myrrhe, l'encens mâle , le cinabre d'antimoine , les yeux d'écreviffes, les perles préparées, l'antimoine diaphoretique , l'antihectique de Poterius , &c.

Si l'on en vient à des fudorifiques, qu'ils foient doux & tels que la déco-ction d'efquine & de faffaphras , &c.

Entre tous les pectoraux , nous nous contenterons de parler du tuffilage , des capillaires , du pouliot , du lamium , de l'erifimum , de l'iris de Florence , du ben-join , ayant expliqué les autres en d'au-tres lieux.

Le tuffilage ou pas-d'âne contient

quelques fels volatils embarraffez dans beaucoup de phlegme, d'huile de terre & un peu d'acide, de forte qu'il peut adoucir les fels âcres qui fe jettent fur le poulmon ; auffi fe fert on particulierement de cette plante dans toutes les affections catharrales, dans la phtifie, &c. On peut mettre fes feüilles ou fes fleurs dans les prifannes pectorales ; on en fait un firop, des conferves, &c. Monfieur Boyle fait mêler la poudre des feüilles de cette plante avec les fleurs de fouphre & le fuccin pulverifé dans la phtifie. Dans le vomique & les ulceres du poulmon, on fait recevoir la fumée des feüilles de cette plante en ouvrant la bouche. Etmulere fait mêler les feüilles de tuffilage avec le fuccin & la femence d'anis, & la fait fumer comme le tabac dans les affections catharrales.

Les capillaires, c'eft-à-dire, l'adiantum nigrum, le politric, le ceterac, le ruta muraria & le capillus veneris, contiennent des efprits urineux, fixés par des acides, & adoucis par beaucoup d'huile mêlée d'un peu de terre & d'un fel fixe, de forte qu'elles approchent du tuffilage dans les affections de poitrine ; elles font cependant moins adou-

cisſantes & plus aperitives & attenuan-
tes : on eu peut faire des ptisannes, des
décoctions & des sirops. Le ruta muraria
en particulier est estimé contre le scorbut : Boyle qui le nomme paronychia,
aprés Mathiole, en fait beaucoup d'état
pour l'epilepsie.

 Le pouliot donne quelques acides, des Pouliot.
esprits urineux, du sel volatil, de l'huile
& un sel fixe ; cette plante est fort aperitive, contraire à l'enrouëment : elle
procure les sueurs, en décoction dissipe
les vents ; une cuillerée de son est admirable avec un peu de sucre contre la
toux convulsive des enfans, si l'on en
croit Mr Boyle dans son livre des specifiques.

 Le Lamium a à peu prés les mêmes Lamiñ.
vertus que le pouliot, il est un peu moins
aperitif.

 L'erefimum est encore plus aperitif. L'erefi-
Lobel en fait un sirop fort recomman- mum.
dé pour les asthmes, toux & autres
maladies du poulmon qui viennent
d'une lymphe épaissie ; l'on peut se servir de sa semence pour les mêmes indispositions ; elle est diuretique & recommandée dans la suppression d'urine, en en prenant un gros dans le vin
blanc.

L iiij

Benjoin.

Le benjoin eſt une reſine jaune tres-ſubtile & trés-balſamique, capable d'adoucir l'acreté des humeurs corroſives qui tombent ſur le poulmon, c'eſt pourquoy on s'en ſert avec ſuccez dans la phtiſie, la toux, l'aſthme, les catharres: l'on le doit donner en petite doze, & l'on ne doit pas paſſer dix grains à chaque fois, parce qu'il eſt actif: l'on peut le mettre dans les fumigatoires, dont on ſe ſert dans les maladies catharrales ou de poulmon: l'on en fait differentes préparations.

Car on le diſſout dans l'eſprit de vin, l'on le précipite avec l'eau, on lave le précipité avec l'eau de roſe, & on le ſeiche, c'eſt ce qu'on appelle magiſtere.

Ou bien on le fait ſublimer à un feu doux, en mettant des cornets de papier ſur la cucurbite, & l'on tire les fleurs qui n'ont pas plus de vertu que luy lors qu'il eſt bien pur & en façon d'amandes.

Ainſi on le doit prendre dans un œuf le ſoir ſans autre préparation; ſi l'on le veut diſſoudre, j'aime mieux que ce ſoit dans l'huile d'amandes douces qu'en tout autre choſe, parce qu'elle le tempere.

L'iris de Florence contient quelques ^{Iris de} ſels volatils, mais en petite quantitité ; _{Floren-ce.} beaucoup d'huile & quelques acides. Ludovic croit que quatre ou cinq grains de ſa poudre font vomir les petits enfans : elle eſt fort inciſive & fort penetrante, c'eſt pourquoy on la fait entrer en preſque toutes les poudres pectorales dans l'aſthme, la toux & les autres maladies, où il faut inciſer une lymphe gluante : on s'en ſert auſſi en la mêlant aux poudres ſternutatoires.

TABLE

DES THORACHIQUES.

INCRASSANS. *La grande conſoude.*	*En ptiſanne & décoction.*
La guimauve.	
La violette.	
Le tuſſilage.	
Le pavot blanc.	
La gomme adragant.	*en loche.*
Les mucilages de coings.	
Pſylium, &c.	
Le ſucre.	

La reglisse. | en ptisanne ou
Le miel. | en élegmes.

Figues.
Dattes.
Raisins de Damas.
Jujubes.
Amandes douces.
Quatre semences froi- | en émulsions.
des.
Le lait.

Le sperme de baleine jusqu'à deux scrupules en un boüillon.

Le sucre de saturne jusqu'à huit grains.

L'antihectique de Poterius jusqu'à un
gros.

Le diaphoretique mineral jusqu'à un
gros.

Ecrevisses dans les boüillons.

Laudanum jusqu'à un grain.

Le savon blanc jusqu'à demi gros rapé.

Les sucs acides : ces derniers sont contre
l'usage.

INCISANS.

Sagapenum, depuis demi gros jusqu'à un.

La gomme ammoniac en opiate ou pilule,
depuis un scrupule jusqu'à un gros.

5. Capillaires.
Le tussilage. | par poignées en
Le pavot rouge. | décoction.
Le lierre terrestre.

Les racines d'iris de Florence jufqu'à un
fcrupule.

D'arum jufqu'à un fcrupule en poudre.

D'aulnée.
D'eryngium. } par onces en ptifanne.

Les fuilles d'eryfi-
mum.
D'hyfope.
De lamium.
De marrube blanc. } par poignées en ptifanne.

Le fouphre, depuis un fcrupule jufqu'à
deux.

Le fuccin jufqu'à un gros.

La myrrhe jufqu'à deux fcrupules.

L'encens jufqu'à deux fcrupules.

Le benjoin jufqu'à dix grains.

CHIMIQUES.

Eau-de-vie, depuis une cuillerée jufqu'à
deux.

Lait de fouphre, depuis fix grains jufqu'à
feize en une liqueur appropriée.

Fleurs de fouphre, depuis dix grains jufqu'à trente en tablette.

Fleurs de benjoin, depuis un grain jufqu'à fix.

Huile d'aveline, depuis deux gros jufqu'à
une once.

Eau rofe, depuis une once jufqu'à quatre.
Souphre de cinabre d'antimoine, depuis
*　deux grains jufquà trente.*
Laudanum, depuis un grain jufqu'à trois.

FORMULES.

Pilules bechiques de Mefué.

Prenez du fuc de reglifle & du fucre, de chacun fix gros, de l'amidon, de la gomme adragant, & des amandes douces mondées, de chacun quatre gros, avec le mucilage de la femence de coings fait dans l'eau rofe : faites une mafle. Elles fervent à adoucir les humeurs aigres. Elles ôtent les âcretez qui peuvent fe trouver dans la trachée-artere, & elles épaifliflent lés humeurs qui y font ; de forte qu'elles font plus facilement rejettées en touflant : la doze eft d'un demi gros, ou d'un gros. Les pilules de cynoglofle font propres pour les mêmes maladies, & même beaucoup plus puiflantes, puifque l'*opium* y entre.

Potion contre les asthmatiques qui ont le poulmon rempli d'humeurs gluantes.

Prenez demi gros de sperme de baleine, dissoudez avec demi once de sirop d'hysope, ajoûtez de l'eau de canelle & de l'eau d'hysope, de chacune une once.

Ptisanne pectorale, adoucissante dans la toux & les affections catharrales.

Prenez une poignée de feüilles de tussilages, demi poignée des cinq capillaires, deux pincées de fleurs de tussilage, ajoûtez demi once de raisins de Corinthe, & dix jujubes, faites boüillir le tout en quatre pintes d'eau qu'on reduira à trois.

Ptisanne pour les pleuretiques.

Prenez nne poignée de feüilles de coquelicot, & demie poignée de feüilles d'hysope, faites boüillir le tout demi quart d'heure en trois pintes d'eau, & y ajoûtez en retirant du feu un bâton de reglisse : on pourroit y ajoûter une once de miel blanc au lieu de reglisse, si la fermentation du sang n'étoit pas bien forte ; il faut que ces sortes de ptisannes soient faites depuis peu, parce qu'elles s'aigrissent facilement.

Ptisanne pour les phtisiques.

Prenez une once de sassaphras coupé par morceaux, versez dessus trois pintes d'eau boüillante, laissez encore boüillir deux boüillons, ensuite ajoûtez demie poignée de lierre de terre, autant de pulmonaire, & retirez du feu après avoir laissé boüillir un boüillon, & ajoûtez un bâton de reglisse.

Savon pour les phtisiques.

Prenez une once d'huile de terebenthine & une demie once d'huile de tartre, laissez le tout en digestion jusqu'à ce qu'on le voye converti en savon dont on peut donner seul ou dissout dans l'eau distillée d'écrevisses, demi gros à chaque fois.

Autre savon.

On peut faire un autre savon en fai-

sant digerer l'huile de sang humain avec
le sel de tartre ; & ce remede vaut bien
·le precedent.

Poudre contre les asthmes qui viennent d'humeurs gluantes.

Prenez deux gros de racine d'arum
qu'on a cueilli auparavant que la plante ait produit des feüilles. L'on la fait
tremper dans le vin blanc pendant 24.
heures, aprés l'avoir coupé par morceaux, ensuite l'on la fait seicher au four,
& l'on la met en poudre. L'on ajoûte
un gros d'antihectique de *Poterius*, un
gros d'yeux d'écrevisses, & deux gros
de sucre, l'on fait un mêlange dont
l'on donne un demi gros en quelque liqueur.

Sirop pour épaissir l'humeur de la toux.

Prenez des racines d'*althea* deux onces, feüilles de grande confoude une poignée, quinze jujubes, dix dattes sans
noyaux ; faites boüillir dans trois chopines d'eau, coulez & ajoûtez deux livres de sucre ; faites cuire en consistance de sirop. Le malade en peut prendre

dans le tems de sa toux une petite cuillerée, ou bien en battre avec de l'eau
pour sa boisson.

Pour attenuer.

Avec l'eau-de-vie & le sucre qu'on
emflammera, l'on fera un sirop dont on
usera.

CHAPITRE XI.

Des alterans proprement dits.

Necessi-
tez des
alterans.

IL semble qu'il est beaucoup plus sûr
d'évacuer ce qu'il y a de mauvais
dans nôtre sang & dans nos humeurs,
que de le corriger ; mais il arrive quelquefois que toute la masse du sang &
des humeurs est également alterée ou
infectée par des levains étrangers : de
sorte que les évacuations ne pouvant
pas vuider tout ce qu'il y a d'impur dans
nôtre corps sans causer la mort, l'on est
contraint d'user de remedes qui peuvent
changer la mauvaise constitution qui est
survenuë dans les humeurs ou dans le
sang.

Quoique toute la masse du sang ne
soit

foit pas infectée, on peut fe fervir avec fuccez des alterans pour épargner les forces du malade : mais l'on s'en fert d'ordinaire, parce que les remedes qui évacuent, agiffent fur les bonnes humeurs comme fur les mauvaifes. Au reste, quand les humeurs qui étoient mauvaifes, ont été fuffifámment alterées, elles font auffi propres que les autres à la nourriture des parties & à l'entretien de la vie.

Défaut des évacuans.

En general, je confidere que nos humeurs peuvent être trop fluides ; trop rarefiées, & occuper trop de volume dans les vaiffeaux. Elles peuvent auffi être trop épaiffes, & fans un mouvement fuffifant.

Difpofition de nos humeurs contre nature.

Nous parlerons des remedes contraires à la premiere indifpofition, fous le nom d'incraffans ; & des remedes contraires à la feconde, fous le nom d'attenuans.

La maffe du fang peut encore être remplie de levains étraugers qui la font fermenter ou continuellement, ou de tems en tems, ou qui fans la faire fermenter fenfiblement, luy communiquent une aigreur ou une acrimonie qu'elle n'avoit pas auparavant. C'eft pourquoy nous examinerons les febri-

Divifion des alterans.

fuges , les antiveneriens , les aniiſcor-
butiques & les antihipocondriaques.

Specifiques des parties.

Èt parce que les levains qui ſont dans
la maſſe du ſang peuvent s'arrêter dans
les parties ſolides du nôtre corps , nous
verrons s'il y a des ſpecifiques, qui ſans
agir d'une maniere generale ſur la maſſe
du ſang , puiſſent combattre les levains
qui ſont nichez dans les parties ſolides
de nôtre corps ; & à cette occaſion nous
parlerons des cephaliques , opthalmiques,
cardiaques , pulmoniques , ſtomachiques,
hepatiques , ſpleniques , nephritiques &
hiſteriques.

Specifiques des maladies.

Des parties nous paſſerons aux ſpecifiques des maladies , & nous examinerons les antiapoplectiques , antiepilepti-
ques , antiparalitiques , les antipleuretiques , les antihidropiques , les antidyſen-
teriques ; ceux qui appaiſent les coliques , les litontriptiques , les antipodagres , & ceux qui tuënt les vers.

Enfin parce que les diſpoſitions qui
ſe trouvent dans nos humeurs , font
que nous ſommes plus ou moins portez
à l'amour , & qu'il vient plus ou moins
de lait aux nourrices , nous examinerons les remedes qui peuvent produire
ces effets.

Quoy que tous ces remedes ne puiſ ?

sent pas passer pour alterans, puisque quelques-uns d'eux font des évacuations trés-considerables, l'on peut cependant dire que leur qualité specifique dépend des changemens qu'ils produisent dans les humeurs qui restent, car s'ils ne guérissoient ces fortes de maladies que par les évacuations qu'ils causent, il seroit inutile de faire un choix entre plusieurs medicamens qui peuvent faire la même évacuation. Cependant l'experience nous convainc que l'*ipecacuana* en purgeant par haut & par bas, guérit les cours de ventre & les dysenteries d'une maniere bien plus excellente que les autres purgatifs & vomitifs. Les préparations d'antimoine qui font vomitives ou sudorifiques, agissent d'une autre maniere que les autres émetiques ou sudorifiques dans la guérison des fiévres malignes ; & toutes les préparations de mercure, qui n'agissent que par les selles ou par les sueurs, ne laissent pas de guérir les maladies veneriennes. Il faut donc que ces remedes, outre les évacuations qu'ils causent, alterent le reste de nos humeurs d'une façon particuliere, & c'est ce qu'il faudra expliquer.

CHAPITRE XII.

Des attenuans ou aperitifs.

Effets
des ape-
ritifs.

LEs attenuans font des medicamens qui peuvent donner au fang & aux humeurs davantage de mouvement & de fluidité, foit en les rarefiant, foit en agitant leurs parties fans y caufer de fermentation, ou enfin en abforbant les aigres qui peuvent coaguler.

En general tous les attenuans font aperitifs, ils ôtent les obftructions en rendant la liquidité aux liqueurs condenfées qui les caufoient.

Suites
de la li-
quidité
du fang.

Souvent ces fortes de medicamens font diaphoretiques, quelquefois ils pouffent par les urines, & trés-fouvent ils font venir les regles aux femmes quand elles font fupprimées.

On s'en fert fouvent avec les purgatifs afin d'éviter les tranchées, & quelquefois avant les purgatifs aux perfonnes qui ont la maffe du fang épaiffe & groffiere, parce que ces medicamens divifant & attenuant les humeurs, les rendent capables d'être plus aifément chaffées par le purgatif.

L'on peut reduire ces fortes de me-dicamens fous differentes claſſes. Les premiers ne ſont aperitifs que par ac-cident, c'eſt-à-dire qu'ils abſorbent les acides qui ſe rencontrent dans les pre-mieres voyes, & par là peuvent don-ner davantage de liquidité, non ſeule-ment à la bile, au ſuc pancreatique, au chile, & même au ſang, mais ſans y cauſer de fermentation ni de rare-faction apparente : l'on s'en peut ſervir dans les mois ſupprimez, dans les ai-greurs d'eſtomac, dans les diarrhées qui ont pour cauſe un levain-aigre dans le ventricule ou les boyaux : l'on doit ce-pendant craindre que leurs matieres ter-reſtres étant coagulées par les aigres, n'augmentent les embarras & les obſtru-ctions ; c'eſt pourquoy pendant qu'on s'en ſert, l'on doit ſouvent purger, quelquefois faire vomir, & trés-ſou-vent les mêler avec des ſels lixivieux : l'on doit mettre dans ce rang les yeux d'évreviſſes, les coraux, le ſuccin, l'os de ſeiche, le bol, la terre ſigillée, la rapure d'yvoire & de corne de cerf, l'os du cœur de cerf, la poudre de la mâ-choire de brochet, & quantité d'autres qui agiſſent en abſorbant les aigres qu'ils rencontrent dans les premieres

voyes, & qui n'agiſſent ſur le ſang que
parce que le chile étant plus fluide, communique au ſang une partie de ſa fluidité.

Atte-
nuans
qui agiſ-
ſent ſur
le ſang.　Il y a d'autres inciſans qui n'ayant pas
des parties ſi groſſieres, peuvent plus
aiſément ſe fondre dans les liqueurs,
& penetrer dans la maſſe du ſang ; d'autres qui ayant des parties métalliques,
reſiſtent davantage aux aigres des premieres voyes ; de ſorte qu'ils ne ſont
pas ſi tôt fixez. Tous ces remedes qui
peuvent paſſer juſques dans le ſang,
ſans y cauſer de grandes fermentations,
& ſans perdre leur vertu aperitive, ſont
d'un grand ſecours dans les obſtructions
des viſceres, dans les ſcirrhes du foye &
de la rate, dans l'hidropiſie, dans la mélancolie hipocondriaque, dans les fiévres, & generalement dans toutes les
maladies où la maſſe du ſang a perdu ſa
liquidité par des levains étrangers : car
dans ce tems-là il eſt fâcheux d'exciter de grands mouvemens & de grandes
fermentations dans la maſſe du ſang,
pour les raiſons que nous avons dites
en parlant des diaphoretiques. L'on
peut compter entre ces remedes tous les
ſels lixivieux, comme le ſel d'abſinthe,
de tamaris, & ſur tout le ſel de tartre,

& quelques remedes lixivieux & huileux, comme le fperme de baleine. Ces
fortes de fels fe diffoudent aifément, &
penetrent bien plus facilement que des
remedes terreftres. L'on peut encore
compter le bezouard mineral & jovial,
l'antihectique de *Poterius*, l'antimoine
diaphoretique, le cinabre d'antimoine,
parce que les parties metalliques qu'ils
contiennent ayant des pores affez ferrez, ne font pas fi-tôt penetrez par les
aigres des premieres voyes. L'on peut encore par la même raifon, y comprendre
les *crocus* de Mars, le tartre martial foluble ; mais ces derniers font privez
d'un certain fouphre qui rendent les autres biens plus puiffans pour combattre
les aigres En récompenfe ils ont plus de
folidité, & diffoudent le fang d'une maniere plus puiffante.

Enfin, il y a d'autres attenuans chargez de parties aromatiques ou volatiles, qui mettent le fang & les efprits
dans un fort grand mouvement, qui
font fermenter puiffamment toutes nos
humeurs, & qui par ces raifons font d'un
grand fecours dans la pefte, les fiévres
malignes, les maladies foporeufes, les
obftructions des nerfs ; mais l'on doit
prendre garde que la maffe du fang ne

Attenuans aromatiques.

ſoit pas remplie de petits grumeaux, &
qu'il n'y ait point d'embarras dans le
poulmon ou dans quelque autre viſcere conſiderable ; car ces ſortes de remedes mettant le ſang dans un fort grand
mouvement auparavant d'avoir diſſous
les grumeaux, & d'avoir ôté les obſtructions, peuvent faire rompre des vaiſſeaux & augmenter les embarras dans
le poulmon ou dans quelque autre partie conſiderable. Ces ſortes de remedes
peuvent être ou volatils, comme les
ſels volatils ; ou volatils & ſulphureux,
comme la myrrhe, le caſtor, la teiṅ-
ture de ſel de tartre, la theriaque, l'eau
theriacale, les décoctions ſudorifiques,
de gayac, de ſaſſaphras, &c. les eaux
de petaſies, de bardane, l'eau de canelle, &c. ou chargez de beaucoup
d'huiles volatils, comme les feüilles &
les·fleurs de romarin, de lavende, les
graines de geniévre, le ſtœcas, le pouliot, l'origan, &c.

Le celebre *Silvius de Leboë* ajoûte entre les aperitifs & les inciſans, quelques
acides, entr'autres l'eſprit de nitre,
dont il prétend que l'action eſt particulierement de diſſoudre les pierres, les
gravaux & les parties tartareuſes qui
peuvent ſe rencontrer dans les conduits
de

de la bile & de l'urine : mais quoique
j'avouë que si ces esprits étoient immediatement appliquez sur ces matieres tartareuses, ils puslent les disloudre ; je ne
conviens pas qu'on s'en doive servir, à
moins de les mêler à quelques souphres
volatils qui les puissent faire penetrer
jusques dans les lieux où ils doivent agir,
& qui les empêchent de coaguler d'autres humeurs qu'ils peuvent rencontrer
dans leur chemin.

Il seroit assez inutile de faire icy une
grande explication de tous ces remedes
en particulier, nous en avons parlé en
examinant les diuretiques , les sudorifiques & les medicamens qui font venir
les mois ; j'ajoûteray seulement icy deux
remedes dont la principale vertu est d'ê-
tre aperitifs , aussi servent-ils avec succez dans la jaunisse où l'on les croit specifiques ; sçavoir la grande chelidoine &
le curcuma.

La grande chelidoine ou éclaire abon- Cheli-
de en sels volatils & lixivieux , en hui- doine.
le , elle contient aussi de la terre &
quelques phlegmes , sa principale vertu est de déboucher ; aussi se sert-on
de son suc avec succez dans la jaunisse
& dans l'hydropisie, on la peut broyer
avec le vin blanc ou avec l'eau commu-

ne , en y ajoûtant un peu de teinture
de mars. *Palmarius* la recommande pour
les fievres malignes , son eau distillée a
les mêmes vertus ; mais comme elles
sont beaucoup plus foibles , on ne s'en
sert que pour les yeux, où elle sert beaucoup dans les catharactes , son suc y
peut aussi servir , mais son acreté peut
causer de l'inflammation ; sa racine in-
fusée dans le vin blanc , est admirable
contre la cachexie & les hydropisies com-
mençantes , où les malades sont dans une
langueur qui leur ôte la couleur ; on en
fait d'ordinaire infuser une once dans une
chopine , le suc se donne depuis demie
once jusqu'à une once & demie pour chaque prise.

Racines de curcuma. La racine de curcuma approche fort
de celle de l'éclaire , non seulement
par sa couleur ; mais aussi parce qu'elle
contient des principes assez approchans ;
cependant comme ils sont moins separez , & que même il y a moins de sels
volatils ; on la peut préparer en en tirant la teinture avec l'esprit volatil de
sel ammoniac , & pour lors elle donne
un remede admirable contre la jaunisse
& les pâles couleurs. Mr. Boyle recommande celle qui est faite avec l'esprit de sang humain & la racine de

curcuma , ces teintures fe donnent en quelque liqueur jufqu'à vingt ou trente gouttes ; on peut auffi faire infufer demie once, ou une once de cette racine dans le vin blanc , mais elle fait moins d'effet.

L'on pourroit icy ajoûter les préparations de mercure , qui font toutes aperitives en certaines rencontres, mais nous aurons lieu d'en parler ailleurs, & d'en montrer les préparations fpecifiques.

TABLE

DES ATTENUANS.

S Uccin en poudre. Yeux d'écrevice. Bol armen. Os de feiche. Terre figillée. Poudre de machoire de brochet.	depuis demi gros jufqu'à un en quelque liqueur.
Os du cœur de cerf. Raclure d'yvoire. De corne de cerf. Sel d'abfinthe.	par poignées en ptifanne.

De tamaris.   ⎱
Sel ammoniac.   ⎰ depuis demi gros
De tartre.   jusqu'à un en
                       quelque liqueur.

Sperme de balcine.   ⎱
Safran de mars ape- ⎰
ritif.
Tartre matial soluble ⎱ Voyez les dia-
Antihectique de Pote- ⎰ phoretiques.
rius.
Antimoine diaphore-
tique.
Bezoüard mineral.
Bezoüard jovial.

Cinabre d'antimoine, jusqu'à vingt grains
en quelque conserve.

Eau de canelle, jusqu'à une once & demie.

Curcuma en décoction, jusqu'à demi
once.

Racine d'éclaire, jusqu'à une once sur chopine de vin blanc.

Mercure doux, jusqu'à vingt grains.

Poudre de crapau.   ⎱
Poudre d'écrevisses. ⎰
Racine d'éringe.   Voyez les
D'helenium.   diuritiques.
De Persil.
De garance.
Liqueur de chaux.

Eau de petasites, jusqu'à six onces.

Eaux cordiales de melisse, chardon benit, ulmaria, &c.

Extrait de geniévre.
Theriaque.
Castor.
Myrrhe.
Safran. } Voyez les diaphoretiques.

Sassaphras.
Gayac.
Esquine.
Salse pareille.
Sels volatils.
Esprits volatils. } Voyez les diaphoretiques.

Essence & décoction de rate de bœuf.
Pouliot.
Sabine.
Marube.
Armoise.
Matricaire. } Voyez les medicamens qui poussent les mois.

Borax.
Gomme ammoniac. } Voyez les pectoraux.

Bardane.
Feüilles d'eresimum.
De lamium.
Racine d'arum.
Iris de Florence.
Souphre.
Sagapenum.

FORMULES

des aperitifs.

Teinture aperitive.

Prenez une once de racine de grande chelidoine, une once de celle de curcuma mettez en poudre, verfez deffus deux onces d'efprit volatil, de fel ammoniac tiré avec la chaux, ajoûtez quatre onces de bon efprit de vin, laiffez circuler quelque tems les matieres au moins pendant vingt quatre heures, retirez la teinture par inclination, on en donne depuis demi gros jufqu'à un.

Opiate aperitive dans l'ictericie.

Prenez demi once de racine de grande chelidoine pulverifée ; deux gros de racine d'eringe, autant de borax, trois gros d'extrait de mars aperitif, un gros de fafran, incorporez le tout avec le firop des cinq racines, la doze eft depuis demi gros jufqu'à deux fcrupules.

Ptisanne ou décoction.

Prenez des racines de garance, d'helenium & d'ozeille de chacune une poignée, demi once de roüille de fer & autant de crême de tartre, enveloppez dans un noüet, qu'on suspendra dans le vaisseau où l'on fera boüillir la décoction, versez six pintes d'eau qu'on fera reduire à quatre sur un trés petit feu.

Vin aperitif.

Prenez une once de crocus de mars aperitif, demi once de poudre d'écreviffe, demi once de racine de bon henri, vingt bayes d'alkekange concaffées, versez deffus trois chopines de vin, laiffez le tout infuser pendant vingt-quatre heures en agitant de tems en tems la bouteille & paffez ; on en peut prendre dans les obftructions & cachexies un verre le matin à jeun.

Sirop aperitif.

Prenez des racines d'eringe de rubia tinctorum, d'arrête-bœuf de chacune une once, des feüilles de praffium, de pouliot, de chacune une poignée, du

fel ammoniac deux gros , faites boüillir en trois pintes d'eau qu'on reduira à
une , paffez & ajoûtez une once de firop de mars & une livre & demie de fucre , faites cuire le tout en confiftance de
firop.

CHAPITRE XIII.

Des incraffans.

Effet des in-craffans.

NOus avons affez montré en parlant
des alterans qu'ils n'agiffoient que
fur le fang ; de forte que nous ne pouvons raifonnablement expliquer comment quelques remedes peuvent rendre
le fang plus épais, qu'en fuppofant un
mêlange de leurs parties avec celles du
fang ; & les parties de ces medicamens
ne peuvent produire cet effet, fi elles ne
font elles-mêmes plus groffieres que celles qui font dans nos vaiffeaux, ou d'une
figure propre à rapprocher & unir celles
qui compofent le fang, ou en détruifant
ce qui le fait fermenter , ce qui ne fe
peut faire fans diminuer le mouvement
du fang , & par confequent fes filtra-
tions : car l'on conçoit aifément que
quand les particules du fang font plus

unies, elles ne peuvent pas si bien se separer les unes des autres dans les differens tamis de nôtre corps : ainsi l'on suë
moins, l'on transpire moins, & quelquefois l'on urine moins.

L'on doit donc bien prendre garde de
ne pas donner des incrassans qui épaississent le sang par eux-mêmes, à ceux qui
ressentent des chaleurs & des fermentations violentes par un empêchement de
l'insensible transpiration, comme il arrive souvent à ceux qui ont la tissure de
la peau serrée, aux mêlancoliques, hypocondriaques, &c. & quoique ces remedes les soulagent pour un tems, ils
ne manquent jamais de ressentir leur
mal plus vivement qu'à l'ordinaire,
quand ces parties grossieres sont une
fois mises en mouvement, & que la
matiere subtile s'est fait jour. Car les
parties du medicament étant fort mas-
sives, ébranlent plus fortement les parties. C'est pourquoy nous voyons que
les ptisannes rafraîchissantes, les émulsions, & les eaux de poulet qui sont em-
ployées par quelques Medecins dans les
fiévres continuës, ne les guerissent que
rarement, c'est à dire, elles ne les guerissent que quant la nature est assez forte
pour resister à la maladie & aux remedes.

Usage des incraffans. On peut toutefois faire ufer de ces fortes de remedes quand la maffe du fang eft trop diffoute par un grand ufage d'alimens chargez de fels âcres & volatils, à ceux qui ont la peau rare : & quand bien loin de ne tranfpirer pas affez, l'on tranfpire trop.

Dénombrement. L'on met au nombre des incraffans les racines de nymphœa, d'ofeille, de chicorée, d'*althea*, comme auffi les feüilles de toutes ces plantes ; l'on recommande celles de violettes, de pourpied, les quatre femences froides majeures, (*qui font celles de concombre, de courge, de citroüille & de melons :*) & les mineures, (*qui font celles de fcariole, d'endive, de laituë & de pourpied.*) le fel de nitre, le criftal mineral, le fuc de limons, de vinetier, d'alleluya, de verjus, les efprits de fouphre, de vitriol, de nitre, les mucillages de pfyllium, de coings, & generalement tout ce qui peut calmer le cours impetueux du fang en rapprochant fes fouphres, ou par des parties rameufes, ou par des efprits acides.

Ptifannes. L'on peut faire des ptifannes avec ces medicamens : mais celles qui font les plus chargées de plantes, ne font pas celles qui ont le plus d'effet. Il femble même que l'eau fimple détremperoit plûtôt les fels du fang , & conviendroit mieux à toutes les indications, pour peu qu'elle fût chargée d'efprits acides , ou de fels nitreux.

Les juleps qu'on fait avec les firops de *Julep.* ces plantes , n'ont pas toûjours l'effet qu'on fe propofe ; car le fucre qui y entre en grande quantité , donne un fouphre & un fel âcre qui vont contre l'in-dication qu'on a.

Les émulfions font faites de femences *Emul-*qui ont des huiles qui peuvent aifément *fions.* s'exalter , c'eft pourquoy bien qu'elles rafraîchiffent au moment qu'on les prend, elles ne laiffent pas d'échauffer quelque tems aprés.

Cependant l'on peut fe fervir avec fuccez des remedes incraffans , chargez de parties rameufes dans quelques ma-ladies où il y a un fel âcre dans le fang: ainfi l'on s'en fert avec fuccez dans la phtifie ; & dans les fiévres hetiques, où ils calment & embarraffent les fels âcres qu'ils rencontrent : & entre plufieurs, la racine de grande confoude, le lait, la tortuë, & plufieurs autres de même nature, y font fort recommandez : & d'autant plûtôt que les aigres ne font pas fort capables de repaer les parties huileufes du fang qui ont été détruites

par les âcres : au reste les aigres sont
contraires aux maladies de la poitrine,
tant parce qu'ils excitent la toux en
passant, que parce qu'ils peuvent agir
sur les membranes du poulmon, & les
déchirer.

On peut aussi employer les écrevisses,
les grenoüilles & le veau dans les boüillons ; il y a même des plantes qui contiennent des sels volatils secs & peu huileux ; mais détrempez en beaucoup de
phlegmes qui peuvent être employez avec
succez, telles sont l'endive, la chicorée,
le pourpied, la laituë, &c. parce que
absorbant les aigres volatils qui font
fermenter le sang, elles ôtent une des
causes qui désunissent les parties du
sang, & n'ayant point d'un autre côté
d'huiles propres à s'exalter, elles ne
fournissent point de matieres propres à
entretenir le mouvement de la masse ;
l'on pourroit par la même raison compter l'eau de sperme de grenoüille, l'eau
d'écrevisse, &c.

Lors donc qu'il y a un acide volatil
qui tient la masse du sang en dissolution, on peut se servir des alkalis qui
pourroient même dans un autre tems
luy donner de la liquidité, c'est pourquoy on peut employer les yeux d'écre-

vifles mêlées au fucre de faturne, les coraux.

L'on peut même faire une teinture avec le vitriol de mars & le fucre de faturne par le moyen de l'efprit de vin, qu'on peut employer pour les phtifiques, pour les crachemens de fang & dans d'autres maladies où il paroît qu'il y a dans la mafle du fang une efpece de colliquation & de fonte.

L'on ne doit point encore méprifer pour incraffans les narcotiques, tels que peuvent être l'opium, le pavot blanc, la graine de jufquiame, &c. ni les medicamens qui ont quelque chofe de vifqueux, pourvû qu'ils n'abondent point en huiles volatils, tels font la gomme adragant, l'encens & tous les mucillages, ni même ceux qui contiennent des fels volatils & des huiles, pourvû qu'ils foient fort temperez, ainfi on peut fe fervir de gelée de corne de cerf, de l'yvoire en décoction, de fuccin en poudre, &c.

Il eft inutile d'expliquer la plûpart des medicamens dont nous avons parlé, les ayant fuffifamment expliquez ailleurs, c'eft pourquoy nous nous contenterons de parler du coing, de la gomme adragant, & du plomb.

Coins. L'on se sert ordinairement du fruit
du coignassier il contient des acides,
de l'huile, des esprits urineux, beaucoup de terre, ce qui le rend stiptique
& astringent, aussi est-il admirable
dans toutes les maladies de l'estomach
interieurement & exterieurement ; l'on
peut se servir de son suc, de son sirop, de
sa gelée, &c. qu'on peut mêler avec
l'eau de menthe, de canelle, &c. pour
les vomissemens, les flux lienteriques,
&c. qu'on peut faire une pulpe ou un
pain qu'on dissout, ou qu'on arrose
avec des cordiaux pour appliquer sur
l'estomach en forme de cataplasme ou
de fomentation dans les mêmes maladies, la semence de ce fruit est mucilla-
gineuse, elle contient beaucoup d'huile
de phlegme, quelques esprits volatils,
on en tire un mucillage qui est tres-
adoucissant, & qui peut épaissir les humeurs étant pris interieurement ; mais
exterieurement on le mêle avec l'eau
de sperme de grenoüille, de solanum,
le sucre de saturne & le camphre pour
les brûlures, érésipelles, tumeurs chan-
creuses trés-douloureuses, &c. avec la
décoction de linaire pour les hemo-
roïdes, dans les eaux ophtalmiques
pour les yeux, avec un peu de sel am-

moniac & de fuc joubarde pour les crou-
tes qui viennent fur la langue dans les
fiévres ardentes, afin de les détacher plus
aifément & d'adoucir.

La gomme adragant fe diffout dans
l'eau chaude, & donne un mucillage qui
s'aigrit avec le tems, elle eft cependant
trés-alkalie, trés-propre pour les maladies de la poitrine, pour les toux âcres
& catharales, on la peut mettre en tablettes, lochs, &c. on s'en peut fervir
auffi avec fuccez dans l'ardeur d'urine
& les ulceres de ces parties à caufe
de fes parties balzamiques & adoucif-
fantes, fa doze doit être d'un gros,
on s'en peut fervir eu lavement pour
la dyfenterie & dans les collires pour les
yeux.

Gomme adragant.

Le plomb eft un métal fort molaffe,
facile a fondre, qui paroît contenir
beaucoup de mercure, c'eft peut-être
par fon moyen qu'il détruit les autres
métaux dans la coupelle, excepté l'or &
l'argent.

Plomb.

Le plomb calciné au feu de reverbere
augmente de poids & devient rouge, ce
qu'on appelle minium.

Minium.

Si on le calcine par la vapeur du vinaigre, il fe fait une roüille blanche
qu'on appelle cerufe.

Cerufe.

Plomb brûlé. Si on brûle le plomb avec le soufphre il devient noir, il s'appelle plomb d brûlé.

Litarge. Le plomb qui est mêlé aux scories metalliques dans la coupelle pour purifier l'argent, devient en écume, c'est ce qu'on appelle litarge d'or ou d'argent, suivant le plus ou le moins de calcination.

Sucre de Saturne. Si l'on fait dissoudre le minium dans le vinaigre distillé, qu'on fasse évaporer la solution jusqu'à la pellicule, qu'on mette le vaisseau dans un lieu frais, il se fera des cristaux blancs & doux qu'on appelle sel de saturne, si vous les voulez plus blanc, il les faut dissoudre dans parties égales d'eau & de vinaigre distillé, filtrer & évaporer.

Le sel & la solution de saturne donnent à l'eau commune une couleur blanche qu'on appelle lait virginal, il y a des eaux distillées où ils ne se précipitent point, parce qu'elles ne contiennent point du tout de sel marin, ce sucre de saturne se donne jusqu'à quinze grains intérieurement, il est admirable pour diminuer les pensées amoureuses, pour les ulceres intérieurs, les ardeurs d'urine, la mélancolie hypocondriaque, avec les yeux d'écrevisse tiffe, il guerit des fiévres quartes.

L'on prend égale quantité de fucre de faturne & de vitriol de mars ou de venus, on verfe de l'efprit de vin & con en tire par digeftion une teinture qu'on donne jufqu'à un ou deux gros dans la phtifie & dans les ulceres des poulmons & des autres parties, elle eft fort aftringente.

Teinture antiphti-
fique.

En diftillant le vitriol de mars & le fucre de faturne par la cornuë, il fe fait à fon col une pierre hematite artifi cielle.

Pierre
hematite
artifi-
cielle.

La mine de faturne de Hongrie diftillée avec le fublimé corrofif donne un beure affez corrofif dont on peut fe fervir comme d'un cauftique, fi l'on verfe deffus de l'eau commune, il tombe au fond une poudre qui purge doucement jufqu'à dix grains.

Beure de
faturne.

Si l'on verfe de l'efprit de nitre fur ce même beure de faturne, il fe fait un bezoüard femblable au bezoüard mineral ordinaire, mais meilleur dans le fcorbut & la mélancolie hypocondriaque.

Bezoard
ard fa-
turne.

Nous avons parlé d'un baume de faturne qui fe fait en faifant digerer l'huile de terebenthine, ou de genié-vre fur le fel ou fucre de faturne ; mais

elles prennent peu de teinture , on s'en
peut fervir interieurement & exterieurement pour les ulceres.

On fait un beure de faturne en faifant agiter le vinaigre empreint des parties du minium avec l'huile rofat ou de
lin , il peut fervir pour les dartes, inflammations & brûlures , l'on peut faire agiter l'eau de chaux , l'huile de lin & le
fucre de faturne , le remede eft beaucoup
meilleur pour les brûlures.

Je ne parle point des autres vertus exterieures du plomb , ni de la maniere de
s'en fervir en onguent , emplâtre , liniment , &c. nous aurons lieu d'en parler
ailleurs.

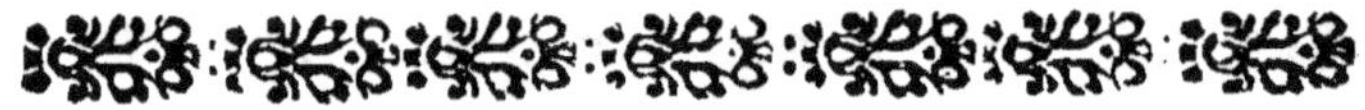

TABLE

DES INCRASSANS.

RACINES.

D'Ofeille,
De nymphæa,
De chicorée,
D'althea,
} depuis une once jufqu'à trois fur deux pintes de prifanne.

FEUILLES.

<table>
<tr><td>De nymphœa,
De plantain,
D'oseille,
D'alleluia,
De pourpied,
De laituë,
De chicorée sauvage
  & domestique.</td><td>}</td><td>depuis une poi-
gnée jusqu'à
deux.</td></tr>
</table>

Semences mondées.

<table>
<tr><td>De citroüilles,
De melons,
De courge,
De concombre.</td><td>}</td><td>depuis un gros
jusqu'à demi
once en émul-
sion.</td></tr>
</table>

Semences entieres.

<table>
<tr><td>De pourpied,
De scariole,
L'endive,
De laituë,</td><td>}</td><td>Depuis un gros
jusqu'à trois.</td></tr>
</table>

Coques de têtes de pavot jusqu'à trois têtes en décoction.

Mucillages de psyllium, de coing, &c.
s'ordonnent en pilules & élegmes.

Gommes adragant & arabique, depuis un
scrupule jusqu'à un gros.

*Suc de limons , depuis demi once juf-
qu'à une.*

*De vinetier, de verjus , depuis demie
once jufqu'à une once.*

Yeux d'écreviffes ,
Coraux broyez. } *jufqu'à un gros.*

CHIMIQUES.

Sel nitre.

*Criftal mineral , criftal de tartre , de-
puis un demi gros jufqu'à un gros & demi
fur chaque pinte de liqueur.*

Efprit de nitre.

Aigre de fouphre.

ESPRITS.

De vitriol dulcifié ,
De fel dulcifié ,
De nitre dulcifié ,
D'alun , } *jufqu'à une a-
greable acidité.*
De fucre ,
de miel ,
Sucre de faturne jufqu'à douze grains.

EAUX DISTILLE'ES.

De fperme de gre-
nouille ,
D'écreviffes , } *jufqu'à fix on-
ces.*
De plantain.
De pourpied.

FORMULES.

Pour la toux.

Prenez du fuc de regliſſe un gros, autant de gomme adragant, que vous ferez diſſoudre feparément en une demie
verrée de décoction d'*althea*, ajoûtez y
du fucre, & en faites un firop épais, ou
plûtôt un looc, dont ont prendra de tems
en tems avec un bâton de regliſſe.

Pour les âcretez d'urine.

Prenez deux gros de gomme arabique que vous ferez diſſoudre en quatre
onces d'eau claire, ajoûtez y une once
de firop d'*althea*, & demi once de celui
de nymphœa, prenez la moitié de ce
breuvage le matin à jeun, & l'autre le
foir en vous couchant.

Julep pour calmer les ardeurs des fié-
vres continuës.

Prenez de l'eau commune quatre onces, diſſoudez du criftal mineral demi
gros, firop violat une once, aigre de fouphre vingt gouttes.

Prenez fur une verrée de décoction d'ofeille & de racine de lys d'étang, demie once de firop de nymphœa, & vingt gouttes d'efprit de nitre dulcifié.

CHAPITRE XIV.

Des Narcotiques.

Diffe-rence des narcoti ques.

LEs narcotiques font des medicamens qui excitent le fommeil ; ils peuvent être attenuans ou incraffans : car nous avons des medicamens qui mettent le fang en mouvement, qui y caufent des rarefactions fenfibles, & qui provoquent le fommeil. Nous avons d'autres narcotiques, qui bien loin de caufer des fermentations ou des mouvemens dans le fang, ne peuvent que rapprocher fes particules, & luy donner davantage de repos. On pourroit donner pour exemples des premiers le fafran, & même l'efprit de vin, qui quoiqu'il coagule la partie blanche du fang, ne laiffe pas de produire une agitation & une chaleur affez fenfible,

» On peut donc dire que ces deux medi-
» camens, quoique fort volatils & fort
» capables de mettre le sang dans un
» grand mouvement, ne laissent pas d'être
» somniferes ; & nous avons les exem-
» ples des derniers dans les quatre se-
» mences froides, qui quoique d'une na-
» ture terrestre & huileuse, capable d'é-
» paissir le sang, & de luy procurer du re-
» pos, ne laissent pas d'exciter le som-
» meil.

Ces medicamens ne sont pas cependant somniferes, parce qu'ils attenuënt,
ou parce qu'ils épaississent nôtre sang,
puisque tous les attenuans ni tous les incrassans ne sont pas narcotiques : ainsi les
sels volatils & les acides empêchent le
sommeil, & souvent l'action des somniferes.

Cela doit faire conjecturer que les nar- *Ils agis-*
cotiques agissent moins sur le sang que *sent sur*
les es-
sur les esprits. C'est pourquoy ceux qui *prits.*
abondent en huiles volatils, mêlez de
quelques parties terrestres & de sels volatils avec quelques acides, font de puis-
sants narcotiques. Par exemple l'*opium*,
la mendragore, le cynoglosse, la nico-
tianne, &c. contiennent à peu prés ces
principes.

Les somniferes vigoureux sont donc *Effet des*

Somni-
feres.

presque tous composez de sels volatils, d'acides legers, d'huiles & de quelques parties terrestres. Ainsi quand ils sont dans la masse du sang, ils se lient aux esprits, & en empêchent l'action & la filtration ; d'où il s'ensuit que tout le corps est languissant, les parties n'étant plus vivifiées par les esprits du sang, demeurent comme mortes, & faisant connoître à l'ame leur desordre par le moyen des nerfs, l'esprit tombe dans un accablement qui le rend insensible aux douleurs les plus vives.

Sympto-
mes qui
deman-
dent les
somnife-
res.

On doit conclurre fort naturellement de cette explication, qu'on se peut servir des narcotiques dans les mouvemens trop rapides des esprits, particulierement quand il y a transport au cerveau, dans la fureur uterine, les fiévres malignes, les asthmes, convulsions, & enfin dans les évacuations trop grandes.

On s'en doit premierement servir dans les douleurs violentes, parce que l'on doit soulager autant qu'on peut un malade. Il ne suffit pas au Medecin de guerir : il faut souvent qu'il amoindrisse la douleur, & les autres symptomes avant la guerison. Secondement les douleurs causent des passions fâcheuses dans nôtre

tre efprit, peuvent caufer la fiévre, &
faire des defordres dans toutes les parties
nerveufes : car pour peu qu'on connoiffe
la nature, on fçait combien nôtre efprit
a d'empire fur nôtre corps.

Quand nôtre fang & nos humeurs ont
un mouvement rapide, que le cerveau
commence à s'engager, qu'un homme
devient furieux, & que toute nôtre machine eft en des mouvemens extraordinaires, il eft bon d'apporter un peu de
calme, comme dit *Hip. fect. 2. aph. 3.
Ubi delirium fomnus fedaverit bonum.* Car
les narcotiques empêchant l'action des
efprits, font que le fang a un mouvement plus lent, que nos humeurs ne
caufent plus de defordres, & que le cerveau fe raffermit pour de nouvelles atta-
ques; pour lors on doit mêler les narcotiques aux cephaliques, qui peuvent calmer les mouvemens du fang.

Je ne fçaurois entrer dans l'opinion de
quelques modernes qui ne veulent point
donner les narcotiques dans l'état des
fiévres aiguës, parce, difent-ils, qu'en
empêchant le mouvement du fang &
des efprits, ils retardent la coction ; c'eft
par cette raifon qu'ils ne les veulent
donner que dans le commencement,
où ils prétendent qu'ils font des mer-

Ufage
des nar-
cotiques
dans le
mouve-
ment des
efprits.

veilles ; mais outre qu'il seroit facile de
montrer que l'opium & les autres narcotiques ne diminuent point le mouvement
& la fermentation du sang, je leur de-
mande pourquoy ils ordonnent l'opium
dans le commencement & dans l'augmentation des maladies, où les principes du sang ne sont point encore dé-
veloppez, & où la fermentation est lan-
guissante ; car si l'opium retarde les signes de coction, il les doit beaucoup
plus retarder dans le commencement que
dans l'état où tout est developpé & en
mouvement.

J'avoüe que dans l'état des fiévres aiguës, lorsqu'on voit des dispositions à des
symptomes létargiques, comme cela arrive quelquefois, on doit absolument s'abstenir des narcotiques ; mais si au contraire on trouve un grand mouvement
dans les esprits, un delire des mouvemens convulsifs, des veilles, &c. on ne
doit point douter qu'il ne faille appaiser
ces symptomes en mêlant les narcotiques ux cephaliques.

Par la même raison les Auteurs qui
dans les fiévres aiguës veulent attendre la déclinaison, qui dans une phre-
nesie, ne recourent au laudanum qu'a-
prés le douze ou le quatorze, en un

mot aprés avoir purgé , font fort éloignez de la bonne pratique , & l'on les
peut comparer à des foldats qui ne fe
ferviroient de leurs armes qu'aprés la
défaite de leurs ennemis ; mais comme
nous avons expliqué ces queftions d'une
maniere fort étenduë dans nôtre pratique des maladies aiguës , nous n'en parlerons pas davantage.

Souvent nous répandons beaucoup
de fang , de bile ou d'autres humeurs ,
parce que les efprits les font fermenter
& leur donnent des mouvemens irreguliers. Si l'on veut calmer ces defordres ,
on ne peut pas mieux faire que de donner quelques narcotiques , car comme
ils embarraffent les efprits & qu'ils en
empêchent l'action , tous ces fymptomes qui en font les effets, doivent cef-
fer : ainfi l'on ne rend pas tant de fang
dans une hemoragie , ni tant de bile
dans un vomiffement bilieux , & l'on ne
va pas tant à la felle dans un flux de
ventre , quand l'on a pris quelque fomnifere.

L'on s'en peut encore fervir aprés les
fuperpurgations, & toutes les évacuations qui ont extrêmement affoibli: car
comme il s'eft beaucoup diffipé d'efprits, l'on doit prendre garde qu'il ne

s'en diffipe pas davantage ; ce qu'on fait en donnant un fomnifere : car outre que le medicament en embraffant les efprits les retient , c'eft qu'en provoquant le fommeil, routes les parties font en repos , & il ne fe fait point tant de diffipation que pendant la veille. C'eft auffi par cette raifon qu'on ordonne fouvent avec fuccez quelques foibles narcotiques , aprés qu'on a donné des purgatifs ou des vomitifs.

L'on peut encore donner les narcotiques auparavant l'accez des fiévres intermittentes , pourvû qu'on ait fuffifamment vuidé les premieres voyes , & qu'on les mêle aux febrifuges : fans ces précautions , ils retiennent & fixent l'humeur morbifique , en empêchant l'action des efprits qui auroit procuré fon évacuation. Comme nous avons parlé de toutes les précautions dans nos maladies aiguës ; j'examinerai feulement icy l'ufage des narcotiques dans les maladies chroniques, dans les délires melancholiques , l'épilepfie , la fureur uterine , &c.

Dans les toux nocturnes & catharrales, dans les douleurs rheumatifmales , &c. tous les Medecins ordonnent les narcotiques , au moins pour calmer &

adoucir les fymptomes, fi ils ne le font pour aller à la caufe.

Quant aux coliques & à la goutte, prefque tous les Medecins font obligez de s'en fervir pour calmer les douleurs ; mais comme il est à craindre qu'on ne rende les parties infenfibles, en les expofant à la fureur & à l'acrimonie de l'humeur qui les déchire, quelques fameux Praticiens les mêlent avec fuccez avec des purgatifs, comme *Rhumelius* dans fes pilules contre la goutte, qu'il fait avec deux gros d'aloës & demi-gros de laudanum, pour divifer en quatre dozes qu'on fait prendre dans le vin quatre heures avant le repas ; d'autres s'en fervent contre la colique, &c.

Perfonne ne peut encore douter des grands foulagemens que les narcotiques, particulierement l'opium, peuvent apporter dans la dyfenterie, la fureur uterine & l'epilepfie ; mais dans la premiere maladie, on le doit mêler avec les précipitans, & même il eft bon d'avoir fait préceder quelque évacuant ; dans la feconde maladie il le faut mêler aux hyfteriques. Bartholin rapporte des exemples de femmes qui ont été délivrées de cette maladie par l'opium ;

mais dans la verité, s'il n'est pas mêlé à quelques remedes qui détruisent un aigre qui se rencontre dans les premieres voyes, il fait souvent vomir & ne produit aucun repos à la malade, quoyqu'il soit donné dans une doze plus grande que l'ordinaire. Enfin on peut se servir de l'opium & des narcotiques pour empêcher & prévenir les accez épileptiques, en les mêlant avec le camphre.

L'on peut douter s'il faut donner l'opium, le laudanum, ou d'autres narcotiques dans les délires mélancholiques, non pas parce que, comme dit Vanhelmont, ces remedes troublent d'euxmêmes l'esprit; mais parce que ces medicamens rencontrant un aigre dans l'estomac, travaillent beaucoup les malades, les fatiguent, & ne paroissent pas les soulager; mais lorsqu'on a dompté l'aigre des premieres voyes, ou préparé l'opium de maniere qu'il ne devient point émetique avec les aigres, on le peut donner avec succez : il est même bon de le mêler avec les purgatifs qu'on donne dans ces maladies, car quoique les purgatifs ou les narcotiques causent dans ces maladies (lorsqu'on les prend seuls) beaucoup de désordres;

cependant mêlez ensemble ils font beaucoup mieux : les purgatifs détruisent
l'aigre par leurs sels âcres , & l'opium
calme le mouvement des esprits que ces
sortes de medicamens ont coûtume de
causer.

Mais ces remedes qui peuvent pro- *Effets pernicieux des narcotiques.*
duire de si bons effets , étant donnez à
propos , peuvent faire de terribles desordres étant donnez à contre-tems :
car comme il y a des évacuations qui se
font contre les ordres de la nature , il y
en a d'autres qui se font par son com-
mandement ; souvent les esprits font
fermenter des humeurs nuisibles , & en
procurent ainsi la sortie ; quelquefois
l'estomac & les intestins font farcis de
matieres âcres , & les esprits faisant
joüer leurs fibres , les font chasser , comme un ennemi , qui les détruiroit à la
fin. Quelquefois le sang est si abondant
dans les vaisseaux , que s'il s'en rompt
quelqu'un , son mouvement ne se fait
que plus librement. Une femme étant
grosse , a les premieres voyes & les vaisseaux fort remplis. Si dans l'un ou l'autre de ces états l'on donne un narcotique , que n'en doit-on point craindre ?
dans l'un on retient des matieres âcres ,
qui détruisent les parties , & l'on empê-

che l'action des esprits, qui les pourroient secourir; dans l'autre on fait que
par la trop grande quantité du sang,
son mouvement est languissant, les fil-
trations imparfaites, & le sang peu à
peu acquiert des qualitez nuisibles; l'on
empêche l'action des esprits qui le pourroient ranimer, les parties perdent bien-
tôt leur ressort, & la machine se détruit.
Si c'est une femme grosse, ses humeurs
n'ayant que peu de mouvement, ne don-
neront plus de nourriture à l'enfant, &
elle avortera.

Pour prévenir ces desordres, l'on ne
doit jamais se servir des narcotiques au
commencement des évacuations, ni
quand les premieres voyes sont remplies
de matieres cruës ou âcres; c'est pourquoy si le malade n'a pas assez évacué,
on le doit purger une ou deux fois auparavant d'en user; & si les douleurs de
coliques sont violentes, & qu'on craigne de les augmenter par le purgatif,
quelques Praticiens celebres conseillent,
comme nous avons déja dit, d'y mêler
quelques narcotiques, afin de tirer l'humeur au même tems qu'on appaise la
douleur.

*Précau-
tion
avant
leur usa-
ge.*

L'on doit encore prendre garde avant
de donner un narcotique, que la per-

fonne foit active, vigoureufe, fans penchant à une affection foporeufe, & fans
difficulté de refpirer ; car fouvent l'*opium*
& les autres narcotiques augmentent
l'afthme, & les autres difficultez de refpirer, foit en fixant la lymphe du fang,
foit en empêchant le cours des efprits
dans les mufcles de la refpiration ; &
par ces mêmes raifons l'on doit encore
s'abftenir des narcotiques violens dans
la pleurefie, l'empieme, & dans l'état
des fiévres aiguës, lorfqu'on voit que la
fermentation du fang n'eft pas forte,
que le mouvement des efprits n'eft pas
violent, principalement s'il n'y a ni difficulté d'uriner, ni penchant au délire, ni
veilles exceffives.

L'une des grandes. & des meilleures
précautions qu'on puiffe prendre en donnant les narcotiques, eft de les donner,
comme dit *Silvius de Leboë*, en trés-
petite quantité, & à differentes fois. L'on
doit ajoûter, qu'on ne les doit jamais
donner feuls, mais qu'on doit joindre aux
forts narcotiques, comme à l'*opium*, des
remedes chargez de parties volatiles,
comme le caftor, la vipere, l'ambre
gris, la canelle, le girofle, le macis,
&c. parce qu'ils divifent les matieres glu-
tineufes qui les pourroient embarraffer.

Il eſt encore mieux d'y joindre des ſels alkalis fixes, parce qu'ils ne donnent pas
tant d'agitation.

Reme-
des aux
deſor-
dres.
Quelquefois les puiſſans narcotiques
peuvent donner des ſommeils quaſi létargiques par l'exaltation de la partie ſul-
phureuſe, & dans ce cas on a recours aux
acides. Ainſi les animaux qui ont un acide plus fort dans l'eſtomac, ſont moins
aſſoupis par l'*opium* que les autres. *Vvillis*
rapporte l'hiſtoire d'un chien à qui l'on
fit avaller deux dragmes d'*opium* dans de
la ſoupe : il devint un peu ſtupide, &
demi-heure aprés fut purgé par en bas
avec une puanteur extraordinaire, & ſur
l'heure ce chien fut tout-à-fait ſain &
gay ; ce qui ne peut venir que de la
mortification du ſouphre narcotique de
l'*opium*, par le ferment acide de l'eſtomac du chien.

Semen-
ces froi-
des.
Les quatre ſemences froides majeures
ſont ſomniferes & incraſſantes, parce
que par leurs parties rameuſes elles retiennent les eſprits. On les peut ordonner dans les ptiſannes, mais l'ordinaire eſt de s'en ſervir dans les émul-
ſions, avec celles d'amandes, & quel-
qué ſirop convenable ; elles ôtent les
douleurs, & elles calment le mouvement du ſang : ainſi l'on en a vû des

effets merveilleux dans des inflammations ; & comme fouvent les fuppreffions
d'urine viennent par une inflammation
du col de la veffie, on les a mifes au
nombre des diuretiques, parce qu'en ôtant
l'inflammation elles faifoient uriner : on
peut donner de chacune à part jufqu'à
demi-once.

La laituë, la chicorée, le fuc des fleurs
de pavot rouge, quoique differemment,
produifent le fommeil en arrêtant les efprits, les deux premiers par leurs parties
qui font en repos, & le dernier par fes
fouphres embarraffans.

Legers fomniferes.

L'on ne fe fert que rarement de la nicotiane ou tabac, fi ce n'eft quelques foldats, en fumée, ou pour calmer quelques douleurs, comme la douleur de
dents. Quand on en continuë l'ufage,
elle caufe à peu prés les mêmes defordres que le trop grand ufage de l'*opium*
fait aux Turcs, & le vin aux yvro-
gnes, c'eft-à-dire, qu'elle lie & embar-
raffe les efprits, & à la fin caufe une diminution dans toutes les actions ani-
males.

Tabac.

L'on peut encore compter plufieurs
autres narcotiques, comme le *ftramoneum*, la cyguë, le *cynogloffum*, la
mandragore, la *jufquiame*, le *folanum* ;

mais l'on ne s'en fert guere qu'exterieurement. Cependant *Bartheletus* fait une liqueur fomnifere du *ftramoneum*, qu'il donne depuis demi-once jufqu'à une ; & un extrait avec l'eau de laituë, en ajoûtant le fafran & l'huile d'écorce de citron : il nomme cet extrait *pilulæ de ftramonio*, qu'il recommande pour donner de la gayeté aux fous mélancholiques, pour arrêter des flux, &c.

Il me femble à propos de parler de la plûpart de ces plantes en particulier.

Pavot. Le pavot contient quelques fels volatils, beaucoup d'huiles & de terre, avec quelques phlegmes acides. Il eft le grand narcotique ; on en a fait une infinité de préparations, qui toutes étant données en tems & lieu, peuvent faire des miracles ; mais quand elles font données à contre-tems, les venins les plus violens ne caufent pas des effets plus terribles. On fe fert du fuc de pavot blanc quand il eft deffeiché, (on **Opium.** l'appelle *opium* ;) c'eft une gomme refine, qui ne fe diffout pas bien dans l'efprit de vin, ni dans l'eau : mais il eft parfaitement bien diffout par l'eau-de-vie non rectifiée, ou dans le vin, qui font des menftruës en parties refi-

neufes & en parties aqueufes. Par leurs
parties fulphureufes, ils diffoudent la refine de l'*opium*; & par leur partie aqueufes, ils diffoudent la gomme. Quand il
eft bien feparé de toutes les impuretez
qu'on y mêle avant de nous l'apporter,
on s'en fert avec fuccez depuis un grain
jufqu'à deux dans quelque opiate, ou
dans la theriaque. J'aimerois mieux le
faire diffoudre dans l'eau-de-vie, ou
dans l'eau avec le fel fixe de tartre, ou
dans le vin avant de le donner : car il
peut être embarraffé dans l'eftomac
en quelques phlegmes qui en empê-
cheroient la diffolution : il fe peut même faire que reftant trop long-tems
dans l'eftomac, il y arrêtera les efprits, ce qui dans la fuite pourroit le
rendre foible & languiffant. De quelque façon qu'on le donne, quand l'eftomac eft farci d'humeurs, on a envie
de vomir : car quoique les efprits foient
arrêtez par fes parties narcotiques, comme il en vient toûjours de nouveaux,
par la diminution du reffort de la partie,
il s'enfuit qu'elle doit rentrer en contraction.

L'on fait differentes préparations pour
purifier l'*opium* : quelques-uns le font
diffoudre, comme nous avons dit, dans

Prépa-
ration de
l'opium.

l'eau-de-vie, verfent la diffolution dans
un vaiffeau net, & la font évaporer en
confiftance de miel ; d'autres font diffoudre l'*opium*, dans de l'eau de pluye
filtrée, verfent la teinture par inclination,
font feicher ce qui refte, y verfent de
l'efprit de vin, en tirent une feconde
teinture qu'ils verfent par inclination
avec la premiere, jettent ce qui refte, &
font évaporer en confiftance de miel.
Ces préparations s'appellent extrait d'o-
pium ou *laudanum* : mais j'eftime que
ces fortes de préparations en le puri-
fiant, ne le corrige pas : ainfi l'on y doit
ajoûter quelque autre chofe.

Quand on a pris de l'*opium*, on eft d'a-
bord tranquile ; mais peu à peu on voit
le pouls s'élever, & fur la fin on fuë :
tout cela femble contraire à ce que nous
avons avancé ; mais fi l'on fait réflexion
qu'aprés que l'*opium* a quelque tems arrêté le cours des efprits, il les anime
lui-même par l'action de fes parties volatiles & fulphureufes, on concevra facilement que le pouls doit paroître éle-
vé : outre que les efprits ayant rompu
leur frein, doivent faire des mouvemens
plus vigoureux qu'auparavant, parce
que les parties du fang étant plus maffives, doivent recevoir davantage de

mouvement , & en moins perdre , & l'on conçoit affez que le mouvement eſt capable de produire des ſueurs. On peut ſe ſervir de la graine de pavot , mais il s'en faut bien qu'elle approche de la vertu de l'*opium*. Mais les coques des têtes de pavot ſont fort ſomniferes en décoction ; à la verité quatre ou cinq tê-tes font à peine l'effet d'un grain de lau-danum.

Je ne m'arrêteray point icy à diſputer ſi l'*opium* eſt chaud ou froid , s'il excite les eſprits dans les peuples d'Orient , qui en peuvent prendre juſqu'à un ou deux gros ; je diray ſeulement qu'icy il aſſoupit , qu'on n'en doit jamais pren-dre plus de trois grains , à moins qu'on ne veüille riſquer la vie d'un malade , ou qu'on n'ait commencé par une plus petite doze ; & qu'un ſoldat qui en auroit pris dans ce pays-cy , ne ſeroit pas fort propre au combat : ainſi ſi les Turcs en prennent , il faut qu'il y ait quelque choſe de d fferent , ou que leur conſtitution ſoit fort éloignée de la nô-tre.

Quand on a préparé l'*opium* & qu'on en a fait l'extrait , on le nomme *lauda-num* , & c'eſt de cette préparation dont on a coûtume de ſe ſervir dans les gran-

Lauda-
num.

des occasions. Si l'on en veut éviter les mauvais effets, on doit toûjours y ajoûter des correctifs ; le meilleur eſt le ſel de tartre & l'eſprit de terebenthine : car ce ſel diſſout les phlegmes qui pourroient s'oppoſer à ſon action, & le tenir embarraſſé.

D'autres pour corriger l'opium le font fermenter avec le ſuc de coings ; d'autres le font diſſoudre dans l'huile de tartre, y verſent enſuite du vinaigre, reduiſent le tout à un extrait dont ils tirent la teinture avec l'eſprit de vin, & on a par là une liqueur de tartre foné narcotique : d'autres le mêlent avec du levain, & le font fermenter, enſuite l'épaiſſiſſent & le diſſoudent avec le ſuc de citron, qu'ils épaiſſiſſent derechef pour le diſſoudre dans l'eſprit de vin : d'autres mêlent parties égales d'opium, de ſel de tartre, de ſafran, de caſtor & d'autres aromates, pour en tirer une teinture avec le vin : quelques-autres le font diſſoudre dans un ſel volatil huileux, pour en faire prendre dans les mélancholies hypocondriaques ; dans ces rencontres je fais diſſoudre une partie de l'opium que je veux diſſoudre dans l'eſprit de vin, l'autre dans l'eſprit volatil de ſel ammoniac

moniac tiré avec la chaux ; je mêle mes
deux solutions aussi chargées qu'elles le
peuvent être, où j'ajoûte une teinture
de castor.

La jusquiame donne par l'analise du
sel volatil concret, de l'huile, de la terre, à peu prés comme le pavot blanc &
l'opium ; l'on se sert de la graine de cette plante, non seulement pour excite-
sommeil, mais contre le crachement
de sang ; on la donne jusqu'à un gros
en quelque conserve : les autres parties
de la plante servent peu interieurement,
parce qu'elles donnent des sommeils
turbulans : exterieurement elles sont
resolutives, anodines & adoucissantes ;
on fait recevoir la fumée de la graine
pour les mains engelées & la douleur
de dents : l'huile qu'on en tire est meilleure pour la premiere incommodité ;
il n'est pas vray que la lymphe sorte des
pores de la peau en forme de vermis-
seaux, lorsqu'on expose les mains sur
le feu ; mais c'est la farine de la graine
qui se dévelope.

La ciguë a des principes assez approchans des autres narcotiques ; l'on ne la
donne point interieurement, parce qu'elle laisse des phantômes en l'esprit, qui
causent quelquefois des délires diffici-

les à guerir ; cependant Reneaume en ses observations, fait prendre sa racine jusqu'à demi-gros en substance, & à deux gros en infusion contre les scirrhes : je crois qu'on la pourroit plûtôt donner comme narcotique, que comme aperitive. Lorsqu'elle est broyée & appliquée exterieurement, elle est resolutive & adoucissante ; aussi se sert-on de son suc appliqué par lui-même, ou mêlé avec les gommes, & reduit en emplâtre contre les tumeurs dures, & particulierement contre les scirrhes des visceres ; la plante cuite dans l'eau de chevrefeüil, & appliquée sur les mammelles, diminuë, dit-on, l'abondance du lait, & empêche que le lait ne se caille & ne s'endurcisse.

Cino-glosse.

La cinoglosse est une plante narcotique & adoucissante, qui abonde en volatils & en huile fœtide, melez de terre & de phlegmes acides ; on peut employer sa racine dans les ptisannes ou dans les boüillons pour adoucir la douleur des gonorrhée, & diminuer les toux catharrales ; on peut employer le suc de la plante en pilules pour les mêmes indications : exterieurement elle est resolutive & adoucissante.

Mandra-gore.

La mandragore est composée à peu prés des mêmes principes qu'on trouve dans les autres narcotiques ; on doit rarement s'en fervir intericurement, à caufe fa violence : fa racine & fon fuc font fort refolutifs & adouciffans ; c'eft pourquoy on les employe dans les emplâtres & cataplafmes contre les humeurs fcirrheufes, auffi bien que l'huile qu'on en tire par diftilation.

Le folanum ou morelle eft auffi narcotique ; nous n'en dirons rien, en ayant parlé ailleurs : je diray feulement que les fruits du folanum maniacum troublent l'efprit ; on recommande cependant leur fuc jufqu'a une cuillerée contre la dyfenterie & les fluxions.

Solanum.

TABLE

DES NARCOTIQUES.

EXTERIEUREMENT.

FEUILLES ET RACINES.

D E jufquiame.
De folanum.
De pavot blanc.
} en cataplafme,

Q ij

De ciguë.
De mandragore. }
    Opium, jusqu'à un gros en emplâ-
tre.

INTERIEUREMENT.

Racine de cinoglosse.
Coques de têtes de   } *en ptisannes.*
    pavot.
Fü lles de laituë.
Racine de nenuphar.
Les quatre semences
    froides.   } *en émulsions.*
Semence de pavot
    blanc.
Semence de jusquiame. }
    Safran jusqu'à trente grains.
    Opium, depuis demi-grain jusqu'à deux
grains.

CHIMIQUES.

Eau de nymphœa & de laituë, depuis
demi-once jusqu'à quatre.
    Eau de pavot blanc, depuis demi-once
jusqu'à deux.
    Laudanum, depuis un grain jusqu'à trois.
    Pilules de stramonéo, depuis un grain
jusqu'à deux.

Extrait de vitriol narcotique de salade depuis six grains jusqu'à douze.

FORMULES.

Laudanum liquide pour les douleurs dysenteriques , veilles & douleurs immoderées de dents , & autres parties.

Prenez deux onces de bon *opium* , une once de safran , une dragme de canelle pulverisée , & autant de clous de girofle ; mettez le tout en une bonne livre de vin d'espagne : vous donnerez de cette teinture, depuis quinze gouttes jusqu'à trente dans une liqueur appropriée: outre qu'on le prend interieurement , on s'en peut laver la bouche dans la douleur de dents.

Laudanum liquide décrit en Willis *sous le nom de* laudanum helmontianum.

Prenez du suc de coings que vous ferez fermenter avec de la leveure de bierre , vous ajoûterez l'*opium* & le safran , & en tirerez la teinture que vous

passerez & aromatiserez , & ferez évaporer jusqu'à moitié : c'est là le *landa-*
num liquide. Il se donne depuis quinze
jusqu'à vingt gouttes. Si vous faites évaporer ce qui est resté dans le couloir,
vous aurez un *laudanum* solide , qui se
donne depuis un grain jusqu'à deux.

Laudanum *tartarisé.*

M. Vvillis donne une autre description , qui est de se servir de teinture
de sel de tartre , pour tirer la teinture
de l'*opium* , & ensuite d'y ajoûter le fafran , le castor , les girofles & le bois d'a-
loës. Il donne cette teinture depuis quinze
gouttes jusqu'à ving cinq. Je ne puis
extrêmement loüer cette préparation.
Premierement , parce que l'esprit de
vin n'est pas capable de tirer tout ce
qu'il y a de bon dans l'*opium*, puisqu'il
laissera la partie gommeuse , & beaucoup plûtôt , si l'on en a auparavant
fait la teinture de tartre. Secondement,
le sel de tartre n'est point capable dans
cette préparation de corriger l'*opium*,
parce qu'il n'a communiqué à l'esprit
de vin que quelques parties sulphureuses. J'aimerois beaucoup mieux ajoûter
le sel de tartre avec le suc de coings,

aprés y avoir mêlé l'*opium*, comme fait
M. Joël Langelot ; ou bien faire diffoudre l'*opium* avec l'eau de canelle, &
le précipiter avec le fel de tartre, comme fait Zuvelfert.

*Teinture d'*opium *dont on fe peut fer-vir dans les inflammations de la veffie & les délires.*

Mettez fur de l'*opium* feiché de bon
fuc de limons jufqu'à ce qu'il ait pris une
teinture rouge ; ôtez cette teinture & verfez d'autre fuc ; mêlez toutes ces teintures enfemble., & vous en ferve7.
Toutes les préparations qu'on peut
donner à l'*opium* doivent avoir pour but
d'augmenter la partie refineufe, & d'affoiblir la gommeufe, comme nous faifons dans la premiere préparation ; ou
d'augmenter la vertu de la partie gommeufe , & d'affoiblir la refineufe, comme nous faifons dans la derniere. De
cette façon il eft plus propre à calmer
les mouvemens extraordinaires du fang.
On peut encore le mêler avec des fels
alkalis fixes , comme dant le *laudanum*
tartarifé , qui fe fait en ajoûtant le fel
de tartre, afin que les fels acides qu'ils

rencontrent, ne l'empêchent point d'agir, en fixant trop ses souphres.

Pour la douleur des dents, & les demangaifons des mains.

Prenez de la graine de jufquiame, qu'on nomme hanebane, jettez-la fur les charbons ardens, recevez la vapeur avec un entonnoir dans la bouche : & fi ce font les mains, chauffez-les à la vapeur, lavez-vous en de l'eau froide, remettez vos mains à la vapeur, & eontinuez plufieurs fois ; le peuple croit qu'il fort des vers de la main ou de la dent, parce que la graine en brûlant, fe convertit en maniere de petits vers.

Extrait narcotique de vitriol pour adoucir les douleurs, pour remedier à l'épilepfie, & pour provoquer un fommeil doux.

Prenez demi-livre de vitriol pulverifé & feiché jufqu'en blancheur, verfez deffus trente onces d'efprit de vin trés-rectifié, mettez le tout en un matras bien fec & bien fermé dans un fumier de cheval pendant un mois ; feparez

doucement

doucement la liqueur de deſſus les fé-
ces ; enſuite diſtillez-la au bain-marie
juſqu'à une liqueur jaune ſemblable a de
l'huile, & c'eſt là cet extrait précieux
qu'il faut garder. Il ſe donne depuis ſix
gouttes juſqu'à douze. Mais ſouvent on
n'obtient pas les effets que les Auteurs
en promettent.

CHAPITRE XV.

Des ſtiptiques & aſtringens.

PUiſque les remedes ſtiptiques ou aſtringens ſont employez dans les trop
grandes évacuations , auſſi-bien que les
narcotiques & les incraſſans, nous en devons preſentement parler.

On doit entendre par medicamens
aſtringens tous ceux qui en abſorbant
la ſeroſité du ſang , le rendent moins
coulant , & font reprendre aux parties
le reſſort accoûtumé : D'où il s'enſuit
qu'elles ne laiſſent pas échapper les humeurs , qui ne ſortoient que par leur
foibleſſe, & la trop grande fluidité des
liqueurs: ils peuvent empêcher cette ſortie de pluſieurs façons ; premierement,
en faiſant évacuer les ſeroſitez par les

Ce qu'on entend par aſtrin- gens.

Leurs differen- ces.

urines, les fueurs, les felles, ou le vo‑
miffement ; fecondement, en abforbant
ces mêmes ferofitez ; troifiémement, en
empêchant ces mêmes ferofitez d'agir
fur les parties.

Quand le fang eft trop fereux, il n'eft
pas bon d'arrêter tout d'un coup les éva‑
cuations des humeurs que la nature fait,
il faut même fouvent l'aider : mais en
donnant un purgatif ordinaire dans un
cours de ventre, il eft à craindre qu'on
n'augmente l'irritation, & qu'on n'af‑
foibliffe trop le reffort des inteftins ; il
faut donc donner des purgatifs qui faf‑
fent d'abord évacuer par leurs fels âcres,
mais qui enfuite fortifient les parties par
leurs fouphres embarraffans, & qui les
défendent contre l'âcreté des autres hu‑
meurs : on réüffit parfaitement bien fi
l'on fe fert de rhubarbe, de fuc de ro‑
fes & de mirabolans ; ces remedes éva‑
cuent d'abord, mais enfuite ils reffer‑
rent.

Les aftringens acides, tels que font
l'efprit de fel, d'alun, &c. qui agiffent
en pouffant les ferofitez par les urines,
ne doivent jamais être pratiquez dans
les longs cours de ventre, parce qu'en
rendant le fang plus épais, ils en font fe‑
parer la ferofité qui augmente les hu‑

meurs qui se vuident par les intestins,
outre qu'ils affoiblissent les fibres de ces
parties en les irritant. Mais l'on s'en peut
servir avec succez dans une hemoragie
qui vient par un mouvement trop rapide du sang, & par une trop grande
subtilité des humeurs : car outre qu'ils
diminuent les fermentations des humeurs, c'est qu'ils donnent de la consistance au sang, & permettent peu à peu
aux vaisseaux de se fermer.

Les vomitifs ne sont astringens que par accident, c'est-à dire, en détour- *Emetiques font astrin-* nant la matiere qui faisoit l'evacuation: *gens.* C'est en partie ainsi qu'agit l'*ipecacuana*, mais outre qu'elle détourne la matiere, elle amortit les levains qui causoient le flux de ventre.

On en peut dire autant des sudorifi- *Sudorifi-* ques, même ils ne doivent être employez *ques.* que dans de longs flux de ventre sereux, qui viennent par des matieres acides : parce qu'ils abondent en alkalis volatils & en souphres, ainsi ils peuvent embar-rasser & chasser par les sueurs, les sero-sitez trop abondantes.

Les absorbans sont ou terrestres, ou *Absor-* stiptiques ; les premiers agissent en ab- *bans.* sorbant les serositez, & en donnant un peu de consistance au sang ; & les deu-

niers, outre ces effets, embarrassent les
acides, fortifient le ressort des parties
par leurs souphres, en les défendant des
pointes âcres ou acides, qui en les détruisant, augmentoient les évacuations :
Terre- l'on compte entre les premiers, les co-
stres. raux, les yeux d'écrevisse, la terre sigillée, le bol d'Armenie, les perles, la
pierre d'azur, &c. Et entre les derniers,
la rhubarbe torrefiée, l'écorce de grenade, les noix de cyprés, les balaustes, le
Stipti- sang de dragon ; l'*hipocystis*, le sumac,
ques. les noyaux de nesles, le gland de chêne,
sa cupule & son huile, la graine & le
suc d'ortie, la fi nte de chien qui a mangé des os & qui est blanche, qu'on nom-
album grecum, la fiente d'âne, de porc,
&c.

Astrin- Il y a encore des astringens, qui ou-
gens tre qu'ils agissent comme les stiptiques,
glutin. font une espece de colle qui bouche les
trous par où les humeurs sortoient,
comme font les nesles, les coings, les
œufs durs, &c. on doit bien prendre
garde de se servir de ces derniers sans
y apporter toutes les précautions ; c'est
a dire, que quand on s'en sert, on doit
être certain que les évacuations ne se
font pas par une abondance d'humeurs,
mais par un relâchement des pores des

parties : car on doit craindre que les inteftins venant à fe coller, la matiere qui
y aborde ne trouvant point lieu de s'é-
chapper par bas, ne remonte par haut,
avec des defordres épouventables, comme *Fernel* dit l'avoir obfervé.

Il y a quelques aftringens qui partici-
pent de la nature de ces derniers & de
la nature des ftiptiques, c'eft-à-dire,
qu'ils épaiffiffent le fang en détruifant
fes principes fermentatifs, & d'un autre
côté ils détruifent auffi les acides groffiers & coagulans qui s'y pourroient trouver, tels font le plantain, la renoüée,
l'*equifetum*, le fperme de grenoüille,
& les eaux diftillées de tous ces differens
mixtes.

L'on ne doit jamais fe fervir d'aftringens au commencement des evacua-
tions, particulierement quand les premieres voyes ou les vaiffeaux font trop
remplis ; car pour lors les diarrhées ou
les hemoragies qui ne font que medio-
cres, & qui n'affoibliffent point, font
falutaires. On ne doit pas non plus arrêter d'abord nn vomiffement ; & même fi l'on voit que l'eftomac foit trop
chargé, il eft bon de l'aider par quelque
émetique : quand on veut calmer ces efforts, on peut ufer de ftiptiques mêlez à

quelques acides, parce que ces derniers
calment les mouvemens des parties âcres
qui irritent l'eſtomac.

Enfin un Medecin ne ſçauroit trop apporter de précaution pour corriger ou pour aider la nature, ſouvent elle ne chaſſe les humeurs nuiſibles que foiblement, & il faut l'aider ; quelquefois aprés avoir chaſſé les mauvaiſes, elle eſt ſi troublée des efforts qu'elle a fait, qu'elle chaſſe les bonnes par un relâchement qui eſt arrivé aux fibres des parties, & l'on y doit remedier le plûtôt qu'on peut.

Contrin-
dicatiõs. L'on doit ſur tout bien prendre garde de ne pas arrêter les évacuations critiques, puiſque les criſes ſont des efforts que la nature fait pour dompter la maladie, & les évacuations qui arrivent n'en ſont qu'une ſuite.

Remar-
que. L'on doit toûjours plûtôt ſe ſervir des aſtringens en quelque conſerve, ou en quelque opiate, qu'en liquide, parce que comme l'on a intention de diminuer les ſeroſitez, le liquide qu'on y mêleroit affoibliroit leur action. L'on donne tous les abſorbans juſqu'à un demi-gros ou deux ſcrupules, auſſi-bien que la plûpart des ſtiptiques ; mais ſi l'on les mêle avec quelques eaux aſtringentes, comme

de platain ou de centinode , on les donne
jufqu'à un gros entier & davantage.

J'excepte de cette regle generale les
efprits acides , qu'on ne peut guere donner fans les mêler à d'autres liqueurs , &
qui ont cependant beaucoup d'effet : on
en met dans les ptifannes & dans les juleps jufqu'à une agreable acidité. Ils font
des effets admirables dans les hemoragies qui viennent par un mouvement rapide de la maffe ; mais l'on ne doit pas
s'en fervir dans une hemoragie où le fang
eft gluant , comme je l'ay quelquefois
vû : l'on doit pour lors fe fervir de matieres alkalis, de fucre de faturne , d'antihectique de *Poterius*, de Mars , &c. purger fortement ; ainfi donner du mouvement au fang.

Il femble qu'on devroit joindre icy les
vulneraires , dont la plûpart font ftiptiques & chargez de parties fulphureufes
balfamiques ; mais comme les principales maladies où l'on les employe, font les
playes ou les ulceres qui font plus fouvent externes qu'internes , nous en parlerons fort au long dans la derniere partie de cet ouvrage.

Je ne parleray point de tous les medicamens dont nous avons parlé icy en détail , parce qu'ils ont été fuffifamment

expliquez en parlant des émetiques, purgatifs , diuretiques , fudorifiques , incraffans ; & fur tout en examinant ceux
qui arrêtent les mois , les fleurs blanches , ou les vuidanges , je dirai feulement deux mots en paffant du cyprés , des noix de galle , des balauftes,
de l'écorce de grenade & du fang de
dragon.

Cyprés. Le cyprés donne par la diftilation un
acide volatil , & une grande quantité
d'huile chargée de fels âcres ; les feüilles font fort recommandées pour les maladies hypocondriaques interieurement :
l'on fe fert des fruits qu'on appelle
noix de cyprés interieurement & exterieurement contre les hemoragies ; par
leurs parties huileufes ils défendent les
fibres des parties contre les humeurs
âcres & acides , c'eft pourquoy on les
recommande dans le crachement de
fang , la dyfenterie & l'incontinence
d'urine.

Noix de galles. Les noix de galles font encore très-
utiles interieurement & exterieurement
pour les mêmes maladies que les noix
de cyprés , elles abondent en matieres
alkalis & en huile ; c'eft pourquoy elles précipitent la folution de vitriol mieux
que les mirabolans , la poudre de chêne,

ou de cupule de son gland , & même
que la poudre de cyprés qui sont aussi
d'autres matieres alkalis , qui précipitent la solution de vitriol ; c'est pourquoy on se sert de toutes ces poudres
pour voir si les eaux minerales partici-
pent du vitriol ; l'on mêle la décoction
de noix de galles avec la solution de vitriol & d'alun pour empêcher la gangrene , & déterger les ulceres ; cette décoction est fort noire.

Toutes les mousses donnent des es- *Mousses.*
prits acides , quelques esprits urineux,
& beaucoup d'huile : on s'en sert aprés
l'avoir deseichée comme d'un bon astringens exterieurement , en poudre ou décoction ; interieurement on se sert de celle de crane humain , dont l'homme a peri
de mort violente , c'est ce qu'on appelle
usnée de crane humain ; elle est antiepi-
leptique , & sur tout propre contre les
hemoragies, en la prenant depuis un scrupule jusqu'à deux.

Le grenadier , tant domestique que *Grena-*
sauvage , porte des fleurs & des fruits ; *dier.*
les fruits sont appellez grenades , leur
écorce *malicorium*, les fleurs du grenadier sauvage, balaustes ; la semence &
l'écorce de la grenade sont fort astrin-
gentes ; elles contiennent quelques phle-

gmes acides, des fels volatils & beaucoup d'huiles : on les employe interieurement contre les crachemens de fang,
les flux de ventre & les vomiffemens;
exterieurement dans les décoctions aftringentes. Les balauftes ont à peu prés les
mêmes principes & vertus; on s'en fert
en décoction avec l'alun pour les ulceres
de la bouche; on fait auffi des poudres
de balauftes & de malicorium pour remettre la luette relâchée.

Sang de dragon. Le fang de dragon en larmes eft une
gomme refine fort aftringente; on la
donne interieurement jufqu'à demi-gros,
ou deux fcrupules, en poudre ou en opiate contre les catharres, la toux, le crachement de fang & les hemoragies; exterieurement elle arrête le fang, & on la
mêle avec les poudres aftringentes qu'on
applique pour arrêter le fang des vaiffeaux coupez.

TABLE
DES STIPTIQUES.

ou Aſtringens.

Ecorce de grenade, depuis un ſcrupule juſqu'à un gros.

Ecorce de citron ſeichée, depuis un gros juſqu'à deux, le double en décoction.

Feüilles d'abſinthe & de vigne friſée en poudre, depuis un ſcrupule juſqu'à un gros & demi, en ſubſtance & en décoction depuis demi-poignée juſqu'à une.

Plantain & centinode, depuis demi-poignée juſqu'à une en décoction.

Grains de nefles, depuis un gros juſqu'à un & demi.

Les noix de cyprés, depuis demi-gros juſqu'à un.

Les balauſtes, depuis demi-gros juſqu'à un.

Le ſpicnard, depuis un ſcrupule juſqu'à un gros.

Les clous de girofle, depuis demi-ſcrupule juſqu'à deux.

Le maſtic, depuis demi-gros juſqu'à un.

L'hypociſtis, depuis demi-gros juſqu'à deux ſcrupules.

La chair de coing, depuis un gros juſqu'à demi-once

Gland de chêne & ſa cupule, depuis demi-ſcrupule ju'qu'à demi-gros.

La poudre d'eſtomac & d'inteſtins de pou-lets, de veſſie de porc ou de mouton, de-puis demi-gros juſqu'à un.

Roſes rouges en poudre, depuis demi-gros juſqu'à deux.

Rhubarbe, depuis un ſcrupule juſqu'à un gros.

Corail rouge, depuis un ſcrupule juſqu'à deux.

Racine de tormentille, juſqu'à deux gros en décoction.

Sang de dragon juſqu'à demi-gros.

Succin, depuis dix grains juſqu'à un de-mi-gros.

Semences de chynorrodon, depuis demi-ſcrupule juſqu'à demi-gros.

Yeux d'écreviſſes, depuis demi-ſcrupule juſ-qu'à un gros.

Terre ſigillée, depuis un ſcrupule juſqu'à un gros.

Bol-armen, depuis un ſcrupule juſqu'à un gros.

Le vin rouge, depuis demi-verre juſqu'à un.

Chalcitis,
La litarge & la ceruse, } *exterieure-*
Les fientes d'âne & de porc. } *ment.*
Le vitriol & l'alun dissout , depuis demi-
scrupule jusqu'à un , ou 30. grains.

CHIMIQUES.

Extrait de rhubarbe , depuis dix grains
jusqu'à deux scrupules.
Sel de saturne , depuis deux grains jusqu'à
dix.
Eau de plantain , de roses , de centinode ,
depuis une once jusqu'à quatre.
Eau stiptique , depuis demi-gros jusqu'à
deux.
Pierre medicamenteuse , huit grains dissous
en quatre onces d'injection astringente.
Extrait de tormentille , jusqu'à deux scru-
pules en potion ou opiate.
Safran de mars astringent , depuis quinze
grains jusqu'à un gros.
Son extrait , depuis dix grains jusqu'à
deux scrupules.
Antimoine diaphoretique, depuis six grains
jusqu'à 3.
Antihectique de Poterius, depuis dix grains
jusqu'à deux scrupules.
Huile de gland de chêne , depuis deux gros
jusqu'à une once.

Gelée de corne de cerf pour alimens.

Précipité vert de mercure , depuis trois grains jufqu'à huit.

Efprits acides dans les juleps.

FORMULES.

Eau ftiptique dont on fe fert dans la dyfenterie, flux hemorrhoïdal, menftrual , & autres hemorragies : comme auffi quand une artere eft ouverte , en l'appliquant exterieurement.

Prenez vitriol rouge* qui refte dans la cornuë aprés qu'on en a tiré l'efprit, de l'alun brûlé, & du fucre candi, de chacun 30. grains, de l'urine d'une jeune perfonne, de l'eau rofe, de chacun une demi-once, de l'eau de plantain deux onces, battez le tout dans un mortier, & verfez dans une bouteille : il faudra verfer la liqueur par inclination quand on s'en voudra fervir.

Opiate pour les cours de ventre qu'on veut arrêter, les chûtes de boyaux , & autres relâchemens.

Prenez des conferves de cynorrhodon,

* Colcotrar.

Lemery.

& d'écorce de citron confite , de chacune deux onces , d'yeux d'écrevisses & de
corail préparé , de chacun un gros ; roses rouges pulverisées , rhubarbe torrefiée , de chacun deux scrupules ; antihectique de *Poterius* un gros & demi, gland
de chêne pulverisé un gros : mêlez le
tout ensemble , & luy donnez la consistance d'opiate avec le sirop d'absinthe :
l'on en prendra le matin la grosseur d'une
bonne noisette.

Poudre pour ceux qui ne peuvent re-
tenir leur urine.

Prenez des glands seichez une once ,
de l'oliban demi-once , de la semence
de coriandre seiche, du bol-armen , de
la gomme arabique, de chacun dix gros
mêlez ; faites une poudre dont vous donnerez demi-gros jusqu'à un , en un verre
de vin rouge.

Pour arrêter le vomissement.

Prenez un gros de sel d'absinthe, une
cuillerée de suc de limons , & avallez.
Quoiqu'il semble que les sels lixivieux détruisent la vertu des acides , &
que reciproquement les acides détrui-

sent la vertu des sels lixivieux, on ne
laisse cependant pas de les mêler avec
succés, comme on peut voir dans le Febrifuge de *Crolius*, le tartre vitriolé, le
sel vegetal, & quantité d'autres bons remedes.

Sirop de coings.

Prenez trois livres de suc de coings
bien depuré, & deux livres de sucre,
faites cuire doucement, & ajoûtez sur
la fin deux onces d'eau de canelle tirée
sans vin ni eau-de-vie. Ce sirop est trés-
propre contre le flux de ventre : l'on
le peut mêler dans la ptisanne ou dans
des potions, depuis demi-once jusqu'à
une once.

Sirop de corail.

Prenez un quarteron de corail rouge
broyé sur le porphire, mettez dessus
deux livres de suc de limons bien épu-
ré, laissez-le sur le feu de sable pendant
deux jours & deux nuits, versez ensuite
par inclination, & y ajoûtez trois livres
de sucre candi réduit en poudre, laissez
encore vôtre suc avec le sucre six heures au feu de sable, & vous aurez un
sirop

ſirop de corail fort bon dans les vomiſſemens & flux de ventre bilieux. Il ſe
donne depuis demi - once juſqu'à une
once dans les potions ou dans la ptiſanne.

CHAPITRE XVI.

Des febrifuges.

COmme il n'y a pas de maladie plus commune que la fiévre, il n'y en a pas auſſi où l'on ait trouvé plus de re-medes : mais ils ſont tous ſi peu aſſu-rez, qu'on ne ſçauroit jamais là-deſſus bâtir un prognoſtic certain. Il y a des remedes qui agiſſent ſur quelques per-ſonnes, & qui n'agiſſent pas ſur d'autres; & tel febrifuge, qui cette année a été en vogue, ſera décrié l'année ſuivante, parce que ce n'eſt plus la même fiévre qui court, ce n'eſt plus la même diſpo-ſition : j'apporterai un exemple qui prou-ve parfaitement bien ce que j'avance.
Un Bourgeois de la ville de Laval don-noit à tous les fiévreux un gros de graine d'yeble, & les gueriſſoit tous : l'année ſuivante il en fit cueillir une grande quantité pour le même uſage ; mais il

Incertitude des febrifu-ges.

fut bien étonné de voir que son remede
n'avoit plus aucune efficace ; il sembloit
même que cette graine étoit aussi mor-
telle que l'année précedente elle avoit
été salutaire , car personne ne guerit,
même la plûpart mouroient. Ainsi il
fut contraint de jetter ce qu'il avoit fait
cueillir avec bien du soin.

Mais sans chercher ces exemples ra-
res , tout le monde sçait que le *quinquina*
gueriffoit les fiévres intermittentes les
plus opiniâtres il y a quelques années.
Presentement on le voit souvent man-
quer , & même causer quelquefois des
desordres ; & il est probable que la petite centaurée dont l'antiquité faisoit tant
d'estime , étoit un bon remede , quoique nous en voyons presentement trés-
peu d'effet.

Nature des fiévres. Les fiévres n'étant que des fermentations du sang , il s'ensuit que tous les
remedes qui les peuvent arrêter , sont
febrifuges : mais comme souvent ces
fermentations ne font que des mouvemens de la nature pour jetter dehors
Desordre des Incraffans. un ennemy qui la détruit , tous les res
medes qui calment ces mouvemens sans
détruire l'ennemy qui nuit , produisent
de trés-mauvais effets. C'est pourquoy
l'esprit de vitriol , les ptisannes rafrai

chiffantes , les émulfions , les orgeats ,
les amandes , l'eau de poulet , & prefque tous les remedes que quelques Medecins ordonnent avec tant de pompe ,
& fi peu d'effet dans les fiévres continuës , n'ont point d'autre vertu que de
fufpendre pour un tems l'ardeur de la
fiévre ; mais enfuite elle reprend avec
plus de vigueur. Ne contons donc point
les incraffans pour des febrifuges , &
examinons un peu les autres que la Medecine nous fournit.

Ceux qui évacuent , font fouvent des
fpecifiques ; quelquefois l'eftomac & les
inteftins font remplis d'humeurs aigres
ou bilieufes , qui venant enfuite à fe mêler au fang , font reffentir le froid & le
chaud des intermittentes ; pour lors quelque émetique eft d'un grand fecours ;
quelquefois auffi dans les continuës , les
premieres voyes font embarraffées , &
tous les fpecifiques ne pourront agir ,
fi l'on ne les a vuidées , quand même
il n'y auroit rien dans les premieres
voyes : fouvent l'on précipite avec fuccez les levains des fiévres intermittentes
par les felles.

Mais quand le levain qui caufe la fiévre eft fubtil , il eft bon de le faire tranfpirer par les fueurs ; le mal eft que nous

n'avons point de sudorifique assuré. *Mon pere s'est servi avec succez de l'infusion de jalap.* Il semble que ce remede qui d'ordinaire est purgatif, eût changé de nature, quand on le donnoit dans le froid d'une fiévre intermittente, & qu'on couvroit le malade : car je l'ay vû donner à plus de cent malades dans l'année 1683. Il les faisoit tous suer ; il n'en purgeoit aucun, & tous étoient par là délivrez de leur fiévre. Je n'ay pas reconnu le même succez dans les années suivantes ; mais je puis dire qu'il n'a jamais fait de mal, & qu'il a souvent fait du bien. L'eau rose guerit aussi souvent les fiévres : si l'on la donne au commencement de l'accez, elle excite les sueurs, comme le chardon benit, l'ulmaria, la melisse, &c.

Précipitans

Les febrifuges qui agissent sans aucune évacuation sensible, & qui cependant ne peuvent être mis au nombre des incrassans, à cause de leurs parties volatils, agissent ou en absorbant les levains qui faisoient fermenter les humeurs, ou en les émoussant, ou en donnant de la liquidité au sang. Tels sont l'antimoine diaphoretique, l'antihectique, les yeux d'écrevisses avec le sucre de saturne, le sel d'absinthe ou

de tartre fixe avec les yeux d'écreviffes
dans le vin , la corne de cerf préparée ,
les coraux , les perles , le febrifuge de
Timeus , la poudre d'écailles d'huitres ,
&c.

La petite centaurée , les fleurs de camomille , la gentiane , l'imperatoire , la
noix vomique , l'écorce & les fleurs de
pêcher , la chicorée , l'écorce de frêne ,
agiffent en abforbant & émouffant les
levains acides qui faifoient fermenter le
fang & les humeurs , & en donnant des
parties huileufes & volatiles au fang
qui facilitent la tranfpiration : on en
peut faire des ptifanes , ou les laiffer
infufer dans le vin , ou les mêler dans
les opiates fans fucre ni miel , parce
que ces deux drogues étant remplies
d'acides , rempliffent les pores des amers
qu'on y mêle , & par confequent en diminuent la vertu.

Le *quinquina* eft l'écorce d'un arbre
qui reffemble au frêne. Quelques-uns
ont crû qu'il fixoit l'humeur qui caufoit
la fiévre : mais fi l'on confidere qu'il eft
amer , qu'il contient des fels volatils ,
beaucoup d'huiles & peu d'acides ; l'on
verra qu'étant capable d'abforber les
acides qui peuvent coaguler le fang , il
n'eft capable que de luy donner de la

fluidité. C'eft par là qu'il le met en
état de fe délivrer des mauvaifes humeurs qui le font fermenter. Mais l'on
doit prendre garde qu'il ne diffoude
trop le fang. C'eft pourquoy auparavant l'on doit donner quelques purgatifs, & prendre garde que les vaiffeaux
ne foient pas trop pleins : car comme il
diffout beaucoup fans évacuer, il fe fait
des épanchemens de ferofitez, qui dans
la fuite peuvent devenir hydropifies,
comme je l'ay vû plufieurs fois arriver.
On prouve que le *quinquina* diffout le
fang, parce que fi vous mêlez de fon infufion au fang, il ne fe caille plus, &
celuy qui eft caillé reprend fon premier
état. On a inventé differentes façons
de le préparer. On le donne en bol, depuis une demie dragme jufqu'à un gros :
mais il demeure dans l'eftomac, fouvent
fe mêle peu au fang ; il détruit la premiere coction, & rend l'eftomac foible,
en détruifant les levains qui s'y rencontrent. Pour empêcher les mauvais effets,
il eft bon de le mêler avec quelques fels
lixivieux, comme avec celuy d'abfinthe
en quelque firop.

On le fait auffi infufer pendant un
tems confiderable, une once fur une
pinte de vin ; cette methode me plairoit

davantage, si le vin ne s'aigrissoit point, & si en s'aigrissant il n'empêchoit point l'action de ce medicament. Secondement, on en tire la vertu avec l'eau commune & avec l'eau-de-vie, afin d'en tirer les parties aqueuses & sulphurées ; par cette methode il agit mieux, & son action est encore plus forte, si sur chaque prise l'on jette quelques gouttes de *laudanum* liquide. Mais comme l'eau-de-vie monte à la tête, & que les malades qui sont quelquefois obligez de prendre de ces liqueurs jusqu'auparavant l'accez, peuvent être incommodez de douleurs de tête, de délires & d'autres accidens qui sont produits par les mouvemens tumultueux que l'eau-de-vie excite dans le sang, la meilleure préparation liquide qu'on peut faire du *quinquina*, est de le faire boüillir avec un sel lixivieux dans l'eau commune, aprés l'avoir reduit en poudre : car l'ébulition détache les parties huileuses & salines de cette écorce, & le sel lixivieux écartant ses souphres, permet aux parties aqueuses de s'insinuer plus facilement.

Le *quinquina* a eu tant de réputation, qu'on a crû que c'étoit un remede universel pour toutes sortes de fiévres,

ainſi l'on s'en eſt ſervi dans les intermittentes & dans les continuës : mais l'on a
bien-tôt vû qu'il n'avoit plus tant d'a-
ction dans les fiévres continuës , ni
même dans les doubles - tierces intermittentes , parce qu'elles approchent de
la nature des continuës. Son action n'eſt
bien ſenſible que dans les intermittentes , dont les accez ſont éloignez; & même dans ces ſortes de fiévres, quand l'on
le prend dans l'accez, ou un peu auparavant , la violence eſt beaucoup plus
grande ; ce qui ſemble être une marque
qu'il détruit les levains propres à cauſer
la fiévre , en les faiſant fermenter : mais
ces levains qui ont été un peu amor-
tis , retournent ſouvent dans leur premier état , & quinze jours aprés les accez
reprennent quelquefois avec autant de
violence qu'auparavant , parce que le
quinquina n'a pas des parties aſſez puiſ-
ſantes pour les rompre tout-à-fait , à
moins qu'on n'ait fait preceder les remedes generaux. Il ſemble qu'on pourroit attendre des effets à peu piés ſemblables de quelques ſels , ſoit volatils,
ſoit fixes. En effet l'on trouve ſouvent
beaucoup de ſoulagement en ſe ſervant
dans les intermittentes de quelques
gouttes d'eſprit volatil de ſel ammoniac,

niac , particulierement dans les fiévres
quartes , ou de fleurs de fel ammoniac,
ou de fel ammoniac purifié , ou de
fel fixe de fel ammoniac. L'on fe
trouve encore parfaitement bien , non
feulement dans les fiévres intermittentes , mais mêmes dans les continuës & dans les malignes , des fels li-
xiviels , foit qu'on les donne feuls , foit
qu'on les mêle aux yeux d'écrevifles,
ou à l'antimoine diaphoretique , &c.
car ces fortes de remedes refiftent aux
levains de la fiévre. Il eft vrai que l'efprit volatil de fel ammoniac ne fe doit
pas donner dans le milieu d'un accez ;
mais l'on le peut donner dans les jours
d'intermiffion , & même auparavant
l'accez ou dans le froid , ainfi que le
fel volatil de tartre ; car ces remedes
diminuent la violence de l'accez en dé_
truifant les levains : & quant aux autres remedes , l'on les peut donner en
tout tems , même dans le commencement des fiévres continuës, où fouvent
l'ufage des purgatifs & des diaphoreti-
tiques nous font défendus. L'on loué
encore beaucoup dans le commencement des accez , c'eft-à-dire , dans le
froid des intermittentes , quelques gou-
tes d'huiles diftilées , diffoutes avec un

peu de sucre dans une eau sudorifique ;
entr'autres on recommande l'huile de
thim, de romarin, &c.

L'on peut encore se servir dans ces
tems là de sels fixes mêlangez avec des
sels acides, comme du tartre vitriolé,
ou de la potion febrifuge de *Crolius*,
qui se fait avec un scrupule d'esprit de
vitriol, un demi gros de sel d'absinthe,
& deux onces d'eau de chicorée ; & de
sels qui contiennent des aigres & des
alkalis, comme du nitre, du cristal mineral, &c. parce que dans tous ces composez les parties qui sont propres à combattre les levains, le font, & le levain
de la fièvre ne consiste pas dans un simple acide, mais souvent dans un certain
acide âcre, qui peut être corrigé par des
acides d'une autre nature, presque comme par des alkalis. L'on louë encore
beaucoup la corne de cerf brûlée, depuis demi-once jusqu'à une once dans
une eau de quelque plante rafraîchissan-
te pour toutes les fièvres, & elle agit
comme tous les autres alkalis. Vanhelmont louë les sels volatils de rhuë, de
sauge, de marjolaine, de romarin, quoy
qu'ils ne soient pas fort differens des
autres sels volatils ; je ne doute point
que le sel volatil de tartre qu'on tire

affez facilement & en grande quantité de la lie de vin, ne foit auffi bon
que les autres fels volatils des plantes.
Il parle encore d'un autre febrifuge qu'il
fait avec la poudre de Jean de *Vigo*,
qui eft apparemment le precipité rouge,
fur laquelle il fait verfer de l'élement du
feu tiré du vitriol de venus, qui peut
être un efprit acide qu'on tire des criftaux de venus, que Paracelfe & luy ont
beaucoup eftimé en d'autres endroits.
Il la fait cohober cinq fois avec de l'eau
regale, & fur la fin il fait augmenter
le feu, afin de fixer abfolument ; enfuite
il fait cohober cette poudre corrofive
avec l'efprit de vin dix differents fois,
en renouvellant à chaque fois l'efprit de
vin, & enfuite avec les blancs d'œufs.
Poterius donne un autre precipité fudorifique de mercure par le mêlange de
l'étain avec le mercure où il fait brûler
l'efprit de vin, &c.

Si ce remede eft celuy de Vanhelmont,
& qu'il foit fudorifique comme il le marque, il ne peut être que tré-bon pour
la guerifon des fiévres ; & tous les remedes fudorifiques que nous tirons des
mineraux, font d'un grand fecours contre les fiévres, parce qu'ils ont quelques
parties folides qui peuvent penetrer juf-

ques dans la masse du sang sans être di-
visées ni rompuës, & qui sont par consequent capables de produire tout l'effet qu'on en attend. Ainsi quoique le
diacelt. tesse Helmontii ou sudorifique purgatif d'écrit en M. Charas, ne ressemble point à l'ambiguë description que
nous en donne Vanhelmont ; je ne laisse
pas de l'estimer dans la guerison des fé-
vres & des autres maladies, où Vanhelmont prétend qu'il est admirable. Celuy de Vanhelmont ne se donne d'ordinaire qu'à 8. grains, & celuy de M.
Charas se donne jusqu'à 30. Nous pouvons conjecturer de la bonté des remedes que ces Auteurs nous ont cachez par
ceux qu'ils nous ont beaucoup louez, &
que nous connoissons ; car de même que
nous ne voyons pas des effets fort surprenans des remedes ausquels ils ont attribué des vertus infinies, de même si
nous avions leurs remedes cachez, nous
ne trouverions pas apparemment toutes
les merveilles qu'ils promettent, & nous
verrions que la matiere des medicamens
est assez ample pour se passer de ces sortes de secrets.

Fébri-
fuge.   Le febrifuge que décrit M. Charas,
sans en nommer l'Auteur, doit par la
même raison être fort bon contre les fié-

v vres. Il se fait avec un once de cinabre
b d'antimoine , deux gros de sel commun
d brûlé, qu'on met dans une curcubite de
v verre, en versant dessus trois onces d'hui-
l le de souphre qu'on fait digerer deux
i jours au bain de cendre ; on augmente
l le feu ; l'on fait évaporer l'humidité ;
l l'on lave la masse ; l'on la fait seicher ;
l l'on la reduit en poudre ; l'on la mêle
avec trois onces de fleurs de souphre ;
l l'on met le vaisseau sur les charbons ;
l l'on remuë avec une verge de fer jusqu'à la consommation des fleurs ; l'on
met trois doigts haut d'esprit de vin
qu'on fait ensuite consommer, & l'on-
garde la masse , dont on en donne demi-heure avant l'accez d'une intermittente jusqu'à quinze grains, en quelque
eau cordiale ; elle excite puissamment les
sueurs.

L'*opium* est febrifuge, partie en tem-
perant les mouvemens du sang , partie
en absorbant les acides par ses particules ameres : il est encore febrifuge
en les émoussant par ses souphres
embarrassans, & enfin en les faisant
transpirer par ses parties volatiles.
Mais afin qu'il fasse tout le bien
qu'on en attend, il le faut mêler avec
les volatils , & particulierement avec

Opium.

l'esprit volatil de sel ammoniac.

Ce seroit icy le lieu d'examiner si la saignée est specifique pour la fiévre ; mais comme nous n'entreprenons pas de faire une pratique de medecine, nous laisserons cette question qui est fort éloignée de nôtre sujet : car nous examinons icy comment les medicamens peuvent agir pour guerir les maladies. L'on ne doit point aussi attendre que je donne icy la maniere de se servir de ces remedes, ni les précautions qu'on doit prendre ; on peut lire là-dessus ce que nous avons dit dans nôtre pratique des maladies aiguës, où nous examinons chaque fievre en particulier.

L'on fait deux autres questions, sçavoir si l'on doit boire dans les accez des intermittentes & dans les redoublemens des continuës, & si l'on peut boire du vin dans les fiévres.

Quant à la premiere question, je réponds que la boisson, particulierement celle qui n'est pas beaucoup chargée de sucs de plantes, n'est capable que d'écarter & d'entraîner les levains qui font fermenter le sang : l'on peut cependant excepter la fiévre quarte, où les levains font extrêmement terrestres, & par consequent difficiles à diſſoudre par les boiſſons ordinaires ; ainſi l'on doit peu boire, excepté dans l'accez, où par le mouvement qu'ils ont, ils peuvent être plus aiſément emportez ; & comme la boiſſon affoiblit fort l'eſtomac de ceux qui ont la fiévre quarte, l'on y peut mêler quelque ſtomachique.

Pour ſçavoir ſi le vin peut être bon dans les fiévres, nous montrerons en parlant des cardiaques, qu'il ne peut être que fort bon pour les fiévres malignes, & rien n'empêche d'en boire dans la remiſſion des fievres continuës, & hors de l'accez des intermittentes ; le ſeul mal qu'il peut cauſer, eſt le délire ; & les delires dont il eſt cauſe, ne ſont pas dangereux : mais on évite toute ſorte de dangers quand on le trempe, & qu'on le donne dans la remiſſion des continuës. Il reſteroit à parler des febriſuges des fiévres malignes ; mais nous le ferons en parlant des cardiaques.

Je ne parle point davantage des febriſuges ſudorifiques, parce que nous en avons parlé ailleurs : mais il me ſemble fort à propos de parler des medicamens qu'on applique exterieurement contre les fiévres, & qu'on ap-

Amulettes.

T iij

pelle amulettes. Vanhelmont loüe ex-
.trêmement un emplâtre contre les fiévres quartes , dont il ne donne point
suivant sa coûtume la description , &
que quelques-uns ont dit n'être que le
suc de nicotiane, où l'on ajoûte le miel
& la cire pour les cuire en consistance d'emplâtre qu'on applique sur la rate aprés avoir frotté l'endroit d'huile
de capres. Etmulere rapporte la description d'un emplâtre febrifuge du
Docteur Michaël, qui se fait avec une
once & demie de suie luisante , six
gros de terebenthine, un gros de toile
d'araignée , deux scrupules de camphre,
& suffisante quantité d'huile d'araignée,
car on estime cet animal fort febrifuge exterieurement ; je prefere toûjours
à ces remedes les volatils , comme
l'huile de clous de girofle , ou les
narcotiques volatils , comme les sucs
de pavot, de jusquiame, de ciguë , de
nicotiane , &c. Quelques Auteurs loüent
les racines de ranoncules pilées , l'ail
&c. Ces remedes ne me paroissent
point à méprifer, à cause des sels âcres
qu'ils contiennent. On loüe extrêmement l'écorce de sureau pilee avec du
sel qu'on met dans un sachet sous les
aisselles du malade pendant vingt-qua-

tre heures : fi ce remede avoit quelque vertu , ce feroit affurément par des
parties du fureau & du fel qui fe mêleroient avec le fang ; mais il eft
bien fûr que ni le fureau , ni le fel
féparément, ou pris tous deux enfemble par la bouche, n'ont aucune vertu
febrifuge ; il s'en mêle cependant davantage au fang , que par l'infenfible
tranfpiration : difons donc que ce n'eft
qu'une prévention du peuple qui guerit, quand on a perfuadé fon imagination.

On fait des amulettes qu'on applique au petit doigt pour les fiévres quartes , avec de la poudre à canon enve-
loppée dans la petite peau qui eft fous
la coquille d'un œuf frais ; cette peau
contient un fel fort âcre , qui mêlé avec
des particules de la poudre à canon,
peut en partie amortir les acides qui
font la fiévre quarte , en fe mêlant au
fang ; mais pourquoy choifir le petit
doigt , puifque dans toutes les parties du
corps il y a des vaiffeaux ? On prouve
que la petite peau des œufs contient
un fel âcre, parce que le jaune d'œuf
en vieilliffant devient âcre , & cette petite peau n'a plus la vertu qu'elle avoit
auparavant ; ce qui vient apparemment

de ce qu'elle a communiqué ses sels âcres
au jaune.

Les meilleurs amulettes qu'on peut
faire, c'est de frotter l'épine du dos avec
le theriaque & l'eau-de-vie, ce qui réüs-
sit quelquefois quand on le fait dans le
froid des intermittentes.

Il y a encore beaucoup d'autres remedes exterieurs qu'on peut appliquer
en differentes fiévres pour calmer leurs
symptômes ; ainsi on applique les huiles aromatiques sur la region de l'e-
stomac pour calmer le froid & les car-
dialagies qu'on sent en cette partie.
L'on applique dans les fiévres continuës , le levain avec le vinaigre a la
plante des pieds pour diminuer leur ardeur & prévenir les délires ; quelquefois on ajoûte en forme de cataplasme les feüilles de rhuë & les racines
de refort au levain & au vinaigre pour
appliquer à la plante des pieds pour
les mêmes intentions ; d'autre fois l'on
fait des mêlanges de décoction d'é-
crevisses , de suc de solanum, de sucre de saturne, &c. pour appliquer aux
temples , afin de diminuer les douleurs
de tête dans les fiévres malignes. Plusieurs praticiens font appliquer des
vessicatoires , ce qui ne peut être que

tres-utile lorfqu'il y a quelque difpofition à une affection foporeufe ;
mais comme j'ay expliqué la meilleure
partie de toutes ces chofes dans le livre des maladies aiguës, j'y renvoye le
lecteur.

Quelques modernes ont encore inventé l'ufage des lavemens febrifuges,
ce qui peut avoir lieu en certaines occafions : car comme les gros boyaux
ont des veines lactées, il eft hors de
doute que les parties febrifuges de ces
medicamens fe peuvent communiquer
au fang ; mais d'un autre côté, comme ces parties n'ont point été mêlées
au levain de l'eftomac, qui eft la principale caufe du retour des accez ou
des redoublemens, l'on doit apprehender que ces medicamens ne faffent
une grande fermentation dans le fang,
parce qu'ils ne l'ont point faite dans
les premieres voyes ; & d'un autre côté, n'ayant point changé cette principale caufe des retours, ils font beaucoup moins affurez dans leurs effet ;
auffi l'experience a t-elle montré que
les lavemens de *quinquina*, quoique
fort chargez de ce medicament, &
fouvent reïterez, güeriffent peu de fiévres intermittentes, & font fouvent

beaucoup de desordres dans les conti‑
nuës.

TABLE

DES FEBRIFUGES.

A Sarum, } Voyez les éme‑
Tartre émetique, } tiques.

Verveine, une poignée en décoction.

*Suc de chicorée sauvage jusqu'à trois cuil‑
lerées au commencement de l'accez.*

*Suc de chausse-trape, en même doze avec
même précaution.*

Suc de tanacetum une cuillerée.

*Fleurs de Camomille en poudre jusqu'à deux
scrupules dans l'intermission.*

Romarin,
Germendrée, } *depuis demi-* } *par poi‑*
Gentiane, } *gros jusqu'à* } *gnées*
Centaurée, } *un en sub* } *en dé‑*
Quinquina, } *stance.* } *coction.*
Ecorce de frêne } }

*Racine de pentaphillum jusqu'à un gros en
poudre avant l'accez.*

Camphre, depuis deux grains jusqu'à dix.

Ecorce de sureau,
Hieble, } *Depuis demi-*
Jalap. } *gros jusqu'à un.*

℞ *Graine d'épinars,*
℞ *Geniévre.* }

℞ *Yeux d'écreviſſes juſqu'à un gros.*
℞ *Sucre de ſaturne juſqu'à quinze grains.*
℞ *Myrrhe juſqu'à demi-gros.*
℞ *Benjoin juſqu'à deux ſcrupules.*
℞ *Pierre de lazul juſqu'à un gros.*

CHIMIQUES.

℞ *Sels d'abſinthe,*
℞ *De tartre.*
℞ *Sel fixe ammoniac,*
℞ *Fleurs de ſel ammoniac.* } *juſqu'à trente grains.*

℞ *Eſprit volatil de ſel ammoniac, juſqu'à douze ou quinze grains.*

℞ *Antimoine diaphore-*
  tique.
℞ *Bezoüard mineral.*
℞ *Bezoüard jovial.* } *juſqu'à trente grains.*

℞ *Sudorificum purgans de*
  M. Charas.

℞ *Febrifuge décrit en M. Charas juſqu'à vingt grains.*

℞ *Huile de girofle,*
℞ *Huile de thim,* } *juſqu'à quatre gouttes.*

℞ *Eau de chardon benit.*
℞ *De romarin,*
℞ *De ſauge.* } *juſqu'à quatre onces.*

℞ *Extrait de quinquina, depuis douze grains juſqu'à demi-gros.*

Sel de quinquina *, depuis dix grains jus-*
　　qu'à un scrupule.

Tartre martial soluble, depuis dix grains
　　jusqu'à demi gros.

Eau de noix, depuis un once jusqu'à sept.

Leur extrait, depuis un scrupule jusqu'à
　　un gros.

Leur sel, depuis six grains jusqu'à un
　　scrupule.

Eau rose, depuis une once jusqu'à quatre.

Eau de centaurée, depuis une once jus-
　　qu'à quatre.

Extraits desdites plantes, depuis un scru-
　　pule jusqu'à un gros.

FORMULES
des Febrifuges.

Rosolis febrifuge de M *Lemery.*

Prenez *quinquina* pulverisé quatre onces, versez de l'esprit de vin qu'il sur-
passe de quatre doigts ; adaptez sur vôtre matras un autre de rencontre ; laiffez le tout pendant quatre jours au bain
de vapeur ; l'esprit étant devenu rouge,
filtrez par le papier gris : la doze de cette teinture est dans une liqueur appropriée, depuis dix grains jusqu'à une dragme.

Pour en faire le rofolis, on prend une livre d'eau ou de vin, on fait macerer demi-once de canelle pulverifée, & autant de femence de coriandre, on le coule, & on diffout quatre onces de fucre, & une once & demie de teinture que nous venons de décrire : la doze de ce rofolis eft depuis demi-once jufqu'à une once & demie.

Eau de fumanel.

Prenez des fleurs de romarin, des fleurs & racines de buglofe & de coings, de chacun quatre onces ; fafran demi-dragme : pilez le tout, & faites tremper en deux livres de vin blanc, que vous mettez dans un vaiffeau de verre dans le fumier pour diftiler, & de l'eau le malade en boira demi-once.

Febrifuge émetique & fudorifique.

Prenez quatre fcrupules de racine d'*afarum* mediocrement pulverifée avec deux grains de poivre dans un verre de vin chaud : l'on prendra cette boiffon une heure ou deux avant l'accez, l'on couvrira le malade, il vomira & fuëra ; ce remede guerit prefque toutes les fiévres

intermittentes , particulierement la fiévre quarte. L'on prétend que si l'on pul-
verise extrêmement cette racne , elle
perd sa vertu émetique , & n'est plus
que sudorifique ; & que si l'on la fait
boüillir dans l'eau simple, elle n'est que
diuretique sans être vomitive : mais de
quelque maniere qu'elle agisse, c'est toûjours un febrifuge , particulierement contre les fiévres quartes.

Cataplasme.

Faites boüillir deux onces de tabac
dans une chopine de vin, passez & ajoûtez vingt grandes araignées, ajoûtez de
la terebenthine, de l'huile , du miel , &
de la cire , jusqu'à consistance de cataplasme, dont on peut mettre sur la
region de la rate , sur les poignets &
ailleurs.

CHAPITRE XVII.

Des Antiveneriens.

Accidés
qui pré-
cedent
la verole.

AUparavant d'expliquer les remedes qui peuvent évacuer ou détruire les levains veroliques , lorsqu'ils
font

font mêlez à la masse du sang, il est necessaire de parler des symptômes qui ont coûtume de preceder ce dange-reux mélange ; ce n'est pas qu'ils ne puissent être eux-mêmes produits ou entretenus par les mêmes levains, mais lorsque ces phœnomenes commencent à paroître, il est rare que la masse du sang soit déja fort infectée : l'on com-pte entre les accidens, la chaudepisse, le chancre, le poulain & les poi-reaux.

La chaudepisse peut avoir des exce-ptions trés-differentes ; on la prend quelquefois pour une ardeur que les malades sentent en urinant ; d'autres fois pour une ardeur & cuisson d'urine, avec un écoulement de semence cor-rompuë, c'est-à-dire, un écoulement d'u-ne matiere purulente, jaune ou verte, avec douleur, & quelquefois contor-sion du membre dans l'érection ; d'au-trefois pour un écoulement d'une ma-tiere purulente, sans beaucoup de cha-leur, sans cuisson en urinant ; enfin on la prend encore pour un simple écou-lement de semence, sans ardeur ni cuis-son.

J'avouë que ce nom ne convient point à bien des maladies que nous ve-

nons de décrire ; ainsi tous les écoulemens de femence ou de pus qui fe font
par la verge, hors du tems de la fortie
de l'urine, doivent être appellez gonorrhées ; cependant dans les femmes il
faut bien diftinguer par des fignes propres, les fleurs blanches d'avec les gonorrhées.

Si les écoulemens purulens font joints
avec ardeur & cuiffon, il y a chaudepiffe & gonorrhée ; fi au contraire il y a
fimplement ardeur fans écoulement, c'eft
une chaudepiffe fimple.

Prefque toutes ces maladies peuvent
être veneriennes, ou ne l'être pas ; les
chaudepiffes qui font avec écoulement
de matiere virulente, avec ardeur ou
fans ardeur, font prefque toutes veneriennes, c'eft-à dire, caufées par un
commerce avec une perfonne infeétée.
Plufieurs débauchez croyent fouvent
n'avoir point gagné de mal, parce
qu'ils n'ont pas introduit la verge dans
le vagin dans le tems de leur débau-
che ; cependant le virus fubtil a pene-
tré le long de l'uretre, & leur laiffe
une chaudepiffe gonorrhée, d'autant
plus difficile à guerir, qu'elle a été
long-tems à fe manifefter. La caufe conjointe de cet accident eft une inflam-

mation des proftrates & du *verumonta-*
num , lorfqu'il y a chaudepiffe gonorrhée ; s'il y a une gonorrhée virulente
fans chaudepiffe, il y a ulcere dans ces
parties ; fi enfin il y a une fimple gonorrhée , il n'y a que relaxation & une
abondance de ferofitez dans les proftrates ; enfin fi c'eft une chaudepiffe fimple , cela ne vient que des parties falines de l'urine. Dans la chaudepiffe
gonorrhée on doit avoir recours à une
boiffon fort ample , par exemple de
quatre ou cinq pintes par jour , & au
lieu de ptifannes avec les herbes , on
mettra fur chaque pinte d'eau deux fcrupules de fel de fouphre , de tartre vitriolé , &c. ou d'un autre fel femblable ; il faut peu purger dans les commencemens , & fi l'on le fait que ce foit
avec la caffe & le petit-lait ; le plus fûr
eft de donner des lavemens : on peut
faigner pour empécher la fluxion fur les
bourfes, il faut peu marcher, &c S'il
arrive fluxion fur les bourfes, on faigne, *Fluxion des bourfes.]*
on applique des cataplafmes avec les qua-
tre farines , l'huile de lin , une décoction de mauve & un peu de terre cimolée ; il les faut appliquer chaudement,
&c. Si l'ardeur eft finie on purge avec
la rhubarbe & la terebenthine , ou bien

on fait user des trochisques ou des pilules que nous avons décrits ailleurs pour
ces maladies ; enfin l'ardeur finie, le flux
ayant changé sa couleur & sa consistance
pour en prendre une de blanc d'œuf &
filante, on repurge, & l'on fait des injections avec un peu de sel stiptique de
vitriol, que nous avons décrit, qu'on
dissoudra avec le sucre de saturne dans
l'eau de plantain.

Si la gonorrhée est virulente, on fera user d'une ptisanne avec le bois de
salsaphras & un peu d'esquine ; on fera prendre quelques pilules avec le
mercure doux ; on purgera le lende-
main avec parties égales de diagrede,
de rhubarbe & de trochisques alendal
en bol : l'on fera prendre soir & matin demi-gros de gomme de gayac,
ou huit gouttes de baume de cabaypa
avec un peu de sucre ; l'on fera ensuite des injections, la matiere ayant
perdu sa virulence, avec l'alcés & le sel
stiptique de vitriol dans l'eau commune.

Carno-
sitez.

Les carnositez qui arrivent dans ces maladies, doivent être gueries avec des bou-
gies chargées de quelques remedes catheretiques fort doux, comme nous dirons ailleurs.

Les chancres demandent interieure- ^{Chan-}
ment les antiveneriens, ainſi on ne les ^{cres.}
doit pas confondre avec les écorchures
qu'on doit guerir ſur le champ, exterieurement quand on s'eſt ſervi de ti-
ſanne ſudorifique, de mercure doux, ou
de panacée & de purgatifs : tout con-
ſiſte à cauteriſer le chancre & le faire
ſupurer ; on le cauteriſe avec la pierre à
cautere, les ſels lixivieux, le precipité
rouge, la pierre infernale, &c. on détache le chancre avec le ſupuratif ou le
diachilum diſſout, & enſuite on déterge
le chancre & on le ſeiche.

Il faut cauteriſer certains chancres
avec certains cauſtiques, & d'autres
avec d'autres : le précipité & la pierre
infernale irritent ceux qui ſont avec
phimoſis, ou paraphimoſis, qui ſont
des inflammations du prépuce, qui font
que le gland eſt couvert ſans ſe pouvoir découvrir, ou découvert ſans ſe
pouvoir recouvrir. Souvent la calloſité
du chancre contribuë beaucoup à ces
ſymptômes ; d'autres fois cela vient de
l'âcreté ou de l'abondance de la matiere qui ſupure ; enfin cela vient encore aſſez ſouvent de quelques poireaux qui empêchent le prépuce de ſe
découvrir.

On a recours aux fomentations émolientes & anodines ; quelquefois on ajoûte l'efprit de vin camphré avec le vin chaud pour refoudre & diffiper ; quelquefois on fe fert d'huile de vers qu'on anime pour refoudre & relâcher ; d'autres fois on fe fert de repercuffifs, d'eau froide, de fuc de joubarde, d'eau de morelle avec le fucre de faturne, d'eau de plantain animée de quelques gouttes d'efprit de nitre, &c. Nous ne diftinguerons point icy les differents états qui nous peuvent obliger de prendre plûtôt une methode que l'autre ; car comme elles font oppofées, il faut bien choifir, puifque où l'une fait bien l'autre fait mal ; mais comme nous parlerons de l'ufage de tous ces remedes en parlant des medicamens exterieurs, il feroit trés-inutile de dire icy plufieurs chofes que nous ferions obligez de repeter ailleurs. Quant aux callofitez qui accompagnent les chancres, on ne doit point fe fervir de cauftiques fuperficiels, c'eft-à-dire, qui ne penetrent pas, ni de cauftiques chargez d'acides ; au contraire on doit fe fervir de tous ceux qui peuvent les abforber.

Enfin fi l'inflammation ou l'étranglement du phimosis ou du paraphimosis Phimosis & paraphimosis. sont grandes, & qu'on ne voye pas que les remedes agissent proprement, on donne quelques petites taillades à la peau du prépuce, afin de le reduire ensuite plus aisément.

Le poulain qu'on nomme bubon ve- Poulain? nerien, est facilement distingué des autres tumeurs de ces parties, parce qu'il vient précisément dans l'aine, parce qu'il ne roule point, & enfin qu'il n'est accompagné d'aucun des accidens qui sont dans les hernies, dans le bubon pestilentiel, dans les maladies scrophuleuses, &c. Lorsqu'il est simple & qu'il n'est produit que par la dépuration de la masse du sang, on doit faciliter cette députation par quelques ptisannes legerement sudorifiques, exterieurement par les émoliens maturatifs & supuratifs ; ensuite quand il est meur l'on en fait l'ouverture avec le cautere ou la lancette, on fait supurer, on nettoye, on incarne & on cicatrise : interieurement, pendant ce tems-là on use d'antiveneriens & de purgatifs.

Mais il arrive souvent que malgré tous les aperitifs, supuratifs, &c. la tumeur ne grossit point, qu'au contraire

elle durcit : pour lors on doit examiner
fa nature ; car si elle n'est renduë opi-
niâtre que par l'abondance des levains
veroliques , comme il arrive dans tous
les poulains symtomatiques , on doit
mêler des antiveneriens , specialement
le mercure aux maturatifs , faire prendre interieurement des préparations de
mercure par la bouche , & même des
purgatifs dés le commencement de la
maladie ; & même on peut traiter pour
un poulain endurci de même matiere ,
un malade comme s'il avoit une verole gueriffable par le flux de bouche ;
car les bains & tout ce qui détrempe
peuvent trés-bien faire , pourvû qu'on
prenne garde que le malade ne soit pas
trop affoibli.

Enfin un poulain peut être mêlé à une
difposition écroüéleuse , ou carcinoma-
teufe , & pour lors on doit le traiter
d'une maniere fort differente ; nous dirons ailleurs la maniere dont on doit
s'y prendre.

Poireaux. Quant aux poireaux , il faut interieurement se servir d'antiveneriens & de
purgatifs , & exterieurement les faire
tomber avec des cauftiques ; car lorfqu'on les coupe ou qu'on les lie , il
eft trés-ordinaire qu'ils reviennent. On
loüe

loüe le suc de verrucaria, ou *heliotro-*
pium majus , le suc de grande chelidoine, la poudre de sabine avec un peu
d'ochre jaune, le camphre dissout dans
l'eau-forte, l'esprit de nitre, la pierre
infernale , &c. Tous ces remedes agissent à peu prés de même, ainsi on peut
choisir.

Quant aux pustules , aprés les remedes internes, on se peut servir avec succez des onguens mercuriels, &c. pour
les frotter exterieurement si elles sont
sur le visage, on ne doit pas employer
le mercure crud ; mais le précipité jaune
ou rouge , en pomade sont d'un usage
plus commode.

Le *virus* verolique consistant en un
acide corrosif, il faut chercher des remedes qui puissent rompre les pointes
de ce dissolvant , ou tout au moins les
émousser , ou enfin qui les puissent faire
sortir.

L'antiquité recommandoit les ptisannes sudorifiques avec le gayac, l'esquine, la salsepareille , le sassaphras , qui
sont des bois sudorifiques.

A cause des souphres & des sels qu'ils
contiennent, ils font sortir les parties
les plus volatiles du venin, par l'insensible transpiration : ils peuvent même

rompre les pointes fines de ces acides ; mais s'il y a des parties groſſieres, elles reſtent, un corps ſe trouve deſſeiché ; les parties maſſives du venin font plus de corroſion, parce qu'elles ſont moins écartées : enfin le mal s'augmente, & quelquefois ſe rend incurable, ainſi l'on ne ſe ſert plus de cette methode. Si elle a quelquefois réüſſi à nos peres, c'étoit en des ſujets qui avoient la peau rare, & le *virus* ſubtil ; ou dans un tems où cette maladie étoit moins fâcheuſe : car l'on ne peut pas douter que cette maladie ne ſoit plus ou moins difficile à traiter, ſuivant l'habitude du corps, les ſaiſons & les differens pays. Ainſi en Allemagne & en Angleterre, elle eſt plus rebelle qu'en ce pays.

Par la même raiſon les ſels volatils de vipere, ſon eau ſudorifique, l'eſprit de gayac, ſon extrait, celuy de meliſſe & de chardon benit : enfin toutes les drogues extrêmement ſudorifiques dont quelques-uns font tant de cas, n'ont pas beaucoup d'effet, à moins qu'on ne ſe ſoit ſervi auparavant d'autres remedes capables de mortifier ces levains. Ainſi j'aimerois mieux me ſervir d'antimoine diaphoretique, de cinabre d'antimoine, ou d'autres alkalis fixes, com-

me font toutes les préparations de mercure, foit qu'elles faffent évacuer le *virus*
par le vomiffement, les feiles, les urines, les fueurs ou le flux de bouche.

L'antimoine ou le mercure font donc
les deux grands antiveneriens, parce
que par leurs parties metalliques ils peuvent penetrer jufques dans la maffe du
fang, & adoucir les levains veroliques
qui y font.

La methode ordinaire de fe fervir du
mercure crud en onguent & en emplâtre, & de provoquer ainfi le flux de
bouche aprés quelques bains & quelques purgations, ne réüffit pas toûjours : le mercure étant dans le fang le
fait rarefier, la tête & la gorge fe gon-
flent, & un homme rend par la bouche
une grande quantité d'une falive puante & gluante pendant vingt ou trente
jours ; mais cela arrive à un homme qui
fe porte bien, comme à un homme qui
a la verole ; & l'on ne peut guere attribuer cet effet qu'à un fouphre arceni-
cal qui eft dans le mercure, & à la rarefaction que les petites boules de ce
mineral doivent caufer au fang en fe
fourrant entre fes fibres. Quelquefois
quand les acides de la verole font groffiers, maffifs & capables de fe lier au

X ij

mercure ou à la falive, ils font emportez dans la fonte des humeurs. L'on peut même dire que les acides difparoiffent ordinairement, quand même la maladie n'eft pas tout-à fait guerie, parce que les vaiffeaux étant fort vuides, la matiere qui caufe les puftules, rentre au dedans : mais à mefure que les vaiffeaux d'un homme fe rempliffent, les acidens reparoiffent, lorfque les parties falines & acides n'ont pas été d'une nature propre à être enlevées par la partie blanche du fang. Quand les acides qui caufent la verole font fubtils, liez à des parties refineufes, c'eft-à-dire, à quelques fouphres terreftres, ils ne peuvent point fe lier au mercure crud, & encore moins aux parties aqueufes du fang ; ainfi l'on ne doit pas attendre de guerifon par les frictions : ce levain ne pouvant point penetrer les pores du mercure qui n'ont point du tout été ouverts, ne s'y lie point ; la lymphe qui écartoit les parties du levain verolique, s'évacuë, de forte que l'acrimoine du levain augmente, & peu de tems après un flux de bouche, un homme a des accidens de verole beaucoup plus grands que ceux qu'il avoit auparavant ; ainfi l'on ne

peut trop blâmer quelques Chirurgiens
dont l'avarice est assez grande pour mettre des malades dans un remede aussi
cruel que celuy-là pour un chancre,
avec un peu de dureté, ou pour quelque
petite pustule, sans considerer le tempe-
ramment du malade, ni la nature de la
maladie.

J'ay vû des malades qui ont été mis
dans le flux pour de petits accidens, comme ceux-là, qui deux mois aprés leur
flux de bouche, ont été couverts de pustules, à la racine des cheveux, au *scro-*
tum & par tout le corps ; ont ressenti des
douleurs de tête & de membres. Enfin
les mêmes chancres ont reparu, & il
en est venu de nouveaux au fondement;
& cela aprés un flux de bouche de trente
jours.

Je ne nie pas cependant que le flux de
bouche ne puisse guerir, il guerit même souvent ; mais il faut que la verole soit d'un caractere à être guerie par
là. En general, l'on peut dire qu'il y
a peu de veroles qu'on ne puisse guerir sans ce fâcheux remede ; & qu'il y
en a beaucoup qu'on ne peut guerir par
là. Tout le monde pourra distinguer les
differentes especes de verole par les differens accidens qui les accompagnent,

dont les uns ne peuvent être produits
que par des parties fines & délicates,
& les autres par des parties fort maſſives.

L'on fera encore mieux cette dffe-
rence, ſi l'on conſidere que les veroles
qui conſiſtent en des acides groſſiers, &
qui ne ſont point embarraſſez, doivent
produire pluſieurs effets conſiderables ſur
les parties ſolides, & qu'au contraire
les acides embarraſſez, ne ſe doivent
manifeſter qu'à pas lents, que les perſonnes qui ont beaucoup de parties terreſtres dans leur ſang, comme les hypocondriaques & les ſcorbutiques doivent
plûtôt avoir des acides embarraſſez que
les autres.

Puiſqu'on doit évier autant qu'il eſt
poſſible un remede auſſi perilleux que
le flux de bouche, qui met toûjours la
vie d'un malade en danger, & qui laiſſe
ſouvent des accidens terribles ; voyons
quelles ſont les préparations qu'on peut
faire ſur le mercure & ſur l'antimoine,
pour en tirer les veritables ſpecifiques
de la verole : commençons par le mercure.

Mercu-
re.　Le mercure eſt une liqueur minerale
dont on peut faire differentes préparations, qui doivent toutes avoir pour but

d'ouvrir ſes pores , & de la rendre capable de ſe charger facilement du *virus ve-*
nerien. L'on réüſſit admirablement bien en la calcinant ſans addition.

Pour cela on prend deux onces de mercure bien pur qu'on met dans un enfer , ou une autre phiole d'une embouchure trés-étroite. L'on la laiſſe pendant quarante jours au feu de ſable, en le donnant dans les premiers jours fort petit , & enſuite plus fort. L'on a une poudre rouge ſur laquelle on verſe de l'eſprit de vin qu'on peut faire cohober ; enſuite l'on retire l'eſprit de vin , & l'on ſe ſert de la poudre depuis quatre grains juſqu'à ſix : elle fait un peu vomir , pouſſe par les ſueurs ; elle ſe charge des levains veroliques mieux que toutes les autres précautions de mercure , parce qu'elle n'eſt point chargée d'acides étrangers : elle eſt auſſi febrifuge , tant comme émetique que comme diaphoretique.

Monſieur Boyle fait cette même poudre en quelques heures de tems , en faiſant diſtiler au feu de reverbe par la cornuë le mercure , car en peu d'heures il s'attache une poudre rouge aux parois des vaiſſeaux , de même nature que la précedente.

Calcination de mercure.

X iiij

L'on peut aider la calcination du mercure, fi l'on ajoûte au mercure la huitié-
me partie d'or ou d'argent pour en faire
une amalgame ; & la vertu de cette poudre n'eft point diminuée.

Il eft affez furprenant que le mercure
puiffe fe calciner par luy-même. *Tachenius* attribuë cet effet au fouphre externe
& acide du mercure ; ce qu'il prétend
prouver, parce que le mercure regeneré
des métaux parfaits, ne fe peut point
calciner par luy-même, ayant été dépoüillé de ce fouphre malin. C'eft pourquoy, dit cet Auteur, il n'excite ni le
vomiffement, ni le flux de bouche.
Enfin, c'eft le veritable fpecifique de
la verole, particulierement fi le joignant
a un fouphre parfait, on en fait un cinabre.

Pour moy je croy que la calcination
du mercure dépend de ce que les parties de feu en agitant le mercure changent la figure de fes parties groffieres,
en defuniffant les parties plus déliées
de ce compofé, ou en y apportant des
fouphres volatils du bois ou de l'huile
qui ont fervi à échauffer le fable fur
lequel étoit le vaiffeau ; & quand le
fouphre acide du mercure feroit la caufe
de cette calcination & des vomiffemens

qu'elle excite, je ne voy pas qu'on dût pour cela la negliger, comme fait cet Auteur.

Je ne voy pas auſſi pourquoy l'on ne pourroit pas dépoüiller le mercure commun de ce prétendu ſouphre malin. L'on peut faire des amalgames de mercure avec des métaux, & en retirer le mercure par la cornuë. *Tachenius* avoué qu'il eſt pour lors dépoüillé de ſon ſouphre externe ; mais qu'il s'en reforme bien-tôt de nouveau, ce que tout le monde ne luy accordera pas. Enfin, l'on ſe ſert de ce mercure revifié, parce qu'il eſt certain qu'il eſt plus pur que l'ordinaire. L'on peut encore le revivifier du ſublimé corroſif, & le mêler avec le ſouphre d'antimoine, comme l'on fait en faiſant le cinabre d'antimoine qu'on tire au même tems que le beurre, aprés qu'on a mêlé l'antimoine avec le ſublimé corroſif, & qu'on l'a mis dans une cornuë pour le diſtiler. Si l'on veut avoir beaucoup de cinabre, il faut d'abord donner le feu fort, & enſuite un feu de ſuppreſſion. Il y a de l'apparence que le mercure eſt dépoüillé de ſon ſouphre externe, car il n'excite ni flux de bouche ni vomiſſement ; & cette préparation doit être avoüée de *Vanhelmont* & de

Tachenius, non seulement pour la gueriſon de la verole & de l'épilepſie ; mais même des fiévres, puiſqu'elle n'agit que par les ſueurs, quoiqu'on la donne juſqu'à vingt grains : car c'eſt là la marque que ces Auteurs ſemblent mettre pour avoir un bon remede du mercure ou de l'antimoine.

Il s'en faut bien cependant que ce remede ne produiſe des effets auſſi ſenſibles pour la gueriſon de la verole, que la calcination de mercure, à moins qu'on n'en continuë l'uſage beaucoup plus longtems.

Panacée
purgative. L'on peut encore faire une panacée de mercure, en prenant deux parties de poudre algarot ou mercure de vie, & une partie de mercure revivifié du ſublimé corroſif ; en faiſant le beurre, l'on mêle le mercure à la poudre, & l'on ſublime le tout trois fois ; enſuite l'on a une panacée qui purge depuis trois grains juſqu'à ſix. Il eſt bon avant de faire cette préparation d'avoir fait enflammer ſur la poudre algarot, de l'eſprit de geniévre pour la corrigér. Cette préparation fait quelquefois vomir quand on en prend une grande doze. Le mercure & le ſouphre d'antimoine qui entrent dans cette préparation, étant

encore chargez de quelques parties d'a-
cides étrangers , ne sont pas si capables d'absorber les levains veroliques ,
que les deux préparations préceden-
tes.

Le mercure doux se fait avec une li-
vre de sublimé corrosif , & trois quarte-
rons de mercure crud : l'on les mêle ensemble jusqu'à ce que le mercure ne pa-
roisse plus , & l'on les sublime trois fois,
en rejettant à chaque sublimation les
parties grises & jaunes qui sont en haut
& en bas. Si l'on continuë les sublima-
tions jusqu'à dix ou douze , & qu'aprés
avoir broïé la poudre , l'on verse dessus
de l'esprit de vin qu'on retirera , ensuite l'on aura une panacée qui ne purgera point , ni ne fera point vomir ; mais
qui excite le flux de bouche quand on
en continuë l'usage sans l'interrompre
par des purgatifs. Le mercure doux purge , tuë les vers , est bon pour toutes
les maladies veneriennes. Sa doze est
depuis huit grains jusqu'à vingt en quelque conserve ou opiate. La panacée se
donne en plus grande doze , & se prend
plus souvent : quand l'on excite le flux
de bouche par ce remede , il est beaucoup plus doux que par les frictions ou
le précipité blanc.

Sublimé corrosif. Le sublimé corrosif se fait en prenant du mercure purifié, du vitriol calciné, du sel commun decrepité, de chacun une li-livre, du nitre demi-livre ; mêlez le tout exactement, & le sublimez.

L'on ne donne point cette composition interieurement sans l'avoir adoucie comme dans le mercure doux.

Mercure violet. L'on fait une autre panacée de mercure avec une once de mercure, deux onces de souphre jaune, & une once & demie de sel ammoniac qu'on mêle exactement, & qu'on sublime : en remêlant ce qui est sublimé à la matiere, vous le resublimez, vous augmentez le feu, &c. Ces fleurs poussent par les sueurs, puis un demi-scrupule jusqu'à un demi-gros. L'on prétend que ce qui est dans le fonds est un mercure fixé. Et pour moy je croy qu'il reste peu de mercure au fond, parce qu'il s'est presque tout sublimé.

Précipitez. L'on fait plusieurs précipitez de mercure ; ainsi ayant dissout le mercure avec l'esprit de nitre, ayant ensuite versé de l'eau salée pour écarter les parties, il se fait un précipité blanc, qu'il faut laver & seicher : si sur la même solution de mercure par l'esprit de nitre, ou sur celle de sublimé, on verse l'esprit vo-

latil de fel ammoniac, il fe fera un autre précipité blanc : fi l'on verfe de l'urine, il fe fait un précipité de couleur de
rofe ; ils font vomir, & quelquefois donnent le flux de bouche. Le premier fe
donne en quelque conferve jufqu'à cinq
ou fix grains. Le dernier jufqu'a dix.
Ils font trop chargez d'acides pour
pouvoir bien détruire les levains veneriens.

Le précipité rouge ordinaire eft une
diffolution de mercure en pareille quantité d'efprit de nitre, dont l'on fait évaporer l'humidité au feu de fable ; & enfuite l'on pouffe le feu jufqu'à ce que la
poudre devienne rouge. Il eft trop chargé d'acides pour pouvoir fervir interieurement ; mais l'on s'en fert avec fuccez
exterieurement pour les chancres, ulceres, &c.

Le precipité jaune ou turbit mineral,
eft une diffolution de mercure pour quatre fois autant d'huile de vitriol au bain
de fable. L'on diftile enfuite toute l'huile, l'on caffe la cornuë, l'on prend ce
qui y refte qu'on fait diffoudre dans l'eau
tiede. La matiere eft changée en poudre
jaune, qu'on lave & qu'on fait feicher.
Elle purge violemment par haut & par
bas, & eft trop empreinte de l'aigre du

vitriol, pour pouvoir produire de grands effets dans les maladies veneriennes ; fa doze eft depuis deux grains jufqu'à fix en quelque conferve.

Précipi-
té vert.

Le précipité vert fe fait en prenant quatre onces de mercure qu'on fait diffoudre avec pareille quantité d'efprit de nitre. L'on prend auffi une once de cuivre qu'on fait diffoudre avec une once & demie d'efprit de nitre : l'on verfe les deux diffolutions, l'on fait évaporer l'humidité , & l'on calcine la maffe qu'on fait diffoudre avec du vinaigre diftilé : l'on verfe la diffolution par inclination , & l'on fait évaporer. Ce précipité eft bien chargé de parties acides , mais à caufe des parties ftiptiques du cuivre , l'on s'en peut fervir pour arrêter les gonorrhées. Il fait vomir : l'on le donne depuis deux grains jufqu'à fix.

Toutes les préparations de mercure fe donnent en conferve ou pilule. Premierement, parce qu'en potion elles pourroient s'attacher aux dents & les gâter. Secondement , les potions peuvent ôter les parties falines qui y font ; & qui leur font quelquefois faire les effets qu'on en attend.

Le précipité folaire de mercure fe

fait en faifant diffoudre du regule d'anti- Precipité folaire.
moine & de l'or, de chacun demi-once
en de l'eau regale, du mercure demi-
once en l'efprit de nitre, mêlant le tout,
& faifant évaporer, & enfuite calciner.
L'on prend la maffe qu'on boye, &
l'on diftile deffus de l'efprit de vin jufqu'à fix fois ; l'on le donne jufqu'à
cinq grains. Il pouffe par les fueurs &
les urines, & eft d'un grand fecours dans
les fiévres quartes, la verole & l'hydropifie.

Plufieurs perfonnes ont douté fi l'on
pouvoit tirer un mercure coulant des
métaux parfaits. *Tachenius* dit qu'il l'a
fait par le moyen du fel de tartre, par
une trés-longue préparation ; & *Ray-* Mercure regeneré.
mond °Lulle prétend le faire avec une
chaux d'argent, & une huile de tartre.
Quoiqu'il en foit, je ne vois pas quelle
utilité l'on pourroit tirer de ce mercure regeneré qui pût recompenfer ce
travail, & celuy qu'on peut revivifier
aprés l'avoir mêlé à quelque métal,
ou coagulé par quelque acide, a fans
doute toute la pureté qu'on peut fou-
haiter pour l'employer dans les remedes.

L'antimoine eft un bon antivenerien. Anti-moine.
Je ne croy cependant pas abfolument

qu'il contienne du mercure, qu'on en puisse tirer par la chimie comme M. Charras le dit : mais j'attribuë cet effet à ses parties diaphoretiques & metalliques qui peuvent s'insinuer dans la masse du sang, & en absorber les levains. C'est pourquoy l'on doit faire beaucoup d'estime du bezoüard mineral, de l'antihectique de *Poterius*, de l'antimoine diaphoretique, du cinabre d'antimoine, & du nitre antimonié qu'on peut tirer des lotions du *crocus metallornm* : mais comme nous avons donné la façon de faire toutes ces préparations, j'ajoûteray seulement quelques teintures sudorifiques d'antimoine.

Teinture.   Prenez du foye d'antimoine qu'on fera calciner pendant 12 heures, vous le porterez ensuite à la cave. Pour le faire resoudre en liqueur, vous versez sur cette liqueur de l'esprit de vin, & quand il s'est assez chargé de couleur, vous le versez par inclination. Il purge & fait suer, depuis six gouttes jusqu'à 12, en quelque liqueur. L'on peut tirer une teinture semblable de l'antimoine diaphoretique par le moyen de l'esprit de vin, & elle n'agira que par les sueurs. Il est assez étonnant que l'antimoine

crud

crud foit fimplement un peu fudorifique ; qu'étant ouvert avec pareille portion de falpêtre , il devienne un puif-
fant émetique ; & avec le double , qu'il
ne foit fimplement que fudorique ; &
qu'enfin fa vertu émetique fe perde par
les fels acides & par les fels lixivieux.
L'on peut bien dire en general que cela vient du different arrangement de fes
parties , mais ce n'eft rien dire : l'on
ne peut pas dire que la vertu émetique
de l'antimoine dépende abfolument de
fon acide , ou de fon fouphre , puifque
les acides détruifent fouvent fa vertu
vomitive. L'on ne peut pas dire auffi
que ce foit fon fouphre , puifqu'on tire
du cinabre d'antimoine un veritable
fouphre en faifant une lexive , aprés
qu'on en a tiré le mercure par la cornuë en y ajoûtant le fel de tartre , en filtrant la lexive , & la précipitant avec le
vinaigre. Ce fouphre bien loin d'être vo- Souphre
mitif , n'agit que par les fueurs. Il fe antimo-
donne depuis fix grains jufqu'à 18 , en li- nial.
queur ou en conferve. L'on peut en-
core faire d'autres teintures , en faifant fondre fix onces de fel de tartre ,
jettant deffus trois onces d'antimoine en
poudre , faifant calciner le tout , & en
tirant la teinture par l'efprit de vin : elle

est sudorifique & un peu purgative, depuis quatre grains jusqu'à quinze. L'on la peut encore tirer de l'antimoine calciné seul, par le moyen de l'esprit de vin ou de l'esprit de terebenthine, ou des deux ensemble, ou en mortifiant auparavant l'antimoine avec quelque esprit acide. De quelque maniere qu'on fasse ces préparations, elles agissent presque toutes comme diaphoretiques, & sont toutes capables de purifier la masse du sang, & de détruire les aigres veneriens ou scorbutiques, & de resister à la malignité des fiévres pourprées ou pestilentielles.

TABLE

DES ANTIVENERIENS.

R‑*Acine de bardane.* ⎫
⎪ *D'esquine.* ⎪
Bois de gayac. ⎬ Voyez les dia‑
Salsepareille. ⎪ phoretiques.
Sassaphras. ⎪
Poudre de vipere. ⎭

Chaux de mercure, ou mercure precipité par luy‑même, depuis quatre grains jusqu'à six.

Cinabre d'antimoine, depuis quatre grains
 jusqu'à vingt.

Mercure doux jusqu'à vingt grains.

Panacée jusqu'à quarante grains.

Précipité blanc, depuis quatre jusqu'à six.

Précipité de couleur de rose, depuis quatre
 jusqu'à dix.

Précipité vert, depuis trois jusqu'à six.

Précipité rouge, exterieurement en pomade,
 un gros sur une once d'onguent ou de pomade.

Précipité jaune, depuis deux grains jusqu'à cinq.

Antimoine diaphoreti-
 que,

Bezoüard mineral,   } depuis quatre
                           grains jusqu'à
Antihectique de Pote-   un scrupule.
 rius.

Teinture d'antimoine, depuis six gouttes
 jusqu'à quinze.

FORMULES.

Pilules de Mercure crud.

Prenez le mercure préparé avec le suc
de limons & de la terebenthine de Venise, de chacun dem-ionce ; de la scamonée & de la rhubarbe pulverisée, de
chacune trois gros ; faites une masse de

pilules : leur doze eſt depuis un ſcrupule juſqu'à deux , & même juſqu'à un
gros. Quoyque le mercure ne ſoit pas
ouvert ſuffiſamment par le ſuc de limons
pour s'imbiber d'acides trés volatils , cependant il peut aiſément s'en charger
par l'aide des purgatifs qui les mettent
en mouvement. L'on ne doit jamais donner le mercure crud interieurement comme un alterant , à moins qu'on ne le
mêle aux purgatifs ; & quoique nous
puiſſions donner les préparations de mercure ſans purgatifs , l'on ne doit cependant pas en continuer long-tems l'uſage
ſans les entremêler de quelques purgatifs , à moins qu'on ne veüille exciter le
flux de bouche.

Cinabre antimonial & mercurial.

Prenez demi-once de poudre de mercure précipité par luy-même & corrigé
avec l'eſprit de vin, & une once de ſouphre tiré du cinabre d'antimoine ; mêlez le tout exactement , & le faites ſublimer. Vous aurez un cinabre plus parfait que le cinabre d'antimoine , qui ſera
ſudorifique , & qu'on pourra donner juſqu'à vingt grains dans toutes les maladies
veneriennes.

Fumigatoires pour les pustules
de l'anus.

Prenez demi-once d'antimoine crud pulverisé, deux gros de cinabre qu'on fait avec le souphre & le mercure, qu'on sublime ensemble; un gros de mastic & un gros d'encens mâle : faites de petites pastilles avec le styrax liquide. L'on en met une ou deux sur les charbons ardens, & l'on en recoit la fumée dans une chaise percée.

Les parties d'antimoine & de mercure qui s'élevent, & qui sont fort agitées par le feu, sont capables de s'insinuer dans les petits chancres & dans les pustules du fondement, & par conséquent peuvent absorber les venins qui y sont ; l'encens, le styrax & le mastic ont des parties balsamiques, qui ne sont capables que d'aider l'action des deux autres.

Si l'on recevoit la fumée de ce parfum par la bouche, il pourroit exciter la salivation.

Eau contre les chancres veneriens.

Prenez demi-once de mercure, versez dessus une once d'esprit de nitre, faites diſſoudre le mercure , évaporez un peu de l'humidité , verſez deſſus huit onces d'eau commune , laiſſez le tout en digeſtion pendant vingt-quatre heures , & vous ſervez exterieurement de cette eau.

Quand on ſe ſert exterieurement du mercure , il eſt bon qu'il ſoit davantage empreint des parties acides ; même il arrive trés-ſouvent que les acides ſeuls ne ſont pas d'un petit ſecours exterieurement pour quelques ſymptômes de la maladie venerienne : mais nous aurons peut-être lieu d'expliquer cecy plus au long dans quelque autre partie de cet Ouvrage.

CHAPITRE XVIII.

Des antiſcorbutiques.

Nature du ſcor but. LE ſcorbut eſt une maladie fort approchante de la verole en ſa cauſe & en la plûpart de ſes ſymptômes. C'eſt un acide embarraſſé dans des ſouphres terreſtres ; ce qui le rend à la verité un peu moins corroſif que celuy de la verole ; mais c'eſt auſſi ce qui le rend plus attaché , moins capable d'être détruit ,

& quelquefois accompagné d'une puanteur qui ne se rencontre pas si ordinairement dans la verole.

On reconnoît le scorbut par les ulceres à la bouche, par les lassitudes des jambes, les taches noires, les difficultez de respirer, les douleurs vagues de tout le corps, qui sont souvent l'effet des vents que les souphres grossiers produisent.
Ses fi-gnes.

Les alkalis volatils sont quelquefois d'un grand secours ; mais l'on doit craindre les inflammations qui arrivent quelquefois par le mouvement precipité de ses souphres grossiers & des acides, & l'augmentation des douleurs qui viennent par des rarefactions soudaines. C'est pourquoy on se sert ordinairement, particulierement dans les commencemens, d'alkalis fixes, comme de teinture de cailloux, d'antimoine diaphoretique, de teinture d'antimoine de mars diaphoretique, d'antihectique de *Poterius*, de safran de mars, de sa teinture de corail préparé.

L'on évite les préparations de mercure pour deux raisons. La premiere, que comme il y a déja des ulceres à la bouche, en déterminant le cours des humeurs par là, on pourroit suffoquer
Usage du mer-cure.

le malade. La feconde, que le mercure rarefiant la partie fibreufe du fang,
& laiffant échaper la partie fereufe qui
ne peut point entraîner les aigres, les
laiffe infiltrez dans la partie fibreufe,
fans les émouffer ni les détruire. C'eft
ce qui fait que plufieurs Medecins défendent l'ufage des remedes mercuriels
dans les veroles mêlées au fcorbut ; ce
qui ne doit cependant pas être fuivi,
car pourvû qu'on ne détermine point la
fonte des humeurs par la bouche, &
qu'on fe ferve d'alkalis affez puiffans
pour diffoudre les fouphres groffiers
des fcorbutiques, les remedes mercu-
riels ne peuvent faire que du bien. On
fe fert enfuite de tous les efprits volatils, qui ne mettent pas le fang en des
mouvemens extraordinaires, mais qui
font affez âcres pour diffoudre ces fouphres groffiers, comme de l'efprit &
du fel volatil de *fuccinum*, de l'eau &
de l'efprit de *cochlearia*, de *begabunga*,
Précau- de moutarde, de *rafanus rufticanus*,
tion. de l'efprit & du fel huileux aromatiques, de l'efprit de gomme ammoniac,
de l'effence & de l'efprit de vers : l'on
doit cependant craindre que l'ufage ou
trop grand ou trop précipité de ces antifcorbutiques ne caufent des inflammations

mations des augmentations de douleurs, & ces difficultez de respirer par la rarefaction des souphres grossiers ; sur tout il faut prendre garde qu'ils ne causent une inflammation autour des ulceres, qui sont dans la bouche, & qu'on auroit de la peine à guerir.

En general, je trouve que presque tous les antiscorbutiques se peuvent rapporter à deux classes, qui semblent avoir un sel ammoniac pour baze. Dans la premiere, l'acide domine sur les volatils âcres, comme dans l'oseille, le cresson d'eau, l'aigremoine, l'argentine, le fraisier, &c.

Dans la seconde, les sels volatils âcres surpassent de beaucoup les acides, comme dans le refort, la perlicaire, le pied-de-veau ou arum, le lepidium ou passerage, &c.

Enfin on peut ajoûter une troisiéme espece d'antiscorbutiques, où les acides sont temperez par les sels âcres, & plus encore par une grande abondance d'huile, comme dans la rauge, la moutarde, & sur tout dans le geniévre.

Je n'entreray point dans le détail de tous ces differens medicamens, parce que j'en ay parlé ailleurs, ou bien je seray obligé de les examiner dans la suite.

TABLE

DES ANTISCORBUTIQUES.

Raphanus rustica-
canus.
Nasturtium aquati-
cum.
Cochlearia.
Persicaire.
Patience des marais.
Nummulaire.
Aigremoine.
Beccabunga.   } par poignées en
Sauge.   décoction.
Argentine.
Moutarde.
Fraisier.
Succin.   } jusqu'à un gros.
Corail.
Terre sigillée.
Bol d'Armenie.
Racine d'arum en   } jusqu'à deux
poudre.   scrupules.
Lepidium en poudre.
Suc d'ache.

De cochlearia.
De berle. } *par cuillerée.*

CHIMIQUES.

Teinture de cailloux, depuis dix gouttes jusqu'à trente.

Antimoine diaphoretique, depuis six grains jusqu'à vingt.

Mars diaphoretique, depuis six grains jusqu'à vingt.

Antihectique de Poterius, depuis six grains jusqu'à vingt.

Bezoard mineral, depuis six grains jusqu'à vingt.

Teinture d'antimoine, depuis six gouttes jusqu'à quinze.

Safran de mars aperitif, depuis dix grains jusqu'à deux scrupules.

Tartre martial soluble, depuis demi-scrupule jusqu'à demi-gros.

Sel volatil de succin, depuis quatre grains jusqu'à seize.

Teinture d'antimoine, depuis quatre grains jusqu'à quinze.

Eau de cresson de cochlearia, de beccabunga, depuis une once jusqu'à six.

Esprit de cresson & de cochlearia, depuis douze gouttes jusqu'à deux gros.

Eau de sauge jusqu'à six onces.

Sel ammoniac jusqu'à trente grains.

FORMULES.

Ptisanne antiscorbutique.

Prenez *cochlearia* une poignée, cres-
fon & fraisier de chacun deux poignées;
faites boüillir le tout en cinq pintes d'eau,
coulez & ajoûtez deux gros de tartre martial soluble.

Sirop antiscorbutique.

Prenez du suc de *cochlearia* & de cresson bien dépuré, de chacun une livre,
de celuy de berle demi-livre, du sel fixe
de tartre demi-once, du sucre une livre
& demie; faites cuire en consistance de
sirop. L'on prend une cuillerée de ce sirop, qu'on bat avec une verrée d'eau ou
de ptisanne faite avec la sauge.

Esprit de cresson.

Les esprits de cresson, de berle, de
cochlearia, &c. se font en prenant une
de ces plantes qu'on pile & qu'on arrose
avec le suc de la même plante. L'on ajoûte la
levûre de bierre pour faire fermenter:
l'on expose le tout au soleil, ou dans un

lieu un peu chaud pendant quatre jours,
jufqu'à ce que le tout ne fermente plus :
l'on verfe tout dans une cucurbite où
l'on adapte un chapiteau, & au chapiteau un recipient ; l'on diftile à la maniere accoûtumée. L'on met cette eau dans
un matras à long col, l'on y adapte un
chapiteau & un recipient, & l'on diftile
environ la moitié de cette eau ; ce qui
eft diftilé eft l'efprit, & ce qui refte eft
l'eau. L'efprit fe donne jufqu'à un gros
ou deux, & l'eau jufqu'à cinq ou fix onces. Ils peuvent fervir en plufieurs autres maladies où il s'agit de purifier le
fang, & d'ôter les obftructions, comme
dans la jauniffe, les rheumatifmes, les
écroüelles, &c.

Les efprits volatils des plantes ne fe
peuvent aifément dégager que par la fermentation. C'eft pourquoy l'on fait fermenter ces plantes, afin que l'efprit en
foit chargé.

CHAPITRE XIX.

Des Antihypocondriaques.

Melan-
cholie
hypo-
condria-
que,

LA mélancolie hypocondriaque, est
une autre disposition aigre de la masse du sang, qui est extrêmement fixe, &
semblable au scorbut, par la quantité de
souphres grossiers qui embarrassent les aigres ; elle paroît même plus difficile à guerir, parce que les sels & les souphres sont
plus embarrassez par des parties terrestres.

Usage
du mars,

L'on donne de violens purgatifs par
bas, & même quelques vomitifs pour en
précipiter une partie, & l'on se sert presque toûjours des préparations de mars,
pour joindre ces alkalis fixes, avec les
acides de la maladie qui leur sont con-
generées ; ainsi les meilleurs remedes
qu'on ait inventez, sont le sel de mars,
l'extrait de mars aperitif, le safran de
mars aperit.f, le mars diaphoretique, la
teinture de mars, le salpêtre fixé, le sel
de tartre, le tartre soluble, le tartre martial soluble, la teinture d'antimoine, &c.
Il ne faut pas croire, comme ont dit
quelques Auteurs, que les mars ne passe

point dans le ſang ; puiſque j'ay vû des
urines noires dans des hypocondriaques
aprés l'uſage du mars. L'on le trouve rarement bien des préparations chargées
de parties volatiles, comme de l'huile de
canelle, d'eſſence d'ambre gris, d'eſprit
volatil, de ſel ammoniac, &c. parce
qu'elles n'ont pas de parties aſſez maſſives pour rompre les pointes des acides
qui font cette maladie ; elles excitent
ſeulement de petites fermentations, qui
augmentent les ſymptômes ſans en diminuer la cauſe. Cependant quand les
volatils ſont joints aux medicamens huileux, ils peuvent être d'un grand ſecours;
telles ſont les teintures de ſaſran, de caſtor, l'eſprit volatil huileux, &c. Tous
les remedes qui ſont contre le ſcorbut,
peuvent être employez dans la mélancolie hypocondriaque ; ces deux maladies
ne ſemblent differentes que par quelques
accidens ; car dans le ſcorbut les gencives, & dans la melancolie hypocondriaque le genre nerveux, ſemblent plus at-
taquez ; de ſorte qu'on doit joindre les
ſcorbutiques aux vulneraires, & les antihypocondriaques aux cephaliques.

TABLE
DES ANTIHYPOCON-
driaques.

S*Uc de fumeterre,* } *ou seuls clarifiez*
De houblon, } *ou mêlez au pe-*
De bugloſe, } *tit-lait.*
De bouroche,
De chicorée,
Yeux d'écreviſſes,
Succin préparé, } *par gros dans*
Coraux broyez, } *les potions &*
Tartre folié, } *opiates.*
Nitre folié,
Antimoine diaphoreti- }
que. }

Sels volatils huileux, juſqu'à vingt
grains.
Teinture d'antimoine, juſqu'à quinze
gouttes.
Huile de canelle, } *juſqu'à quatre*
De girofle, } *gouttes.*
De ſuccin, juſqu'à douze.
Tartre martial ſoluble. } *Voyez les aperi-*
Teinture de mars. } *tifs.*
Crocus de mars aperitif. }

Extrait de mars ape-
  ritif,
Beccabunga,
Cochlearia,   *leurs eaux ou*
Perſicaire,   *décoctions.*
Moutarde,
Sauge.

FORMULES

Teinture.

Prenez deux gros de caſtor, un gros
de ſafran, demi-gros d'opium, un gros
& demi de tartre folié, verſez deſſus
une demi-once d'eſprit volatil de ſel
ammoniac ; laiſſez le tout pendant quatre heures, & enſuite verſez deux onces
d'eſprit de vin ; laiſſez le tout pendant
vingt-quatre heures, & verſez par inclination : cette teinture ſe donne juſqu'à
quinze gouttes en l'eau de ſauge, de muguet, &c.

Opiate purgative.

Prenez deux gros de tartre martial,
autant de ſcamonée, autant de mercure doux, & un gros de coloquinte pulveriſée & préparée avec douze

grains d'opium pour incorporer avec le beurre frais, en petites pilules, dont on donnera la douziéme partie à chaque fois.

CHAPITRE XX.

Des specifiques en general.

L'On appelle un medicament specifique, quand il agit d'une maniere particuliere pour une maladie, ou pour une partie; ces remedes ont été autrefois dans une fort grande vogue : car comme l'on admettoit des facultez occultes, si-tôt qu'on avoit vû un bon effet d'un medicament pour une partie l'on disoit que c'étoit par une convenance qu'il avoit avec elle : mais quelques Modernes aprés avoir connu la route des alimens & des medicamens, ont prétendu avec quelque fondement, qu'ils ne communiquoient leurs dispositions aux parties, qu'en les communiquant premierement au sang : cependant cette proposition n'est pas veritable dans toute son étenduë Car il est certain que chaque medicament a une disposition & un arrangement particu-

Nature des specifiques.

lier dans ſes parties qui peut le rendre plus propre à s'engager dans les pores ; par exemple, du foye, que des reins ; ou à fermenter avec l'urine , qu'avec la bile , &c. Ainſi nous voyons qu'aprés avoir pris des cantharides , l'on ſent des ardeurs d'urine trés-violentes , ſans ſentir les mêmes âcretez dans les ſelles, dans les crachats , &c. Aprés avoir pris de la terebenthine , l'on ſent dans les urines une odeur violette , qu'on ne reſſent point dans les ſelles, les ſueurs, &c. Ce qui montre qu'on ne peut pas nier qu'il n'y ait des medicamens qui ſe filtrent plus aiſément dans quelques parties que dans d'autres , ou qui ſe mêlent plus facilement à quelques-unes de nos humeurs qu'avec d'autres : mais l'on ne peut par nier d'un autre côté, que les anciens n'ayent outré la matiere en attribuant des vertus particulieres à certains medicamens qui n'agiſſoient que ſur toute la maſſe du ſang. Ainſi la plûpart de ceux qu'ils nous ont décrit pour la tête, qu'ils ont appellé cephaliques , pour la poitrine torachiques & bechiques , pour le cœur cardiaques , pour la foye hepatiques , pour la rate ſpleniques , pour la matrice hiſteriques , &c. n'agiſſent que ſur le fang ; & l'on ne peut pas fe perfuader les effets qu'on leur attribuë, à moins de croire que le Medecin leur donne à chacun un billet, pour s'infinuer dans la partie fans toucher aux autres.

L'on ne doute pas encore qu'il n'y ait des fpecifiques pour certaines parties, quand ils les peuvent toucher immediatement : ainfi l'on n'a jamais douté qu'il n'y eût des remedes qui agiffent pour les maladies des yeux, fans agir fur les autres parties de nôtre corps. Il peut auffi y avoir des ftomachiques pour la même raifon. L'on peut même faire des epithemes & des fomentations fur la region du foye & de la ratte, dont les parties actives en penetrant, peuvent agir fpecifiquement fur ces parties ; mais l'on foûtient que la plûpart de ceux qu'on prend par la bouche, agiffent fur le fang ; & qu'en luy donnant de bonnes qualitez, ils rétabliffent aifément les vifceres.

Ce fentiment eft fi raifonnable, que tout le monde y confent ; & du moins il faut être bien prévenu pour l'antiquité, fi l'on foûtient que les hepatiques, fpleniques, &c. agiffent immediatement fur ces parties, fans agir fur le fang ; mais ce n'eft pas là l'unique dif-

ficulté. Il y en a encore une autre, sçavoir, s'il y a des specifiques pour des maladies : pour moy qui ne sçait point flat-
ter, j'avoüeray que je n'en connois point
d'infaillibles , pour quelques maladies
que ce puisse être : & quoiqu'en puissent dire les Charlatans, je n'ay jamais
vû d'effets fort surprenans de leur remedes.

L'on ne peut pas aussi nier, à moins
d'avoir perdu le bon sens , qu'il n'y ait
des remedes qui conviennent plus particulierement à l'épilepsie , l'apoplexie, paralysie , aux vers, à la gravelle, aux passions hysteriques, aux fiévres , aux sincopes, &c. qu'à d'autres maladies.

Pour peu que l'on veüille raisonner,
l'on verra que tous les medicamens
ayant des particules differentes , peuvent agir differemment : par exemple,
quoyque tous les acides ayent des vertus generales , comme de fermenter
avec des alkalis , il y en a cependant
qui en ont de particulieres : ainsi l'on remarque que l'esprit de nitre dissout la
pierre , & que les autres ne le font pas ;
que l'aigre de souphre ne coagule point
le sang comme tous les autres acides :
& ces qualitez particulieres qui viennent d'une disposition specifique des

particules , peuvent les rendre capables d'agir pour certaines maladies & pour certaines parties ; c'eſt ce que l'experience démontre , & ce que la raiſon prouve : je n'en dis pas davantage. J'avertiray ſeulement en paſſant, que Monſieur Boyle a fait un traité entier pour prouver cette verité. *De ſpecificorum remediorum cum corpuſculari philoſophia concordia.*

Comme les ſpecifiques des parties n'ont été inventez & connus, que parce qu'ils en gueriſſoient les maladies, nous parlerons ſouvent des ſpecifiques des maladies , en parlant des ſpecifiques des parties.

CAPITRE XXI.

Des Cephaliques , Antiépileptiques, Antiapopletiques & Antiparalytiques.

LEs remedes qu'on nomme cephaliques ſont auſſi differens entr'eux, que les maladies pour leſquelles on les donne. Pour les douleurs de tête qui ſont produites par les acides groſſiers qui rendent le fang moins propre à circuler, on ordonne interieurement & exterieurement la verveine, la betoine, le *radix rhodia*, les rofes, la zedoire, le fuccin, la décoction de café, de thé, de fleurs de fureau, de fauge, le camphre & une infinité d'autres, comme les décoctions fudorifiques, &c. mais fi la douleur vient par un trop grand mouvement des humeurs, foit qu'il foit produit par des fels âcres, ou par des acides volatils, on recommande les violettes, les lys d'étang, l'ofeille, la jufquiame, le pavot, l'*opium*, le *folanum*, & les efprits acides. Car tous les medicamens qui font à peu prés temperez, comme le lys d'étang, les violettes, la jufquiame, &c. peuvent adoucir les acides volatils ; & ceux qui abondent en aigres, peuvent corriger les fels âcres.

Comme les douleurs de tête viennent quelquefois de ce que le fang étant un peu épaiffi, ne circule pas librement dans les vaiffeaux des meninges ou du pericrane ; & que par confequent en étendant leurs fibres, il y caufe de la douleur, l'on ne doit pas s'étonner fi nous ordonnons dans ces rencontres des remedes capables de mettre le fang

Caufes des douleurs de tête.

en mouvement, & de détruire les coagulations. C'eſt pourquoy l'on ſe ſert de décoctions d'eſquine & de gayac, de préparations de ſauge, de marjolaine, de romarin, de betoine, de *ſtœcas*, de lavende, de ſafran & d'autres aromatiques, comme auſſi du *rhodia radix*, & de la verveine, tant appliquée exterieurement, que priſe interieurement : Elles contiennent quelques ſouphres qui ſe volatiliſent aiſément, & qui ſont fort capables d'embarraſſer les aigres qui peuvent être la cauſe de cette indiſpoſition.

Le lys d'étang, la laituë, la juſquiame, le *ſolanum* & l'*opium* ayant des ſouphres groſſiers, capables de ſe lier aux parties volatiles du ſang, & d'en empêcher l'action, peuvent par conſequent empêcher les rarefactions du ſang dans les vaiſſeaux de la tête, & l'écartement des fibres des membranes; c'eſt peut être ce qui rend ces medicamens narcotiques & capables d'appaiſer toutes ſortes de douleurs, d'où il ſuit que les douleurs ceſſent : mais en donnant interieurement les narcotiques, l'on doit apprehender, ſi on les donne en petite quantité, de ne pas ôter la douleur; & ſi l'on en donne trop,

Précaution

trop, de jetter le malade dans un sommeil létargique. L'on doit prendre garde de n'appliquer pas de remedes narcotiques fur les futures, ni dans le tems d'une crife : car quand l'on les applique fur les futures, l'on voit fouvent des affections foporeufes, qui fuivent; & fi l'on s'en fert dans le tems d'une crife ou exterieurement ou interieurement, elle s'arrête, parce que ces remedes empêchent, comme nous avons dit, le mouvement des efprits, qui font les inftrumens dont fe fert la nature, quand elle excite quelque mouvement. Les autres medicamens capables de calmer les rarefactions du fang, comme les acides, peuvent bien moins caufer de defordre : mais il eft toûjours bon de prendre des précautions.

La coagulation ou la rarefaction du fang, ne font pas les feules caufes des douleurs de tête ; fouvent il y a dans le fang des levains veroliques ou fcorbutiques qu'il faut détruire par des fpecifiques contre ces maladies. Ainfi quoique le lait foit contraire à prefque toutes les douleurs de tête, étant fort capable de fe coaguler où il rencontre des aigres, & de fe rarefier où il trouve

des parties volatiles en mouvement, il
ne laisse pas d'être d'un grand secours
dans les douleurs de tête scorbutiques,
à cause de sa proprieté contre le scorbut.

Nous avons plusieurs observations de
douleurs de tête produites par le mercure, qui ayant passé jusqu'en la tête, y rarefie le sang, & y cause des douleurs.
Quelques-uns se servent d'une piece d'or
qu'ils font tenir au malade dans la bouche. L'on peut encore se servir de tous
les medicamens que nous avons donné
pour chasser le mercure du corps, comme d'or fulminant, d'esprit volatil de sel
ammoniac.

Medica-
mens ex-
terieurs.
Il y a encore des douleurs de tête qui
viennent par une lymphe aigrie, qui est
exterieurement sur le pericrane ; & les
vesicatoires font pour lors d'un grand secours, en décharnant immediatement la
partie. L'on voit aussi des douleurs de tête venir par des corps étrangers qui font
sous le crane, ou enfermez dans des tumeurs sur le pericrane. Il semble qu'il n'y
ait que le trepan qui puisse guerir les premiers ; & dans les derniers, que l'ouverture par la lancette ou l'application
des cauteres.

Mais de quelque cause que viennent

les douleurs de tête , si l'estomac & les boyaux sont pleins , l'on ne fait rien, si l'on ne le fait vomir ; souvent même un vomitif guerit seul la douleur de tête , parce que le ventricule étant vuidé , il ne communique plus qu'un chyle doux & sans levains étrangers à la masse du sang ; ce qui est capable de l'adoucir.

Quoique je ne parle point icy des saignées du front, des jugulaires , des arteres des temples , je ne les desapprouve cependant pas en quelques rencontres : mais comme ce ne sont pas des medicamens , & que cela est hors de nôtre sujet , je les laisse.

Si l'on considere la disposition d'un homme épileptique , l'on verra qu'il tombe de tems en tems privé de sentiment & de connoissance , avec des agitations convulsives & violentes , de l'écume autour de la bouche ; & souvent il arrive que dans le tems de son accez il rend de l'urine , de la semence, ou les autres excremens de son ventre : souvent même l'accez semble commencer par une douleur en quelque partie du corps ; comme par une colique ou par une douleur dans un pied , & ensuite le malade tombe sans connoissance

& fans fentiment avec de grandes convulfions. Les épileptiques ne font pas toûjours privez de toute connoiffance. L'on en voit qui pleurent, d'autres qui rient, d'autres qui font des geftes & des poftures quafi inconcevables ; ce qu'on ne manque point de prendre pour des poffedez, fi le Medecin n'a foin de defabufer les affiftans.

Sa caufe. Puifque le mouvement des mufcles ne fe fait que par les liqueurs qui y entrent, & que jufqu'icy tout le monde a attribué cet effet aux efprits animaux ; l'on ne peut attribuer l'épilepfie, non plus que les autres convulfions du corps, qu'à un mouvement dereglé & impetueux des efprits animaux dans les fibres des mufcles.

Ce mouvement peut être déreglé, parce qu'il y a quelque chofe dans les fibres qui vont à ces mufcles, qui en les picotant & en affoibliffant le tiffu, déterminent une plus grande quantité d'efprits à y couler d'une maniere plus impetueufe, parce que le reffort de la partie ne s'oppofe plus au courant de la liqueur. Ce mouvement dereglé dans quelques fibres des nerfs, peut faire que celuy des autres fibres l'eft auffi, particu-

...lierement celles qui viennent du même tronc ; & comme les nerfs me-
fenteriques & des inteſtins communiquent à preſque tous ceux du corps, il
ne faut pas s'étonner ſi les vers qui ſont
dans les boyaux, peuvent cauſer l'épilepſie aux enfans qui ont les fibres des
nerfs fort mobiles ; par la même raiſon les douleurs d'eſtomac , les coliques, & même les douleurs en quelque
partie du corps que ce puiſſe être , peuvent être le commencement & la cauſe
de l'épilepſie.

L'irritation n'eſt pas la ſeule cauſe du
mouvement déreglé des eſprits animaux. La crainte, la colere, & les autres paſſions violentes peuvent empêcher les eſprits de couler dans quelques
nerfs , & les faire couler dans d'autres ;
cela ſuffit pour faire l'épilepſie, ou les
convulſions. Cela peut encore arriver par
un coup, par un abſcez dans la tête ; &
il eſt facile de concevoir comment tout
cela peut déregler le mouvement des
eſprits animaux ; & comment le cours
des eſprits animaux étant déreglé, le
ſentiment ſe perd, & les mouvemens ſe
font d'une maniere extraordinaire , ſans
que la volonté y ait de part. Ces mouvemens peuvent être la cauſe de la ſortie

des excremens ; & l'agitation des muſ-
cles de la poitrine & de la face, de la
ſortie de la ſalive en forme d'écume.

Epilepſie
ſimpa-
thique.

L'on peut objeƈter icy que quand l'épilepſie commence par la douleur de quelque partie, comme du pouce, de la main,
ou d'un des doigts, ſi l'on lie la partie
fortement, l'on empêche les accez épileptiques ; ce qui ſemble prouver qu'il
ſe porte quelque vapeur de la partie au
cerveau : mais il eſt aiſé de répondre
que la ligature empêchant en partie le
ſentiment du membre, & les mouvemens irreguliers des fibres & des eſprits,
doit diminuer le ſentiment d'irritation,
& par conſequent la cauſe de la convul-
ſion, outre que la ligature peut empêcher le cours dereglé des eſprits vers cette
partie.

Et s'il eſt vray que le cautere appliqué ſur cette partie guerit l'épilepſie, l'on ne peut attribuer cet effet
qu'aux parties aƈtives du cautere, qui
font tranſpirer, & qui abſorbent les
levains, qui en fermentant produi-
ſoient l'irritation. C'eſt pourquoy l'on
doit toûjours appliquer le cautere aƈtuel
ou potentiel dans ces ſortes de maladies, particulierement quand on ſoup-
çonne qu'il y a quelque levain, ſoit

par la carie d'un os ou autrement.

Il faut obferver que le déreglement des Obfer-
vation.
efprits fait trés-fouvent des déreglemens
dans la coction du chyle, & dans la di-
ftribution des liqueurs ; de forte que
le ventricule devient farci d'humeurs
étrangeres, & la maffe du fang plus
gluante qu'à l'ordinaire. Il arrive même fouvent que le ventricule étant rempli d'humeurs âcres, produit luy feul
l'épilepfie par irritation ; & il fe peut
fouvent faire que la maffe du fang étant
gluante, bouche quelques canaux dans
le cerveau qui déreglent de tems en
tems le cours des efprits. C'eft ce qu'on
voit affez fouvent arriver dans les enfans ; car leur lait venant à fe cailler
leur donne des mouvemens épileptiques, qu'on n'ôte pas facilement par
les fpecifiques, fi l'on n'a fait préceder quelque petite pilule d'aloës ou
quelque legere émetique. Ce n'eft pas Remedes ge-
neraux,
feulement dans les enfans qu'il eft bon
de commencer par quelques étimeques;
mais auffi dans tous les épileptiques où
l'on voit des difpofitions au vomiffement, enfuite l'on continuë la guerifon
par les purgatifs ; & entre ceux-là l'on
doit choifir ceux qui peuvent fondre les
vifcofirez de la maffe du fang, comme

le mercure doux , la panacée , l'extrait
d'ellebore , la scamonée , &c. & parce que le déreglement des esprits vient
souvent de ce que la masse du sang
étant trop abondante , augmente le volume des vaisseaux du cerveau , l'on se
trouve quelquefois bien de la saignée ,
de l'ouverture des hemorrhoïdes , &c.
Pour sa viscosité du sang , l'on se peut
servir avec succez de decoctions sudorifiques ; & pour détruire le mouvement
dereglé des esprits , l'on peut user de
remedes capables de les lier & de les
embarrasser , comme des pilules de *lau-*
danum avec l'huile de camphre , comme fait *Hartman* , ou du *cinabre* d'antimoine avec l'opium , comme fait *Ludo-*
vic. Pour la même raison *Fonseca* fait
oindre les narrines , les temples & les
poignets d'huile de buis , comme d'un
grand narcotique , qui avec quelques
parties volatiles contient certains souphres capables de calmer les parties irritantes qui produisent ce mal ; par
la même raison l'on recommande l'huile de bois de coudrier interieurement &
exterieurement. C'est aussi pourquoy
on se sert du guy de chêne , de coudrier , de la semence de peone mâle , du
lilium convallium ou muguet , de fleurs
de

de tilleul, de la nicotiane, du safran, du camphre, du castor, de l'esprit de secondine & de sa poudre, de l'hypericum, du ruta muraria, du petit muguet ou *gallium luteum*, du suc de cerfeüil, des hirondelles pulverisées, du castor, des testicules de cheval, de la rapure de crâne humain, de son usnée, de la corne de cerf, de celle de pied d'élan, la fiente de paon pulverisée, les foyes d'anguilles & de grenoüilles, &c. Car quoique tous ces remedes ne soient pas narcotiques, ils contiennent cependant des parties volatiles qui les font élever jusqu'à la tête, & des souphres qui les rendent capables d'arrêter le cours impetueux des esprits, & d'adoucir les parties irritantes; par la même raison l'on peut ajoûter l'eau de cerise noire, les fleurs de romarin, la poudre de succin, le cinabre d'antimoine, l'esprit de fourmis, l'extrait de geniévre, la sauge, la lavende, l'esprit anodin narcotique de vitriol, l'eau d'hirondelle, &c.

Dans le tems de l'accez l'on doit préferer les remedes les plus volatils & les plus spiritueux; comme sont l'esprit volatil de sel ammoniac, l'esprit volatil huileux, l'esprit de corne de cerf, de secondine, &c. l'huile noire de fuccin exterieurement, interieurement l'huile claire ; mais hors de l'accez l'on doit les ménager davantage, & fe fervir de ceux qui ne font pas fi volatils.

Exte-rieurs. J'ajoûteray feulement icy, que fouvent les cauteres, les veficatoires & les ouvertures du crâne ont gueri des épileptiques, en faifant tranfpirer les matieres héterogenes qui étoient dans les nerfs. Je ne parle point des amuletes qu'on fait contre l'épilepfie ; l'experience ni la raifon ne me perfuadent rien là-deffus.

Apople-xie. L'apoplexie eft une privation du mouvement & du fentiment de tout le corps, qui vient par une obftruction des nerfs du cerveau, quoyque ceux du cervelet reçoivent à leur ordinaire les efprits, ce qui fait que le pouls n'eft point alteré.

Paraly-fie. La paralyfie eft une obftruction de quelques-uns des nerfs du cerveau, ou de la moüelle de l'épine.

Dans ces deux maladies l'on doit toûjours tâcher de remuer & d'ébranler les nerfs, à dégager les premieres voyes, afin que les remedes les plus fpiritueux puiffent penetrer. C'eft pourquoy l'on commence avec raifon par les émeti-

ques, les lavemens âcres & les purgatifs violens ; l'on donne des fternutatoi-
res. Comme quelquefois l'abondance
du fang peut en gonflant les vaiffeaux,
preffer les nerfs dans l'apoplexie fan-
guine, l'on fait tirer une grande quantité de fang ; mais jamais, ou rarement
dans les paralyfies. Enfuite l'on fe fert
avec fuccez dans l'une & dans l'autre
maladie, tant exterieurement qu'interieurement, de fauge, de romarin, de
marjolaine, de laurier, d'hyfope, *chamædris*, de *chamæpitis*, de lavende, de
thim, de *fpica*, de *ftoëcas*, d'origan, de
pouliot, des quatre femences chaudes
majeures & mineures ; d'extrait de geniévre, de décoctions fudorifiques de
gayac, &c. ant tpour prévenir l'appoplexie, que pour guerir la paralyfie ; mais
dans le tems de l'appoplexie, l'on prend
des teintures de caftor, de l'efprit de vin
camphré, de l'eau theriacale, de l'eau
de canelle, des fels & efprits volatils
d'urine, de fel ammoniac, de fang humain, de crâne humain, de corne de
cerf, &c. L'on peut auffi fe fervir de ces
remedes, mais en moindre quantité pour
la paralyfie.

Exterieurement on fe fert encore d'huile
de vers, de petrole, &c. pour la paralyfie.

Entre les cephaliques, nous parlerons icy seulement de la verveine, des roses, du thé, du caffé & du romarin ; entre les épileptiques du tilleul, de l'hypericum, du gallium luteum, du noisetier, de la fiente de paon, du succin & du camphre.

La verveine donne par l'analyse des acides beaucoup d'huile, des sels volatils, quelques sels fixes & de la terre ; on voit assez par là que son suc & son extrait sont febrifuges, & si l'on ne s'en sert pas beaucoup, c'est qu'on en a de meilleurs ; son suc & son eau distilée, sont employez avec succez exterieurement contre les douleurs de tête, ou seuls, ou mêlez avec la poudre du *rodia radix :* on fait prendre interieurement l'eau distilée de cette plante, pour empêcher & prévenir l'avortement, comme nous avons dit ailleurs.

Les roses odorantes sont composées de souphres fort exaltez, de sorte qu'il est fort difficile d'en tirer l'huile ; mais on peut en tirer un esprit odorant par fermentation : leur eau distilée & l'esprit, guerissent interieurement & exterieurement certaines douleurs de tête, en débarrassant par leur penetration ; leur odeur donne cependant des douleurs de tête à quelques perſonnes : on peut auſſi ſe ſervir de l'eau, de l'eſprit & de l'extrait de ces plantes contre les fiévres intermittentes, & même contre les fiévres continuës ; on en fait auſſi une conſerve qu'on louë beaucoup dans la ptiſie, &c.

Le thé abonde en une huile trés-volatile, en quelques ſels de même nature ; de ſorte qu'il peut beaucoup ſervir en décoction contre les douleurs de tête, & d'autant mieux que prenant ſa décoction fort chaude, il détache certaines glaires mucillagineuſes, qui ſont ſouvent attachées aux parois de l'eſtomac, & qui empêchant la coction ſeroient paſſer dans le ſang un chyle crud & capable d'entretenir la douleur de tête. *Thé.*

Le caffé agit à peu prés de la même façon; mais quoiqu'on le brûle avant d'en faire une décoction, il ne laiſſe pas d'entraîner dans le ſang de la terre, de l'huile & des ſels fixes, qui entretiennent aſſez long tems la fermentation, & empêchent le ſommeil. *Caffé.*

Le romarin contient à peu prés les mêmes principes que la ſauge & la marjolaine ; peut être contient-il un peu moins de parties terreſtres, ce qui le rend plus *Romarin.*

propre à calmer les affections catharrales.

Hypeti-cum ou milperuis. L'hypericum a quelques acides, beaucoup d'huile presque semblable à celle
de terebenthine, ce qui le rend interieurement & exterieurement un des meilleurs vulneraires : la décoction de ses
fleurs, ou ses fleurs pulverisées, sont
trés-recommandées dans toutes les affections uterines hypocondriaques & convulsives ; de sorte que ce n'est pas sans
raison qu'on met cette plante entre les
antiépileptiques : elle est aussi fort propre
dans la manie.

Tilia ou tilleul. Le tilleul abonde en quelques acides,
en beaucoup d'huile & en quelques sels
volatils : cette plante est des plus recommandées contre l'épilepsie, soit qu'on se
serve de son esprit ardent, de l'eau de ses
fleurs, de leur extrait, ou des fleurs même en substance.

Gallium luteum ou petit muguet. Le gallium luteum est un trés-excel-
lent remede contre l'épilepsie, soit qu'on
se serve de sa poudre jusqu'à un gros, ou
de sa décoction en mettant une poignée
sur chaque pinte d'eau.

Fiente de paon. La fiente de paon abonde comme tous
les excremens des animaux en sels vola-
tils huileux, ainsi on ne doit pas s'étonner
si c'est un bon antiépileptique : on la fait

al seicher, & on en prend demi-gros de la
partie blanche pulverisée dans une liqueur convenable.

Le noisetier a un bois, un guy & des
fruits dont on se peut servir ; le bois
donne par la cornuë un acide volatil semblable à celuy de gayac, & une huile :
l'esprit est un bon antiépileptique jusqu'à
vingt gouttes en quelque liqueur : l'huile lorsqu'elle a été rectifiée sur quelque
matiere terrestre, peut être donnée avec
succez jusqu'à quatre ou cinq gouttes
contre l'épilepsie, les vers : on en peut
mettre dans les dents pour appaiser la
douleur. Le guy de noisetier est trés-re-
commandé contre l'épilepsie ; quelques-
uns même le préferent au guy de chêne : on le donne depuis un scrupule jusqu'à un gros. Quercetan louë les coques
de noisettes dans la pleuresie ; d'autres en
font beaucoup d'estime dans la dysenterie, aussi bien que des petites peaux qui
enveloppent immediatement l'amande ;
& plusieurs Auteurs les estiment dans la
gravelle & l'ardeur d'urine.

Le camphre est une resine trés-spiri-
tueuse ; celle dont on se sert a été sepa-
rée par la sublimation de ses parties terrestres : elle contient des sels volatils tellement unis avec une huile étherée, qu'il

Noise-
tier.

Cam-
phre.

B b iiij

est impossible de les désunir ; ce medicament est admirable contre les fiévres malignes , ou seul , ou mêlé aux autres cordiaux : on en donne par la bouche jusqu'à quinze ou vingt grains : on peut les faire dissoudre par digestion avec l'huile d'écorce de citron , ce qui fait une huile antipestilentielle ; ou avec celle de succin , & on s'en peut servir dans l'épilepsie , les vapeurs & les fiévres malignes : il est fort inutile de distiler ces dissolutions , car le camphre & l'huile montent en substance ; ainsi elles n'en sont pas plus purifiées en mêlant le camphre aux antiépileptiques , particulierement au cinabre d'antimoine & à l'opium. On a un antiépileptique trésrecommandable pour prévenir les accez , si l'on le fait dissoudre avec l'esprit volatil de sel ammoniac , & l'esprit de vin : il est admirable dans l'accez. L'on peut encore donner le camphre en lavement jusqu'à deux gros. Dissout dans l'huile de geniévre ou dans l'eau-de-vie, il pousse par les sueurs : ces lavemens sont fort estimez dans les fiévres malignes. Dans les gonorrhées malignes l'on fait dissoudre un scrupule de camphre, un demi gros de sel de saturne , avec deux gros d'huile claire de terebenthi-

ne , & on en donne vingt gouttes. Il
est encore trés-recommandable dans la
manie ; on le mêle avec le musc interieurement & exterieurement, outre le
musc, on ajoûte l'opium pour en faire
une teinture dans l'esprit de vin pour
frotter les narrines & les temples , &
ainsi exciter le sommeil. L'on se sert exterieurement du camphre mêlé avec
l'eau de sperme de grenoüille , de solanum , ou avec des huiles contre les inflammations & la brûlure : dissout dans
l'esprit de vin contre les douleurs de
tête , & pour se laver la bouche dans la
douleur de dent , & pour appliquer sur
les parties gangrenées ; on le dissout aussi
dans l'huile d'amandes pour appliquer
sur les dents cariées ; quelques-uns le
font dissoudre dans l'esprit de nitre , &
il donne une huile caustique. De quelque maniere qu'il soit dissout , ou par
des esprits acides , ou par des esprits
ardents, ou par des huiles , il se précipite par son mêlange avec l'eau commune, de sorte que ce n'est qu'une dissolution apparente.

Le succin ou ambre jaune abonde   Succin.
en sels volatils salins, & en huiles volatils ; c'est un petrole qui a été coagulé par l'eau de la mer : s'il a beau-

coup de fel il eſt blanc, s'il a d'avan-
tage d'huile il eſt jaune ; auſſi blanchit-
on l'ambre jaune avec de l'eau ſalée. Sa
veritable préparation, comme dit Ludovic, eſt qu'il ſoit mis en poudre ſur le
porphire, & l'on ne doit pas craindre
qu'il n'ait aucune vertu à cauſe qu'il eſt
inalterable à preſque tous les diſſol-
vans ; car en cela il eſt ſemblable au
fer & au camphre, qui ne laiſſent pas
d'être admirables ; on en fait auſſi une
teinture dans l'eſprit de vin, où l'on
peut ajoûter l'huile de tartre, &c. Toutes les préparations du ſuccin interieurement & exterieurement ſont propres
contre l'épilepſie, la mélancholie hypocondriaque, les vapeurs & les affections catharrales, & même contre la
gravelle & pour faire uriner. Les trochiſques de ſuccin, ou ſa poudre peuvent
encore ſervir dans les vomiſſemens de
ſang, les urines ſanglantes & les dyſen-
teries : on en donne demi-gros ou deux
ſcrupules.

On le doit diſtiler par la cornuë ; il
donne d'abord un phlegme, enſuite un
eſprit acide, aprés une huile claire,
aprés une huile obſcure, & enfin un
ſel volatil ſalin qui s'attache au col de
la cornuë ; ce qui reſte dans la cornuë

eſt une eſpece de colophone : on ſepare les liqueurs par l'entonnoir , & le ſel volatil par la ſublimation : le ſel volatil mêlé avec l'eſprit de corne de cerf, & ſon eſprit & diſtilez, donnent un remede admirable dans l'épilepſie & les affections catharrales : l'huile claire y eſt auſſi admirable : l'huile noire ne ſert qu'exterieurement , on en peut frotter la tête dans les catharres. Si on en veut diminuer la puanteur , on la peut mêler au camphre ; & elle n'en eſt que meilleure ; dans les mêmes maladies & dans la pthiſie , l'on fait recevoir la fumée de même. Les Auteurs recommandent extrêmement l'huile de ſuccin interieurement dans les maladies hyſteriques, & pour faciliter la ſortie de l'arriere-fais retenu : on en peut auſſi avec raiſon frotter les parties baſſes. L'on fait un baume de ſouphre en diſſoudant ſes fleurs dans l'huile de ſuccin ; on s'en ſert avec ſuccez dans les catharres, phtiſies , &c.

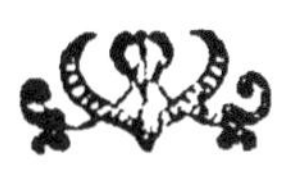

TABLE
DES CEPHALIQUES.

L A betoine,
la fauge,
marjolaine,
muget,
laurier,
} en poudre, depuis demi-gros jufqu'à un gros & demi.

hyfope,
origan,
chamædris,
chamæpitis,
pouliot,
calament,
} en décoction, depuis demi-poignée jufqu'à une.

verveine,
radix rhodia.
} exterieurement.

Succin, jufqu'à un gros.
Safran, jufqu'à demi-gros.
Caftor, jufqu'à deux fcrupules.
Opium, jufqu'à un grain.
Lys d'étang, fa racine en ptifanne.
Laituë, fa décoction.
Solanum,
Sempervivum,
Gayac,
Efquine.
} exterieurement.

Salſ pareille, } en décoction.
Saſſaphras, }
Fleurs de romarin, de } depuis un ſcru-
    ſtoëcas. } pule juſqu'à un
Bayes de laurier. } gros.

CHIMIQUES.

Eau de muguet, }
    de betoine, } depuis une once
    de calament, } juſqu'à quatre,
    de meliſſe, }
Eau roſe, } exterieurement & in-
    de verveine, } terieurement.
Extrait de me- } depuis un ſcrupule
    liſſe, } juſqu'à un gros.
Eſprit volatil de ſel ammoniac, par l'odeur
    ou pris interieurement.

FORMULES.

*Poudre pour faire uſer à ceux qui ont
des douleurs de tête froides & peſan-
tes, des ſtupeurs, paralyſies, &c.*

Prenez de la ſauge, de la marjolaine,
chamædris, de chacune un gros ; fleurs
de betoine, de romarin & de *ſtoëcas*, de
chacune un demi-gros ; pulveriſez le tout
enſemble, & en prenez le poids d'un écu
d'or le matin en vous levant, avec une
verrée de bon vin.

TABLE

DES ANTIEPILEPTIQUES.

LE polypode de chêne, depuis un demi-gros jusqu'à deux.

Le guy de chêne & de noisetier, depuis un demi-gros jusqu'à un gros & demi.

La racine de pivoine, depuis un demi-gros jusqu'à un gros & demi.

Sa graine, depuis un scrupule jusqu'à un gros.

Graine de raisin de renard, jusqu'à un gros.

Fleurs de tilleul, depuis demi-gros jusqu'à un.

L'ambre jaune, depuis dix grains jusqu'à un demi-gros.

Décoctions sudorifiques, de gayac, &c.

Corne de pied d'élan, depuis un demi-scrupule jusqu'à un demi-gros.

Corne de cerf rapée, depuis un demi-gros jusqu'à un.

Rapure d'yvoire, depuis un scrupule jusqu'à deux.

Rapure de crâne d'un homme mort violemment, jusqu'à deux scrupules.

Usnée de crâne humain, jusqu'à demi-gros.

Testicules de cheval préparées, jusqu'à deux
    scrupules.

Poudre d'hirondelles jusqu'à un gros.

Charbons d'armoise en poudre sur la pointe
    d'un couteau.

Graine de genièvre en décoction.

Castor, depuis un scrupule jusqu'à deux.

Fleurs de muguet, depuis demi-gros jusqu'à
    un, sa racine en ptisanne jusqu'à demi-
    once.

Cinabre naturel, jusqu'à vingt grains,

Camphre, depuis trois grains jusqu'à six.

Poudre de secondine, depuis demi-gros jus-
    qu'à un.

Sirop de nicotiane, depuis demi-once jus-
    qu'à une.

Miel & oximel squilitics.

La fiente de paon, jusqu'à un gros.

Foyes de grenoüilles ou d'anguilles seichez,
    qu'à deux scrupules.

Hypericum,
Gallium luteum,
Sauge,
Racine de doronic,   } en décoction.
Ruta muraria,
Asperula,
Suc de cerfeüil dans les boüillons.

CHIMIQUES.

Eau de muguet, jusqu'à quatre onces.

Eau spiritueuse de cerises noires, tirée par fermentation, depuis une once jusqu'à trois.

Eau de fleurs de tilleul jusqu'à quatre onces.

Eau d'hirondelles, depuis une once jusqu'à quatre.

Eau antiépileptique de Quercetan, depuis trois gros jusqu'à demi-once.

Teinture de castor jusqu'à deux gros.

Esprit de secondine jusqu'à un gros.

Cinabre d'antimoine, depuis six grains jusqu'à quinze.

Esprit de fourmis, depuis un scrupule jusqu'à deux.

Sel volatil huileux aromatique, depuis quatre grains jusqu'à quinze.

Sel volatil de crâne humain, depuis six grains jusqu'à seize.

Laudanum,
Extrait de vitriol narcotique. } Voyez les narcotiques.

Sel volatil de tartre jusqu'à vingt grains.

Huile du pin,
Huile claire du succin. } *jusqu'à dix gouttes.*

FORMULES.

FORMULES.

Eau pour l'épilepsie.

Prenez de l'eau de muguet & de l'eau de tilleul, de chacune une cuillerée, & en donnez tous les matins à jeun au malade.

Poudre pour le même.

Prenez du guy de chêne pulverisé demi-once, de la graine noire de pivoine mâle une once, de l'ambre jaune deux gros; pulverisez & mêlez le tout ensemble, & en donnez tous les matins le poids d'un écu d'or en trois onces d'eau de cerises noires.

Poudre antiépileptique.

Prenez du succin bien broyé trois gros, des pierres qu'on trouve dans un des ventricules des daims bien pulverisées six gros, du cinabre d'antimoine quatre scrupules, & un scrupule de laudanum; la doze est un demi-gros.

Tome II. C c

TABLE

DES ANTIAPOPLECTIQUES.
& Antiparalytiques.

S Auge,
Marjolaine,
Thim,
Geniévre,
Laurier,
Chamædris,
Chamæpitis,
Pouliot,
Origan,
Stoëcas, } En décoction pour boisson par précaution pour l'apoplexie, & pour guerir la paralysie.

Extrait d'hellebore,
Vin émetique,
Tartre émetique,
Urine bûë avec du sel. } Voyez les émetiques.

Eau de canelle, depuis une once jusqu'à quatre.

Essence de canelle & de gloud de girofle, depuis une goutte jusqu'à quatre.

Eau theriacale, depuis une once jusqu'à trois.

Esprit de vin camphré, depuis deux gros jusqu'à une once.

Sels volatils jusqu'à vingt-cinq grains.
Esprits volatils jusqu'à trente goûttes.
Poudre d'hellebore blanc en sternutatoires,
   saignée,
   ventouses,
   lavemens âcres,
   frictions.

FORMULES.

Liniment pour une partie paralysée.

Prenez de l'huile de vers & de l'huile de laurier, de chacune deux onces, du castor en poudre deux gros ; faites un liniment pour mettre chaudement sur la partie.

Esprit antiapoplectique.

Prenez du castor, de la canelle, du succin, de chacun un gros ; du sel volatil de vipere, demi-gros; de l'eau theriacale, de l'eau de melisse & de l'esprit de vin, de chacun une once ; laissez digerer le tout, & ensuite distilez par l'alembic : on en donne demi-cuillerée à la fois.

CHAPITRE XXII.

Des remedes contre les délires me-lancholiques, la manie & la rage.

Délires mélancholiques distinguez de l'affection hypocondriaque.

L'On doit bien distinguer le délire mélancholique des affections mélancholiques, ou hypocondriaques ; car quoique ces dernieres maladies soient souvent accompagnées de délires , cependant elles se trouvent assez souvent sans qu'il y ait aucun dérangement dans la tête,

Signes de l'affection hypocondriaque

Lorsqu'un homme est inquiet , chagrin sans sujet, qu'à la moindre chose il est timide, que souvent sans raison il se feint des causes de mort, ou de maladie, qu'il a la respiration difficile , des rapports aigres , qu'il crache souvent , qu'on entend des bruits dans son ventre , qu'il a des palpitations de cœur, &c. nous disons que c'est une affection hypocondriaque.

Signes du délire mélancholique.

Si avec tous ces signes il dit des choses hors de sens & sans fiévre , soit qu'elles soient risibles ou tristes , nous appellons cet état un délire mélancholique.

S'il devient furieux, qu'il ait les yeux Manie. enflammez, qu'il batte ceux qui l'approche, l'on dit qu'il est maniaque.

Enfin s'il a une aversion pour l'eau, Rage. qu'il ait été mordu de quelque chien, qu'il écume, qu'il veüille mordre, &c. on dit qu'il est enragé.

Il semble que tous ces délires ne dif-Cause conjointe. ferent que du plus au moins, ainsi les antihypocondriaques que nous avons décrits pourroient être employez avec succez, afin d'ôter les coagulations qui font dans la masse du sang de tous ces malades ; mais il faut observer que la coagulation ne se trouve presque point dans la partie sereuse ; elle ne se trouve presque que dans la partie fibreuse, du moins je n'ay pas trouvé le sang des foux mélancholiques avec cette lymphe gluante qu'on trouve si souvent dans les affections catharrales, pleuresies, &c. mais je l'ay toûjours trouvé grossier, épais, d'un rouge foncé, & presque sans serosité, parce qu'apparemment elle se sépare trop aisément dans tous les couloirs, & cette filtration abondante ne peut venir que parce qu'elle n'est pas bien unie avec la partie fibreuse : c'est peut-être pour-

quoy les fels qui font capables de reü-
nir ces deux parties du fang font d'un
grand ufage. Je ne parleray point du
tartre folié , du mars , des fels volatils
huileux , des abforbans , des préparations de faturne , nous avons expliqué
ailleurs toutes ces chofes ; & je me contenteray de dire qu'il faut avoir principalement égard aux defordres des premieres voyes dans tous les délires mélancholiques ; car les rapports, les borbo-
rigmes , &c. font des des marques con-
vainquantes du defordre de ces parties ;
Emeti- c'eft pourquoy les émetiques font d'un
ques. grand fecours dans les commencemens:
ainfi on fe fert avec fuccez des preparations d'antimoine, de l'hellebore noir,
& même quelquefois du blanc qu'on
donne en infufion jufqu'à un fcrupule ou
demi-gros.

Purga- Quant aux purgatifs, ils aigriffent fou-
tifs. vent la maladie , lorfqu'on en réïtere
l'ufage dans la continuation de la maladie ; les meilleurs fe font par le mêlange
de la coloquinte corrigée , avec le mercure doux, ou avec la pierre de lazul
qu'on do't fort eftimer.

Bains & Les bains & les faignées peuvent avoir
faignées. beaucoup d'effet en certaines rencontres , ainfi l'on ne les doit pas négli-

ger , non plus que les lavemens , car on doit toûjours avoir foin de tenir le ventre libre.

Quelques-uns comptent beaucoup fur l'ouverture des hemorrhoïdes , je n'en ay pas veu des effets plus heureux que des faignées , & même j'ay vû des hemorrhoïdes venir naturellement & s'ouvrir fans apporter aucun foulagement au malade. *Ouverture des hemorrhoïdes.*

J'ay auffi vû dans la continuation de l'ufage des préparations de mars , que les malades rendoient des urines noires fans aucun foulagement , ainfi l'on ne doit que mediocrement compter fur ces pronoftiques , quoyqu'ils ayent été donnez pour certains par quelques Auteurs.

Les narcotiques , lorfqu'on les donne feuls , font fouvent du mal & tourmentent inutilement les malades , en les faifant vomir , &c. ainfi il les faut mêler aux fpecifiques : on les peut auffi mêler avec fuccez aux purgatifs en certaines rencontres. *Narcotiques.*

Les volatils font quelquefois des defordres dans les commencemens ; mais aprés l'ufage de quelques abforbans , il eft rare qu'ils en faffent , particulierement fi on les mêle aux narcotiques. *Volatils.*

On peut aprés l'opium se servir de la stramonée pour chasser ces phantômes mélancholiques ; mais si les phantômes sont sur quelque objet particulier, il faut tâcher de tromper le malade : sur cela on peut lire les observateurs. Un des meilleurs remedes entre les absorbans, est le cinabre d'antimoine ; on le peut mêler aux volatils & aux narcotiques, suivant les differentes indications qu'on a.

Specifiques. L'on peut se servir de l'hypericum, de l'anagalis, de melisse, de buglose, de bouroche, de camphre, de suc de petites hirondelles, de sang d'âne, d'elixir de proprieté avec le tartre, de l'essence de cerveau de chien, & de quantité d'autres remedes dont nous avons parlé ailleurs, & qu'on loue comme specifiques dans la manie & dans les délires mélancholiques. *Palmarius* recommande la poudre de la feüille, ou de la racine de bethoine jusqu'a un gros, comme un specifique dans la mélancholie.

Observation. Je diray seulement que les maniaques doivent être traitez plus durement, qu'on les doit beaucoup saigner, quelquefois les jetter dans l'eau froide, & sur tout qu'on ne doit pas négliger les

les épithemes & les lotions dont on se
doit servir sur les temples, sur le front,
&c. tant pour diminuer le mouvement
des esprits que pour procurer le sommeil : ainsi l'on fera une teinture avec
le camphre, l'opium & le safran dans
l'esprit de vin : on peut faire aussi des
lotions des pieds, soit en faisant boüillir des feüilles de saule dans l'eau commune, ou la jusquiame & les feüilles
de pavot ; l'on peut aussi mêler les narcotiques dans les lavemens, &c.

Quant à la rage, incontinent aprés la
morsure, on fait prendre interieurement des cordiaux, on lie la partie,
on la scarifie, on la lave avec de l'eau
trés-salée ; car l'eau douce bien - loin
d'être convenable est trés-nuisible, comme observe Palmarius ; ensuite on me-
ne le malade à la mer, où l'on le fait
baigner, & où on le plonge deux ou
trois fois. Palmarius a donné la description d'une poudre qui peut passer pour
specifique ; la melisse, la rhuë la verveine, la sauge, le plantain, la bethoine, l'hypericum, l'absinthe, &c. en
font la composition ; il est assez difficile
d'expliquer comment une composition
& un assemblage tel que celuy-là qui
semble fait au hazard peut produire des

Tome II. Dd

Reme-
des exte-
rieurs.

Speci-
fiques
pour la
rage.

effets auſſi ſurprenans ; cependant ce remede eſt confirmé par une longue experience.

Il faut que toutes ces plantes ſoient
cuëillies dans leur force & ſeichées à
l'ombre ; il faut icy obſerver que prefque toutes les plantes aromatiques, ou
enfin qui abonde plus en huiles & en
ſels qu'en phlegme , augmentent beaucoup leur vertu par une lente exſicca-
tion , qui diſpoſe leurs ſels & leurs huiles à s'exalter, & qu'au contraire celles qui abondent en flegme & en ſels
volatils perdent leur vertu, parce que
leurs ſels volatils s'échapent dans l'exſic-
cation.

Le même Auteur loüe encore beaucoup la pimpinelle , qui ſeule ſuivant luy
peut préſerver de la rage. D'autres
loüent le lepidum magnum, la cendre
d'écreviſſes. D'autres la poudre de vipere , la theriaque , &c. Tous ces remedes peuvent être bons en quelques rencontres.

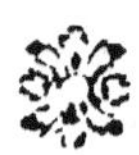

TABLE

DES MEDICAMENS
contre les délires melancholiques.

Antimoine préparé.	} Voyez les émetiques & purgatifs.
Ellebore blanc.	
Ellebore noir.	
Mercure doux.	
Pierre de lazul.	
Coloquinte.	
Préparations de mars.	} Voyez les aperitifs antihypocondriaques.
Préparations de tartre.	
Sels volatils huileux.	
Bethoine.	
Anagallis.	
Hypericum.	
Bourache.	*en décoctions.*
Buglose.	
Cerfeuil.	
Fumeterre.	
Melisse.	} Voyez les narcotiques.
Jusquiame.	
Opium.	
Stramonée.	

Camphre.
Cinabre d'antimoine.
Safran.
Myrrhe.
} Voyez les diaphoretiques.

Suc de petites hyrondelles jusqu'à une once.

Sang d'âne préparé jusqu'à deux gros.

Suc de pommes une verrée.

Petit-lait.

Bains.

Saignées.

Tabac en fumée.

FORMULES.

Prenez de l'essence d'anagallis à fleur purpurine faite avec l'esprit de la même plante, deux onces ; mêlez-les avec une once de suc de jeunes hyrondelles.

Frontal.

Prenez quatre onces d'eau de solanum, demi gros de sucre de saturne, demi-once de teinture d'opium, de camphre & de safran vingt grains ; mêlez le tout ensemble, & en appliquez en trempant des linges de moment en moment lorsqu'ils seront secs sur les temples, &c.

TABLE

DES REMEDES
contre la rage.

LA poudre de pim-pinelle. D'absinthe. D'écrevisses. De menthe. D'armoise. De gentiane, D'hypericum. De sauge. De bethoine. De melisse. Racine de gentiane. Yeux d'écrevisses.	}	depuis un gros jusqu'à demi-once dans le vin.
Diaphoretique mine-neral.	}	jusqu'à un gros.
Poudre de vipere. Encens mâle. Theriaque. Eau salée. Eau de mer.	}	exterieurement.

FORMULES

Poudre de Palmarius.

Prenez des feüilles de rhuë, de verveine, de sauge menuë, de plantain,
de polypode, d'absynthe commune, de
menthe, d'armoise, de melisse, de bethoine, d'hypericum & de petite centaurée, de chacune parties égales; cueil-
lez le tout en un beau jour du mois
de Juin, faites seicher à l'ombre en
les conservant pendant une année: on
les reduit en poudre lors qu'on s'en veut
servir: ce remede, si on en croit Palmarius, qui l'a décrit, est infaillible si le
malade n'a point été mordu à la tête,
ou que la partie n'ait point été lavée
avec de l'eau: l'on en donne jusqu'à
deux ou trois dragmes dans le vin, &
l'on fait appliquer le persil pilé sur la
morsure.

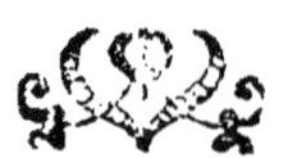

CHAPITRE XXIII.

Des Cardiaques & Alexipharmar-ques.

NOus appellons Cardiaques tous les medicamens dont on se sert avec succez dans les affections du cœur, principalement dans celles qui interessent tout le corps, comme dans les syncopes, dans les défaillances, la peste, les fiévres malignes ; & parce que la syncope peut venir par des venins, j'ay crû devoir parler au même tems des contrepoisons, qui en general ne différent que de bien peu des cardiaques.

La syncope est un manquement universel de toutes les forces de nôtre corps, où l'on est sans pouls, sans mouvement & sans sentiment. Cet accident ne peut arriver que parce que les parties sont privées du sang & d'esprit. Elles peuvent l'être en plusieurs façons ; premierement, quand il s'en est trop dissipé dans des évacuations soudaines ; secondement, quand le mouvement du cœur ne se fait pas bien ; ce qui peut arriver, premierement, dans les

D d iiij

grandes douleurs des parties nerveuses,
par la continuation de cet ébranlement
aux nerfs du cœur, d'où il s'enfuit qu'il
tombe en contraction ; secondement,
quand le sang est trop épais, & comme
coagulé : car pour lors il faut davantage de force dans le cœur pour le rejetter ; troisiémement, quand le sang est
trop diffous, comme il arrive aprés un
long usage de diaphoretiques : car les
esprits s'échappent, & le sang se mouvant avec trop de force, empêche en
partie le cœur de se comprimer ; qua-
triémement, dans les violentes passions
de l'esprit, dans la grande joye, crainte, amour, &c. ce qu'on ne peut expliquer que par l'union de l'esprit avec le
corps.

Toutes ces causes de syncope demandent des remedes propres & particu-
liers ; si aprés les évacuations il n'y a
aucun desordre que la foiblesse, on
doit se servir des remedes spiritueux,
comme d'esprit de vin, d'eau de la
Reine d'Hongrie, du sel huileux de
Silvius ; & la syncope étant passée, l'on
nourrira le malade avec de bons con-
sommez chargez de parties volatiles,
de vin genereux, & d'autres alimens
qui pourront aisément refournir ce qu'il

a perdu de bon & de spiritueux, en prenant garde de ne pas trop agiter le sang, car l'agitation produiroit une dissipation.

Quand la syncope vient par une douleur excessive, ou par d'autres passions de l'ame, l'on tâche de calmer le cours des esprits en jettant de l'eau sur le visage, en causant de la couleur en d'autres parties ; enfin l'on se sert des remedes spiritueux, tant au nez qu'à la langue, afin de r'exciter les esprits : ainsi on use d'esprit volatil de sel ammoniac, d'esprit de corne-de-cerf, & quand elle vient de douleur, on met des anodins sur la partie. Si la syncope venoit par une douleur de l'orifice superieur de l'estomac, comme il arrive souvent, l'on n'a pas le temps d'observer si elle est produite par des vers, ou des humeurs âcres ; il est toûjours bon de faire boire quelque liqueur spiritueuse, qui peut faire détacher les vers qui s'y rencontrent, ou faire transpirer les humeurs.

Remarque.

Quand le sang est trop épais, comme coagulé, comme il arrive souvent aux mélancholiques & hydropiques, & qu'à cause de cela l'on tombe en syncope, il est bon sur le champ de prendre quelques remedes volatils & spiritueux, qui puiſſent donner du mouvement au ſang, comme l'eſprit de vin, l'eſſence de canelle, de girofle, l'eſſence d'ambre gris, l'eau clairette, l'eau theriacale, tous les ſels volatils, le ſel huileux de *Silvius*. Aprés que cela eſt paſſé & qu'on veut détruire la cauſe en abſorbant les acides qui tenoient le ſang coagulé; on ſe ſert avec ſuccez d'alkalis fixes moins volatils, comme des yeux d'écreviſſes, du ſuccin, de la theriaque, du mithridat, de l'orvietan, de la confection alkermes, de la confection d'hyacinthes, & d'autres compoſitions chargées de matieres alkalis, qui peuvent peu à peu dégager la maſſe des humeurs des levains coagulans, & par conſequent luy faire reprendre ſon état de liquidité. On pourra encore ſe ſervir des remedes qui contiennent des alkalis volatils & quelques ſouphres, comme du girofle, de la muſcade, de la canelle, du macis, des cubebes, de l'angelique, de l'imperatoire, &c. mais ils conviennent moins aux mélancholiques, à cauſe de la diſpoſition qu'ils ont à l'inflammation qui pourroit augmenter par l'exaltation des huiles.

Fiévres malignes. Les fiévres malignes peuvent être cauſe des ſyncopes; l'on peut même dire que l'abbattement des forces & les syncopes, font les fymptômes les plus or-dinaires dans le commencement des fié-vres malignes ou peftilentielles : mais comme ces fiévres peuvent venir de deux caufes toutes oppofées, l'on peut dire que les médicamens qui convien-nent aux unes, ne conviennent pas aux autres. Souvent l'on voit dans les fiévres malignes, un pouls petit & frequent, un fang diffout, & fi diffout, qu'il ne peut pas fe coaguler au froid, des he-morragies, des inquietudes, des yeux étincellans : tout cela n'eft produit que par un âcre volatil qui a diffout la maffe du fang ; d'où il s'enfuit que le cœur ne peut pas refifter aux efforts fermenta-tifs de cette liqueur, & on tombe en fyn-cope ; l'on a des fueurs abondantes qui ne foulagent prefque point : pour lors l'on doit fe fervir de tous les remedes qui peuvent embarraffer ou fixer cet âcre. C'eft à cette intention qu'on fe fert des alkalis fixes, comme des perles, co-raux, yeux d'écreviffes, terre figillée, & fur tout du bezoüard mineral, de l'anti-moine diaphoretique, du bezoüard jo-vial, &c. parce qu'ils contiennent un foufphre capable d'adoucir les parties volatiles de l'âcre. L'on peut encore fe servir de quelques narcotiques ; mais ce dont on doit esperer le plus de succez, c'est des acides : ainsi l'on se sert avec succez de l'*oxitriphilum*, du vinetier, du citron, du verjus, du vinaigre disti-lé, de l'aigre de souphre, de l'esprit de vitriol, qui sont icy comme dans pres-que toutes les pestes d'un trés grand se-cours. C'est aussi pour les mêmes rai-sons qu'on doit se servir de nitre, de cri-stal mineral, de nitre antimonié, qui se retire des lotions du foye d'antimoine. L'on ne doit jamais se servir de remedes extrêmement volatils & sulphureux, sans les mêlanger à quelques acides ; ain-si la theriaque, la poudre de vipere & l'eau theriacale, ne doivent point être mises en usages seules, mais seulement avec le sirop de citron ; ou bien l'on peut faire un vinaigre theriacal distilé qui est d'un grand secours.

Choix. Quoyque tous les acides soient bons dans ces sortes d'indispositions, l'on doit cependant preferer ceux qui coa-lent le moins, comme l'aigre de sou-phre, le suc de limons, l'*alleluya*. On remarque de l'aigre de souphre, que quoyqu'il ne cede qu'à peine aux plus puissans acides, il ne caille cependant point le sang, comme fait l'esprit de nitre , de vitriol, de fel, &c. On doit preferer les acides qui ne coagulent pas, parce qu'ils remedient à l'exaltation des fouphres & des fels alkalis, fans cau-fer les mêmes defordres que les autres ; apparemment leurs pointes font plus fi-nes, moins maffives, & moins capables de ronger ou de picoter les parties mem-braneufes par où ils paffent.

Quand au contraire les fiévres ma-lignes viennent par un aigre coagulant, que le pouls eft dur & ferme, qu'on a des douleurs de côté, des difficultez de refpirer : s'il fort du fang, il eft fec & gluant, l'on a des envies de dormir, & l'on voit de la difpofition à une affe-ction foporeufe ; nous devons pour lors avoir recours aux aromatiques & aux volatils. L'on employe à cette inten-tion les racines de viperine virginien-ne, d'imperatoire, d'angelique, de car-line, de *dictam*, de zedoaire, les feüil-les de *fcordium*, de chardon-benit, de melifle, &c. les femences chaudes, les fleurs de romarin, de *ftoëcas*, de laven-de, le girofle, la canelle, le fafran, la mufcade, le macis, le bois d'aloës, les cubebes, le mufc, l'ambre gris, la poudre de vipere, les fels volatils, la theriaque, les eaux theriacales & de

Signes de coa-gulation

Aroma-tiques.

canelle, & les autres eaux diſtilées.

Uſage des ab-ſorbans.

Tous ces medicamens ſont capables de donner du mouvement au ſang, & de lui faire prendre ſon état de liquidité, en faiſant tranſpirer les aigres qui le coaguloient : mais parce que l'on peut mettre tout d'un coup la maſſe du ſang en un fort grand mouvement, il eſt bon de commencer auparavant par des remedes qui peuvent abſorber les aigres, & penetrer dans la maſſe du ſang, ſans l'agiter conſiderablement. C'eſt a cette intention qu'on ſe ſert du bezoüard mineral, d'antimoine diaphoretique, & des alkalis fixes ; car ces remedes peuvent détruire & les aigres & les âcres volatiles : ainſi ils conviennent dans toutes les fiévres malignes, ſoit qu'elles viennent par la diſſolution ou par la coagulation du ſang.

Précaution.

Tous ces remedes n'auront aucun effet, & n'agiront point ſur la maſſe du ſang, ſi le ventricule & les boyaux ſont pleins de levains étrangers ; ce qu'on connoît par les amertumes, dégoûts, nauzées, vomiſſemens, flux de ventre, & par une langue chargée de croute, ce qui ſe trouve dans preſque tous ces rencontres. Ainſi l'on doit d'abord commencer par quelque émetique ; & ſouvent il le faut réïterer jufqu'à deux ou trois fois, afin que les remedes agiffent immediatement fur la maffe du fang.

L'ordre veut qu'aprés les cardiaques, l'on parle des contrepoifons : mais comme on ne peut pas parler de ces remedes fans découvrir la nature des venins, & qu'il eft dangereux de le faire dans un livre qui tombe entre les mains de tout le monde, je me contenteray de dire qu'en quelque efpece de poifon que ce puiffe être, l'on doit tâcher de le faire fortir, s'il n'y a pas long-tems qu'on l'a pris ; & s'il a des parties fort actives, comme l'arfenic, l'orpiment, & le fublimé corrofif, l'on doit prendre des remedes compofez de parties rameufes, comme l'huile ou le lait, afin d'empêcher ces poifons de s'attacher aux fibres de l'eftomac : aprés qu'il eft forti, ou quand il y a long-tems qu'on l'a avallé, l'on doit fe fervir des remedes qui le peuvent mortifier. S'il tient de la nature des fels âcres, comme l'arfenic, l'on doit fe fervir d'acides, comme du fuc de limons, de criftal de roche, &c. S'il a des parties acides, l'on doit fe fervir d'embarraffans, comme d'huiles d'amandes douces. Si c'eft le fublimé, on doit l'adoucir avec le mer-

Venins & contrepoifons.

cure, ou le précipiter avec le sel de tartre. S'il y a des parties gommeuses & narcotiques, comme l'*opium* & la ciguë, l'on doit se servir des remedes volatils, comme de theriaque vieille, de sel de vipere, de castor, &c. ou bien d'acides, & en faire flairer, afin de coaguler la trop grande exaltation de leurs souphres.

Cata-plasme. Il y a encore des syncopes qui viennent par des vers qui s'engendrent dans le pericarde, & il n'y a rien de meilleur que d'appliquer sur le cœur un cataplasme avec les feüilles de *cinara*, de *Louvert.* *tanaceum*, d'absinthe cuites dans le vinaigre, & mêlées avec un peu de mithridat.

TABLE

DES CARDIAQUES.

GIrofle, depuis un scrupule jusqu'à un gros.

Canèlle, depuis demi-gros jusqu'à un gros & demi.

Safran, depuis demi-scrupule jusqu'à deux.

Muscade,

Muscade, depuis demi-gros jusqu'à un gros & demi.

Macis, depuis demi-scrupule jusqu'à demi-gros.

Ambre gris, depuis demi-grain jusqu'à quatre.

Pierre bezouardique, la doze est de quatre grains jusqu'à huit.

Viperine virginienne, depuis un scrupule jusqu'à un gros dans une liqueur appropriée.

Vipere en poudre, depuis six grains jusqu'à demi-gros.

Feüilles de melisse,		
Scabieuse,	}	*par poignées en décoction.*
Chardon-benit,		
D'ulmaria,		
Racine d'angelique,	}	*par gros en substance.*
Zedoüaire,		
Imperatoire,		
Feüilles d'alleluya,	}	*dans les ptisannes.*
D'ozeille,		
Suc de limons, &c.		
De vinetier,		
Verjus,		
Groseilles,		
Carline,		
Dictam blanc,		
Gentiane,	}	*par gros en substance.*

Tome II.   E e

Grande valerienne,
Tormentile,
Camphre, depuis deux grains jusqu'à six.

CHIMIQUES.

Antimoine diaphoretique, depuis dix grains jusqu'à vingt.

Antihectique de Poterius, depuis six grains jusqu'à deux scrupules.

Bezouard mineral, depuis six grains jusqu'à vingt grains.

Sel volatil de tartre, depuis cinq grains jusqu'à vingt.

Teinture d'antimoine, depuis cinq gouttes jusqu'à quinze.

Or fulminant, depuis deux grains jusqu'à six.

Essence d'ambre gris, depuis deux grains jusqu'à douze.

Huile de canelle, depuis une goutte jusqu'à quatre.

Son eau spiritueuse, depuis un gros jusqu'à deux onces.

Eau de chardon-benit, *d'ulmaria*, *de melisse*, *de scabieuse*, depuis deux onces jusqu'à sept.

Sel nitre, *cristal mineral*, *nitre antimonié*, depuis demi gros jusqu'à un.

Extraits de melisse, &c. depuis un scrupule jusqu'à un gros.

Son sel, depuis dix grains jusqu'à un scrupule.

Eau de la Reine d'Hongrie, demi-cuillerée.

Eau-de-vie, une cuillerée ou deux.

Esprit de vin, depuis une cuillerée jusqu'à deux.

Sel volatil huileux, depuis quatre grains
jusqu'à quinze.

Sels volatils, depuis cinq grains jusqu'à
quinze.

Esprit de vitriol & l'aigre de souphre,
quelques gouttes.

Vinaigre distillé, quelques gouttes.

Esprits volatils, depuis huit gouttes jusqu'à
vingt.

Elixir de propriété, depuis six gouttes jusqu'à vingt-cinq.

Eau theriacale, une cuillerée ou deux.

*Teinture de castor, de safran, de canelle,
&c.* depuis dix gouttes jusqu'à un
gros.

FORMULES.

*Pour les fièvres malignes, petite
verole, la peste quand on
ne sue pas.*

Prenez de la racine d'angelique, &

d'imperatoire, de *vincetoxicum*, de chacune deux onces, feüilles de chardon-benit
une poignée, theriaque vieille une once : faites macerer le tout pendant quatre
jours dans une pinte & demie de bon vin,
que vous ferez diftiler au bain de vapeur.
Cette eau fe donne depuis une once jufqu'à trois.

*Julep pour les fièvres malignes, où
la tranfpiration eft trop grande.*

Prenez eau de buglofe & de violette,
de chacune deux onces, firop de limons
une once ; mêlez le tout enfemble.

CHAPITRE XXIV.

Des Antipleuretiques.

 LA pleurefie & la peripneumonie
font deux malaladies fort femblables
dans leurs caufes, dans leurs fymptomes,
& dans leur guérifon. La premiere eft
un fang arrêté dans les mufcles inter-
coftaux, & dans les vaiffeaux de la pleure. La feconde eft un fang arrêté dans
les vaiffeaux du poumon ; l'on voit ra-

rement la plevre enflammée, fans que
le poulmon le foit; & l'on voit rarement d'inflammation de poulmon, qui
ne foit accompagnée de celle de la
plevre : je paſſeray legerement fur tout
ce que j'aurois à dire fur les fignes &
les caufes de ces maladies, en ayant
parlé dans mon traité des maladies aiguës.

Par la difpofition des parties, on voit Caufes differen-
tes.
que ces inflammations doivent être ac-
compagnées de fiévres, de douleurs de
côté, de toux, de crachemens de fang,
& fouvent de quelques autres fymptomes qui ne font pas fi ordinaires que les
precedens.

Souvent un fang coagulé par quelque
aigre, peut s'arrêter dans les vaiſſeaux
de la plevre, ou du poulmon, y arrêter
le fang qui y circule, par conſequent
l'obliger à fermenter & à irriter les
membranes du poulmon & de la trachée-artere. Cela feul peut être la caufe de la fiévre, de la toux, du crachement de fang, de la douleur de côté, &c.

Les fiévres malignes où le fang eft un
peu coagulé, peuvent produire des
pleurefies épidemiques : car ce fang
épais étant pouſſé par la fermentation

dans de petits vaisseaux par où il ne peut
passer, doit s'y arrêter. La boisson d'eau
froide qui suit un grand mouvement,
peut aussi être la cause de la coagulation
du sang.

Autres causes. Enfin sans que le sang soit coagulé,
il peut être dans une fermentation assez
grande pour qu'il s'arrête dans la plevre & dans le poulmon, parce que ces
parties peuvent n'avoir pas assez de ressort pour resister à l'impulsion des liqueurs.

Usage de la saignée. Dans les premieres pleuresies l'on ne
peut que blâmer la saignée. Il est vray
qu'elle est d'un grand secours dans la
derniere. Pour distinguer les unes des
autres, il faut considerer l'âge, la region, la saison, la situation & la qualité de la douleur, le pouls du malade,
& les causes externes qui ont precedé la
maladie.

Usage des éme-tiques. Quelques Medecins conseillent les
émetiques dans la pleuresie. Entre au-
tres, *Rulandus*, *Quercetan*, & *Ange-
lus Sala*. Pour moy je considere toûjours la pleuresie comme une contrindication du vomitif ; mais je la considere comme une contrindication legere, qui ne doit pas nous empêcher
de le donner dans les commencemens

où l'inflammation n'est pas forte, quand nous remarquons que l'estomac & les boyaux sont remplis d'humeurs gluantes, qui en passant dans la masse du sang, augmenteroient considerablement l'embarras, ou quand la pleuresie est jointe à une fiévre maligne.

L'on ne doit pas craindre dans ces rencontres d'augmenter l'inflammation : au contraire, les secousses du diafragme & des muscles de la respiration, peuvent dégager les obstructions qui sont dans ces parties. L'on peut lire le Factum de M. *Postel*, où l'on verra plus de cent observations de pleuresies gueries par là. Comme il passe quelque chose de vomitif dans la masse du sang, je croy qu'il est fort à propos de le mêler dans quelque eau sudorifique, afin de faire transpirer une partie de ce qui cause la maladie. Dans les commencemens de cette maladie l'on peut se servir avec succez de précipitans, d'absorbans, & des diaphoretiques du premier genre, qui peuvent absorber les aigres, & donner de la liquidité au sang sans y causer de fermentation, ni de rarefaction sensible. C'est dans cette idée qu'on se peut servir d'yeux d'écrevisses, de suc de chicorée sauvage, de *bellis*, de poudre de

Mélange des émetiques aux diaphoretiques.

mâchoire de brochet, de poudre de dent de sanglier, de nitre antimonié, de criſtal mineral, de corne-de-cerf & d'expeſtorans à peu prés ſemblables, c'eſt-à-dire, qui aident à cracher ſans mettre la maſſe du ſang en un grand mouvement: comme les ptiſannes avec la ſcorzonere, la regliſſe, les capillaires, les jujubes, &c.

Dans la diſſolu-tion du ſang. Mais quand le ſang eſt un peu diſſous, & qu'on veut faire ttanſpirer les levains étrangers qui y ſont, & les embarraſſer par de petites balſamiques, l'on ſe ſert de chardon-benit, de reine des prez, de meliſſe, de fleurs de pavot rouge, de poudre de membre de cerf ou de taureau, du ſang de bouc qu'on tire en l'agitant auparavant, luy liant les pieds de derriere aux cornes, & luy coupant les teſticules, afin que les eſprits dans les mouvemens de colere de cet animal, ayent le temps de ſe mêler intimement aux parties de ſon ſang; ce qui le rend beaucoup plus capable de diſſoudre les grumeaux de ſang.

L'on ſe ſert encore de fiente de cheval qu'on fait tremper dans du vin : & enfin des ſels volatils où l'on peut mêler quelques narcotiques capables de faire tranſpirer & d'adoucir les pointes

de

de la douleur ; mais on doit s'en servir
avec beaucoup de prudence , comme
nous avons dit en expliquant la maniere
dont ils agissent ; & il est beaucoup
plus sûr, à moins que la douleur ne
soit extrême, de se servir d'autres medicamens capables d'adoucir les parties
piquantes par leurs souphres, & de les
faire transpirer par leurs sels volatils ,
comme sont tous les autres dont nous
venons de parler. L'on peut encore
ajoûter à ces medicamens la pomme de
Quercetan, qui tient toute sa vertu de
l'encens mâle, qui par ses parties volatiles & balsamiques peut amortir les
levains aigres, & faire transpirer par
les sueurs.

Quant aux remedes exterieurs, l'on
les doit faire avec des remedes capables
d'ouvrir les pores & d'adoucir les douleurs, en diminuant la tension des membranes. C'est pourquoy les huiles chaudes & émolientes, comme de laurier,
l'onguent *martiatum*, celuy d'*althæa*, ou
seuls ou mêlez à l'eau-de-vie, sont d'un
grand usage ; les fomentations avec le
pouliot, le melilot, les racines de lys,
les cataplasmes avec le safran, la mie
de pain & le lait, les oignons blancs &
de lys, l'emplâtre de melilot, le poivre ,

Tome II. F f

& le gingembre & quantité d'autre peuvent servir.

Je ne m'étendray point à expliquer les circonstances differentes qu'on doit observer dans l'application de tous ces differens remedes, on peut voir là-dessus nôtre traité des maladies aiguës; mais je croy qu'il est à propos de parler en particulier du bellis, de la suye luisante de cheminée, de l'oliban, de la scabieuse & du coquelicot.

Fleurs de coquelicot.

Les fleurs de coquelicot contiennent des acides, quelques esprit urineux, des sels volatils, quelques huiles, beaucoup de phlegme & de terre: l'on se sert avec succez de la prisanne faite avec les fleurs de cette plante, la racine de scabieuse & la reglisse dans la pleuresie, les toux seiches, &c. L'on recommande aussi leur sirop, ou la teinture qu'on fait avec plusieurs infusions desdites fleurs, & un peu de sucre: leur eau distilée est adoucissante, sudorifique, & peut servir dans les mêmes maladies; on la peut mêler à son sirop pour adoucir, & même procurer doucement de la tranquilité & du sommeil.

Petite marguerite.

La petite marguerite contient trés-peu de liqueurs acides, quelques esprits urineux, du sel volatil concret, de l'huile,

beaucoup de phlegme & de terre , & un
fel fixe, qui quoiqu'il n'ait pas une fa-
veur fort lixiviale , eft cependant trés-
alkali , puifqu'il précipite en jaune la
folution du fublimé, comme le fel fixe
d'écorces de féves ; l'on voit par là que
cette plante doit être trés-vulneraire ,
trés-propre à diffoudre le fang caillé, en
abforbant les aigres , fans cependant
caufer une fort grande fermentation ;
auffi s'en fert-on avec fuccez dans les
concretions, les difficultez de refpirer , les
peripneumonies , pleurefies, &c. qui viennent d'un rafraîchiffement foudain , qui
fuit une grande chaleur ; on s'en fert auffi
dans les chûtes , les crachemens de fang,
&c. l'on s'en fert en décoction , en ptifanne , dans les boüillons , &c. Il me
femble que ceux qui arrofent les fleurs
rouges de petite marguerite , de coquelicot , &c. d'efprit de vitriol, ou de fouphre pour en mieux tirer la teinture ,
en verfant de l'eau chaude, détruifent les
bons effets qu'ils pourroient efperer de
ces plantes , en les faoulant trop d'a-
cides.

La fcabieufe eft à peu prés fembla- Scabieu-
ble en vertus & en principes aux deux fe.
plantes dont nous venons de parler;
elle contient quelques fels volatils, peu

F f ij

d'acides, les uns & les autres embarraſſez par des phlegmes, peu d'huile & beaucoup de terre : elle eſt adouciſſante, réſolutive, un peu ſudorifique ; on peut ſe ſervir de ſa racine en ptiſanne, de ſes fleurs en décoction, de ſon eau diſtillée, &c.

Suye.   La ſuye de four & de cheminée, pourvû qu'elle ſoit luiſante, abonde en acide volatils, en huile, & ne laiſſe pas de contenir quelques eſprits urineux, & quelques ſels fixes ; c'eſt pourquoy la principale vertu en ſubſtance, eſt d'abſorber les aigres coagulans & de donner de la liquidité au ſang ; on s'en ſert avec ſuccez, aprés les chûtes, dans les pleureſies, dans les paſſions hyſtériques : on en donne depuis demi-gros juſqu'à un gros en quelque eau appropriée : quelques-uns la mêlent pour augmenter la vertu des remedes qui font ſortir l'enfant mort, &c. on s'en ſert avec le ſel & le vinaigre d'amulette contre les fiévres ; on s'en peut auſſi ſervir contre les hemorragies.

L'eſprit acide qu'on en tire par diſtillation, juſqu'à un demi-ſcrupule dans une liqueur convenable, pouſſe les ſueurs, donne des forces, ſert dans les fiévres malignes, dans l'épilepſie, & même dans les affections veneriennes. L'huile qu'on tire par la cornuë est aussi très-recommandée jusqu'à trois ou quatre gouttes dans les accouchemens laborieux & difficiles ; exterieurement elle guerit les galles les plus difficiles, & dans les emplâtres elle fait beaucoup pour les vieux ulceres ; le sel fixe de luy est très utile dans les cancers ulcerez.

L'encens est a peu prés composé des mêmes principes que les autres resines ; il est très-vulneraire & d'une très grande utilité dans les coagulations ou aciditez de la lymphe du sang, aussi s'en sert-on avec succez dans les maladies catharrales, toux, asthmes, douleurs de tête, pleuresie, flux de ventre, dysenteries, &c. ou par luy-même, jusqu'à demi gros, ou cuit dans une pomme, jusqu'à un gros ; on s'en sert aussi en fumigatoires pour les affections catharrales & les tenesmes. Quelques Auteurs corrigent la pomme de Quercetan pour la pleuresie, en ajoûtant à l'encens la fleur de souphre avant de la cuire. On estime extrêmement l'huile d'encens contre la phtisie.

TABLE

DES MEDICAMENS
antipleurectiques.

EMetiques *sudorifiques.*

Yeux d'écrevisses, *depuis demi-gros jusqu'à un.*

Poudre à canon lavée dans l'eau de fleurs de sureau, jusqu'à deux scrupules ou un gros.

Poudre de machoire de brochet, depuis demi-gros jusqu'à un.

Poudre de dent de sanglier.	*depuis demi-gros jusqu'à un.*
Poudre d'os du cœur de cerf.	
Rapure de corne de cerf.	*en ptisanne.*
Chicorée sauvage.	
Bellis.	

Poudre de sang de bouc préparée à la maniere de Vanhelmont, depuis un scrupule jusqu'à deux.

Sang de lièvre tué en chassant, en pareille doze.

Membre de cerf en poudre,	depuis un scru-pule jusqu'à un gros.
Membre de taureau,	
Sperme de baleine,	
Fiente de cheval,	en une verrée de vin.
De pigeon,	
De mulet,	

FLEURS.

De coquelicot,	en décoctions & ptisannes.
De bellisminor,	
De chaussetrape,	
D'ancholie,	

Suye luisante, jusqu'à un gros, lavée en l'eau de sureau.

Fleur de souphre, jusqu'à deux scrupules.

Sel ammoniac, jusqu'à demi-gros.

Sperme de grenoüille appliqué exterieurement avec des linges.

CHIMIQUES.

Eau de chardon-benit, de pavot rouge ou coquelicot, d'ulmaria, de melisse, depuis deux onces jusqu'à six.

Nitre antimonié, cristal mineral, depuis demi-gros jusqu'à un.

Teinture d'antimoine, dipuis six gouttes jusqu'à quinze.

F f iiij

Sels volatils, depuis huit grains jusqu'à vingt.

Antimoine diaphoretique, bezoüard mineral, depuis dix grains jusqu'à trente.

FORMULES.

Potion de Vanhelmont rapportée par Doleus.

Prenez des yeux d'écrevisses & les faites cuire dans un verre de vin, & les donnez à boire.

Potion de Quercetan.

Prenez du corail rouge, des noisettes rouges & de la mâchoire de brochet; faites-en une poudre dont vous prendrez un gros qu'on fera avaller dans quatre onces d'eau de pavot rouge. Quoyque ce remede convienne fort avec ceux dont nous avons expliqué la vertu, je ne me puis pas persuader que seul il puisse guérir des pleuresies formées, comme l'Auteur le dit.

Pomme du même Auteur.

Si le mal persevere plus de trois jours,

il faut faire cuire un gros d'encens mâle dans la cavité qu'on aura faite dans une pomme de courtpendu, de sorte que la substance de la pomme se mêle avec l'encens ; ensuite l'on fait manger cette pomme avec un peu de sucre candy, & l'on fait boire par-dessus trois onces d'eau de chardon-benit : l'on fait bien couvrir le malade & il suë.

Potion contre la pleuresie.

Prenez demi-gros de sang de bouc preparé, autant de poudre de membre de cerf, demi-gros de bezoüard mineral ; dissoudez le tout en quatre onces de pavot rouge.

Cataplasme pour ôter les douleurs de la pleuresie.

Prenez une vingtaine d'oignonons blancs que vous ferez cuire dans du lait jusqu'à ce qu'ils soient en boüillie ; ajoûtez un gros de poivre en poudre, & demi-gros de safran ; l'on fera un premier cataplasme de la moitié, & quatre heures aprés, si la douleur continuë, l'on appliquera l'autre moitié chaudement.

Autre de M. Digbi.

Il dit qu'il faut appliquer la moitié d'un pain fortant du four avec la the-riaque.

CHAPITRE XXV.

Des Stomachiques.

Lefion des fon-ctions du ventri-cule,

SOuvent le ventricule n'eſt empêché de faire ſes fonctions, que par une quantité d'humeurs nuiſibles, qui relâchent ſes fibres, & empêchent l'action du levain ſtomacal ſur les alimens. Soit que ces humeurs ſoient aigres, ſoit qu'elles ſoient ameres, l'on doit toûjours les évacuer par un doux vomitif : car ſans cela tous les ſtomachiques ne ſeront d'aucune utilité ; mais aprés l'évacuation de ces humeurs, il reſte ſouvent un relâchement dans les fibres, qui empêche le ventricule de ſe contracter & de chaſſer dehors le chyle. Ce relâchement n'arrive guere quand il y a eu de la bile dans l'eſtomac, parce que par ſes parties ameres & ſtiptiques, elle ne le reſſerre que trop : mais d'un autre côté cette trop

grande approche des fibres, fait que l'estomac ne sçauroit se charger que mediocrement d'alimens, sans ressentir de la douleur, & le principal symptôme qu'ayent
les malades, est le dégoût. On peut pour
lors se servir d'acides qu'on affoiblit dans
une assez grande quantité d'eau : ainsi
l'on fait des ptisannes avec la racine d'o-
seille, l'*alleluya*, les pommes de reinette,
l'épine-vinette. On use de sirop de cerises, de limons, de verjus, &c. mais sur
tout l'esprit acide volatil de pin est d'un
grand secours.

Quand les fibres de l'estomac sont
relâchez, ce qui d'ordinaire arrive par
des phlegmes un peu chargez d'acides,
ou par des humiditez seules ; on se
sert de medicamens stiptiques & astringens, qui ont même quelque chose de
volatil, afin de remettre les esprits en
mouvement. Premierement, ils absorbent les acides, & les humiditez qui
détruisent le ressort des fibres. Secondement, ils excitent les esprits. Troisiémement, par leurs parties rameuses ils
approchent les fibres les unes des autres. C'est par toutes ces raisons qu'on
se sert d'absinthe, d'écorce d'orange,
de racine d'*arum*, d'écorce de citron,
de grenade, de balaustes, des santaux,

de la myrrhe, des mirabolans, du mastic en larme, de menthe, de rhubarbe torrefiée, de canelle, de girofle, de
muscade, de macis, de safran, de *spica*,
de lavande, d'eau-de-vie, de chocolat, de *chamælris*, de *chamæpitis*, des
fleurs de *stœcas*, de *schœnant*, de poivre, de zingembre, & de mille autres
qui abondent en parties volatiles &
sulphureuses. Entre les compositions on
loüe la theriaque, le mitridat, la confection alexandrine ; mais il faut seulement craindre de trop échauffer un malade, & quelquefois de luy donner la
fiévre.

Absinthe　　L'absinthe donne par l'analyse des
phlegmes acides, des esprits urineux,
peu de sel volatil, de l'huile, de la
terre & un sel lixiviel : il semble que
sa principale vertu consiste en un sel
ammoniac embarrassé par des huiles
volatiles ; c'est pourquoy cette plante
doit être admirable en toutes les maladies où le levain de l'estomac est languissant, & par ses parties volatiles
elle incise un chyle crud & gluant, qui
ôte l'appetit, & détruit la coction ; l'on
s'en sert avec succez dans la cachexie,
l'hydropisie, l'ictericie, les vers, la colique & les passions hysteriques ; on la

peut faire infuser à froid dans le vin ;
il est encore mieux de la faire fermenter dans le vin doux ; l'un & l'autre
de ces deux vins fortifient le ventricule, & souvent calment des vomissemens
chroniques. L'esprit d'absinthe qu'on tire en la faisant fermenter dans l'eau
commune & la distilant, est admirable dans les coliques jusqu'à un gros ;
mais il desseiche beaucoup. L'extrait
d'absinthe jusqu'à un scrupule ou demi-
gros, a les mêmes vertus. L'huile qu'on
tire par distilation de l'absinthe mise
sur le nombril, tuë les vers. Le sel
lixiviel de l'absinthe est un bon absorbant, avec le suc de limons dans une
eau distilée ; il est febrifuge. Quelques-
uns le mettent en digestion avec l'huile distilée, pour en avoir par distilation le sel volatil, qu'ils prétendent
être celuy de Vanhelmont : mais sans
tant de façon, on tire un sel volatil par
la corne, qui n'est pas moins febrifuge
que l'autre.

La petite centaurée contient à peu
prés les mêmes principes que l'absinthe ;
elle a aussi les mêmes vertus, elle a
même plus de reputation pour les fiévres ; mais comme elle est fort desa-
greable, & que ces sortes de remedes

Petite
centau-
rée.

se doivent continuer quelques tems, principalement dans les fiévres chroniques. On la doit mettre en poudre, & pour lors on en donne jusqu'à un gros, ou demi-gros de son extrait avec la poudre de *quinquina*. Palmarius fait une poudre des sommitez de cette plante avec leur graine qu'il loüe beaucoup dans le vin, jusqu'à un gros pour la peste & les fiévres malignes.

Germandrée. La germandrée donne peu de flegmes acides, quelques esprits urineux, un peu de sel volatil & beaucoup d'huile ; de sorte que sa principale vertu consiste dans un sel volatil huileux : cette plante comme presque tous les aromatiques, fait mieux étant seiche que verte : sa poudre jusqu'à un gros dans les boüillons, guerit les fiévres intermittentes, aprés les remedes generaux : la décoction de la plante seiche étant avallée chaude, aide la digestion & détruit les levains aigres qui la pourroient empêcher : on s'en peut servir dans la goutte, les rhumatismes, &c. & même dans les pâles-couleurs & dans les obstructions des visceres.

Canelle. La principale vertu de la canelle consiste dans son huile essentielle, & dans ses sels volatils âcres, temperez

de quelques acides. En poudre, mêlée
aux alimens, elle aide la coction, ré-
veille l'appetit, diffipe les vents : on la
peut faire infufer à froid dans le vin pour
fortifier, pouffer par les fueurs, comme
un ftomachique & un cordial excellent : on met fa poudre dans l'eau boüillante pour en prendre une teinture qui
eft excellente dans les fiévres où l'on
foupçonne de la malignité : quatre ou
cinq gouttes de fon huile diftilée pouffent par les fueurs, refiftent aux venins,
font fort ftomacales : il les faut diffoudre avec un peu de fucre dans quelque
eau appropriée. Sa teinture dans l'efprit
de vin a auffi les mêmes propri>tez. Je
ne parleray point des autres aromatiques ou ftomachiques, parce qu'ils font
affez femblables a ceux-cy, ou bien ils
trouveront place ailleurs.

TABLE

DES STOMACHIQUES.

L'*Absinthe*,
Le *chamæpitis*,
La *germandrée*,
L'*écorce d'orange*,
De *citron*,
De *grenade*,
Les *balaustes*,
Les *trois sentaux*,
La *myrrhe*,
} depuis demi-gros jusqu'à un en substance.

Les *mirabolans*, depuis demi-gros jusqu'à un.

La *rhubarbe*, depuis demi-gros jusqu'à un.

La *canelle*, depuis demi-gros jusqu'à un.

Le *girofle*, depuis un scrupule jusqu'à un gros.

La *muscade*, depuis demi-gros jusqu'à un & demi.

Le *macis*, depuis un demi-scrupule jusqu'à demi-gros.

Le *succin*, depuis dix grains jusqu'à demi-gros.

Le

Le safran, depuis demi-scrupule jusqu'à
un.

Les fleurs de stœcas, depuis demi-gros jusqu'à un.

De schœnant, depuis un scrupule jusqu'à
un gros.

Le suc de limons,

De verjus,

Le vinaigre,

L'oseille,

L'alleluya, &c.

CHIMIQUES.

Teinture de canelle, depuis demi-gros jusqu'à deux.

Huile de muscade, depuis quatre grains
jusqu'à dix.

Teinture de safran, depuis quatre gouttes
jusqu'à vingt-deux.

Teinture de myrrhe, depuis six gouttes
jusqu'à vingt-cinq.

Extrait de rhubarbe, depuis dix grains
jusqu'à deux scrupules.

Antimétique de Poterius, depuis dix grains
jusqu'à un scrupule.

Esprit de vitriol.   } *jusqu'à un agrea-*

Aigre de souphre.   *ble acidité dans*
                        des ptisannes.

FORMULES.

Conserve pour fortifier l'estomac.

Prenez des écorces d'orange & de citron confites, de chacun deux onces; clous de girofle & canelle, de chacun deux gros ; muscade rapée un gros ; yeux d'écrevisses une demi-once : faires une opiate avec le sirop de *chynorrhodon*, dont vous prendrez tous les matins la grosseur d'une noisette.

CHAPITRE XXVI.

De ceux qui tuent les vers.

Origine des vers — IL s'engendre souvent dans l'estomac & dans les boyaux des vers, quand les fermens qui dissoudent les alimens n'ont pas assez de force pour trancher les œufs qui se rencontrent avec eux ; pour lors il arrive que le chyle qui est trop grossier pour passer dans les lactées, séjourne & s'aigrit ; c'est pourquoy on a des rapports d'un aigre doux : car quoyque le chyle soit aigri, comme il contient beaucoup de souphres , il luy reste toujours quelque chose de sa premiere douceur.

Quand on veut tuer les vers, on doit ôter les matieres qui empêchent les fermens d'agir, & mêler des remedes, qui par leurs parties inégales & tranchantes, rompent la substance molasse de ces animaux, & absorbent les acides du chyle, afin que ces matieres gluantes n'empêchent point dans la suite les fermens d'agir. La plûpart des choses ameres conviennent à toutes ces indications, car l'aloës, la coloquinte & la rhubarbe purgent les matieres qui empêchoient les fermens d'agir, & par leurs parties âcres s'attachent a la substance des vers qu'ils dissoudent : ils peuvent même comme alkali, absorber les acides.

Il y a d'autres amers qui ne font point purgatifs, & qui ne laissent pas de tuer les vers : mais si l'on veut qu'ils n'en reviennent point, il est bon de purger la matiere qui les a fait éclorre, en les mêlant à des purgatifs : on met au nombre de ces derniers, l'absinthe, le *semencontra*, qui n'est que la graine d'une plante étrangere, la petite centaurée, les amandes ameres, &c.

Outre les amers, on peut se servir de

quantité d'autres remedes pour tuer les
vers ; par exemple, les acides font prefque tout cet effet : mais comme ils n'ô-
tent point la caufe, & qu'ils ne peuvent agir que par leurs parties tranchantes, on n'en éprouve pas de fi bons
fuccez.

Action des hui les. C'eft auffi par la même raifon qu'on
ne doit gueres fe fervir d'huiles : car
quoyqu'elles étouffent les vers, & qu'en
fe mettant à l'orifice des petites bronches de leurs poulmons, elles les faffent
mourir, elles n'agiffent que pendant
qu'elles font dans l'eftomac & dans les
inteftins, elles n'ôtent point les matieres qui ont fait éclore ces œufs, & elles
leur aident même à empêcher l'action
des fermens qui pourroient détruire ces
petits animaux naiffans.

Medica-mens mercu-riels. Les huiles, les acides & les amers,
ne font pas les feuls medicamens que la
Medecine a inventez contre les vers,
elle en tire du mercure, qui fans être
embarraffant comme les huiles, tran-
chant comme les acides, dégoûtant
comme les amers, ne laiffent pas de
produire d'auffi bons effets, puifqu'en
s'infinuant dans la fubftance du ver, ils
la diffondent, en s'infinuant dans l'humeur ils la rarefient, & quelquefois la

purgent, & par leurs parties abforbantes
ils détruifent les acides qui peuvent fe
rencontrer dans le chyle. Une des meilleures préparations qu'on puiffe tirer de
ce mineral, eft le mercure doux ; & fi
on le mêle à quelques purgatifs en forme folide, il produit des effets admirables & furprenans. Le mercure crud
feul peut même étant avallé, tuer les
vers. L'on le peut faire boüillir dans l'eau
fans le prendre en fubftance.

L'on peut encore faire des lavemens *Lave-*
avec des chofes douces, comme le lait *mens des*
& le fucre, parce qu'on prétend que les *medica-*
vers fuivent cette liqueur parce qu'ils *mens*
l'aiment. *doux.*

L'on fait encore des cataplafmes avec *Cata-*
des chofes âcres ou ameres fur le nom- *plafmes*
bril, particulierement pour la maladie *& onc-*
qu'on nomme ver umbilical, & l'on fe *tions.*
fert particulierement de fabine en poudre, qu'on mêle avec la poudre de
verre de Venife & le miel, ou quelqu'autre chofe qui n'eft pas défagrea-
ble, afin que le ver en le mangeant pe-
riffe. C'eft auffi pour cette raifon, que
quand on fe fert de medicamens amers,
l'on les mêle à des chofes douces, car
les vers en avallant davantage, periffent
plûtôt.

TABLE

DES MEDICAMENS
contre les vers.

L'Aloës, depuis deux gros jusqu'à un.
La coloquinte, depuis six grains jusqu'à douze.

La petite centaurée,   ⎫
L'absinthe,   ⎬ depuis un scru-
Le semen-contra,   ⎬ pule jusqu'à un
Les amandes ameres.   ⎭ gros.

Le suc de limons, en la boisson.

L'oseille en ptisanne.

Le vin vigoureux.

Les huiles.

Le mercure crud, depuis un gros jusqu'à demi-once en ptisanne & décoction.

CHIMIQUES.

Extrait d'aloës, depuis un scrupule jusqu'à
deux.

Eau de centaurée, depuis deux onces jusqu'à quatre.

Aquila alba, depuis six grains jusqu'à
trente.

Précipité blanc, depuis deux grains juſqu'à ſix

Mercure calciné ſans adition, depuis deux
grains juſqu'à cinq.

Eſprit de vitriol, } juſqu'à une acidi-
Aigre de ſou-   } té agrable dans
phre.   } quelque boiſſon.

FORMULES.

Pilules porgatives.

Prenez demi-once d'aloës ſubtilement
pulveriſé, un gros de poudre de coloquinte arroſée d'eſprit volatil de ſel ammoniac & ſeichée, deux gros de mercure
doux pulveriſé, un gros & demi de ſcamonée; incorporez le tout en ſuffiſante
quantité de beurre frais, pour en faire
une maſſe de pilules qu'on donnera depuis un ſcrupule juſqu'à deux.

Liniment.

Prenez demi-once de fiel de taureau,
un gros d'huile d'abſinthe & demi-gros
de coloquinte pulveriſée, pour en faire
un liniment qu'on appliquera en trois
fois ſur le nombril.

CHAPITRE XXVII.

Des Antidyfenteriques.

Signes de la dyfenterie.

LA dyfenterie eft un flux de ventre fanglant, avec des douleurs & des tranchées. L'on rend d'abord des raclures de boyaux, & enfuite des glaires fanguinolentes, &c. Cette maladie vient de quelques humeurs âcres qui peuvent être ou dans l'eftomac, ou comme il arrive ordinairement dans la maffe du fang.

Vomitif.

Si l'eftomac eft rempli des matieres gluantes, ce qu'on reconnoît par les envies de vomir; l'on doit donner un demi-gros ou deux fcrupules d'*ipecacuana* dans un boüillon. Premierement, parce que tous les remedes qu'on donneroit pour corriger l'âcreté du fang, ne feroient d'aucun fecours fi l'on n'avoit évacué les levains étrangers qui font dans l'eftomac. Secondement, les parties de cette racine étant ftiptiques, peuvent fort bien diminuer l'âcreté des humeurs.

L'on peut auffi employer le tartre ftibié avec quelques cordiaux, & il

peut

peut suppléer au défaut de cette racine.

Souvent les dysenteries ont quelque chose de malin, c'est-à-dire, qu'il arrive très-souvent dans les fiévres malignes, que l'âcre corrosif & volatil qui est dans la masse du sang, ulcere les boyaux. L'on se sert pour lors avec succez de poudre de vipere, de poudre de membre de cerf, de membre de taureau & des sels volatils, comme aussi des préparations sudorifiques d'antimoine.

Il n'est pas même necessaire que la dysenterie soit accompagnée de malignité, pour qu'on se serve de ces sortes de remedes. Tous les absorbans & presque tous les diaphoretiques peuvent détruire ou faire transpirer les aigres ou les âcres qui causent cette maladie. L'on se sert dans les ptisannes de corne de cerf, d'yvoire, de pimpinelle ; dans les potions, d'yeux d'écrevisses, de coraux, de succin, de sirops stomachiques. On évite dans les commencemens les astringens, parce qu'on empêcheroit l'évacuation des matieres âcres. L'on ne se sert pas aussi, ou rarement de purgatifs, parce qu'on augmenteroit l'irritation.

Tome II.   H h

Narcoti-
ques. L'on peut pourtant mêler à quelques diaphorétiques quelques grains de *laudanum*, qui est quelquefois d'un grand secours pour arrêter le desordre des esprits & la violence de la douleur.

Purga-
tifs. Quand l'on se sert de purgatifs, ils doivent être chargez de parties sulphureuses, capables d'adoucir le reste des humeurs, ou capables de s'en charger : c'est pourquoi l'on prefere la rhubarbe, les mirabolans & le *catholicum* double, à presque tous les autres purgatifs. M. Boyle dans son Traité des specifiques, loüe extrêmement le mercure doux avec l'extrait de rhubarbe.

Lave-
mens. Les lavemens qu'on ordonne dans le tenesme & la dysenterie, doivent être plus adoucissans que detergens : on ne doit pas même en ordonner souvent, de crainte d'augmenter l'irritation. L'on se sert pour les faire, de lait, d'un peu de sucre rouge, & de quelques jaunes d'œufs avec un peu de terebentine, ou de décoction de *thapsus barbatus* avec un peu de miel rosat, ou enfin de boüillon de tripes. Enfin entre les précipitans contre la dysenterie, l'on peut compter tous les os & les cornes calcinées. M. Boyle recommande encore la rapure de

crâne humain jufqu'à un gros. Vanhelmont l'ufnée de crâne humain, dont
l'on rapporte les experiences qui ref-
femblent à des fables. La dent d'hipo-
popotame, la poudre de criftal, & plufieurs autres, comme les yeux d'écre-
villes, le fuccin, &c. font fort recommandez.

Entre ceux qui font capables de fortifier l'eftomac & de faire tranfpirer l'humeur, on doit compter le *fcordium*,
la menthe, l'abfinthe, la canelle, la
mufcade, les viperes, la theriaque, le
pain fait avec le fuc de bayes de fureau,
la poudre de verge de cerf, les foyes
d'anguilles, de viperes ou de grenoüilles
vertes, le fang de liévre & d'agneau deffeichez, &c. Entre les adouciffans, l'on
doit compter le *laudanum*, le firop de
pavot, des émulfions, avec la décoction
de membre de cerf, les amandes douces, & la femence de pavot, &c.

Entre les aftringens, l'on peut compter l'eau de feüilles de chêne, la décoction de liege, d'alun crud, la gelée de
coings, le fuc de plantain & de lierre de
terre. Ils font prefque tous dangereux
dans les commencemens, comme j'ai
déja dit.

Exterieurement l'on peut faire des

fomentations sur le ventre, en faisant mettre une chopine de lait chaud dans une vessie sur le ventre, ou faire recevoir par le fondement la vapeur d'une décoction de *thapsus barbatus* sur une chaise percée, ou la vapeur de la corne de cerf qu'on brûle.

Comme j'ay parlé au long de la differente façon d'appliquer ces medicamens interieurs ou exterieurs dans le Traité que j'ay donné des maladies aiguës, il est assez inutile d'en parler plus au long.

TABLE.

Ipecacuanha, depuis un demi-gros jusqu'à deux scrupules.

Yeux d'écrevisses, Corail en poudre, Succin, Poudre de dent d'hipopotame,	depuis demi-gros jusqu'à un en substance.
Rapure de crâne humain, Rapure de corne de cerf, Usnée,	depuis un scrupule jusqu'à demi-gros.

Cristal en poudre,
Alun en vin rouge,
Album græcum, *jusqu'à un gros.*
Sang de lièvre ou
d'agneau,
Poudre de membre de
cerf, &c. } *depuis demi-gros jusqu'à un*

Foyes de serpens,
d'anguilles,
de viperes,
de grenoüilles vertes, } *depuis dix grains jusqu'à demi-gros.*

Ecorce de citron,
Liege,
Pimpinelle,
Corne de cerf,
Yvoire. } *en décoction.*

Sirops d'absinthe,
De corail,
De pavot,
De coing, } *depuis demi-once jusqu'à une.*

CHIMIQUES.

Eau de feuilles de chêne jusqu'à quatre onces.
Eau de canelle, jusqu'à deux onces.
Laudanum jusqu'à un grain.
Eau de plantain, de tormentile, de bourse de pasteur, &c. depuis deux onces jusqu'à quatre.
Extrait de rhubarbe jusqu'à un gros.

[...] donne [...] jusqu'à vingt grains.

FORMULES.

Potion.

Prenez de l'eau de plantain & de rofes, de chacune deux onces : battez avec
un blanc d'œuf & avallez.

Autre potion dyſenterique.

Prenez un gros de fleurs de noyer
pu'verifées, diſſoudez en deux onces
d'eau de noix, & en une once d'eau de
feüilles de chêne.

Pommes pour les douleurs dyſente-
riques.

Prenez un gros de gomme arabique,
un ſcrupule de maſtic ; deux grains de
laudanum, mettez le tout en poudre, &
le faites cuire dans une pomme ou dans
un coing que vous aurez creuſé. Il ne
faut faire manger cette pomme qu'aprés
qu'on a purgé ; à cauſe de ſon aſtric-
tion.

CHAPITRE XXVIII.

Des Hepatiques & des Spleniques.

L'Ancienne Medecine avoit inventé Confu-
un fatras de remedes qu'elle croyoit sion des
specifiques pour les affections du foye & hepati-
de la rate ; & comme elle se persuadoit ques &
que la structure de ces deux parties étoit ques.
à peu prés semblable , ainsi que leurs
usages & leurs maladies , elle leur or-
donnoit les mêmes remedes. Mais le
succez se trouvoit d'ordinaire peu con-
forme a son attente : car si le foye est
glanduleux , la rate est remplie de cellules ; si l'un filtre la bile , l'autre ne filtre aucune liqueur : les maladies qui
y surviennent , doivent donc être differentes , ainsi que les remedes qu'on y
applique.

Dans les obstructions du foye on se sert
d'aperitifs , aussi - bien qu'aux obstructions de toutes les autres parties , & je
ne vois rien de particulier dans ces affections.

Quant aux maladies de la rate , je Erreur
dirai en passant qu'on dit qu'elle est touchant
affectée en plusieurs maladies , où elle dies de

la ratte. n'eſt en aucune façon interreſſée : ſouvent le colon en ſe gonflant la preſſe, & la fait paroître en-dehors ; quèlquefois les vents qui ſont dans cet inteſtin, produiſent les douleurs qu'on attribuë a ce viſcere. On peut cependant dire que comme ſon uſage eſt de ſubtiliſer le ſang, elle eſt affectée dans preſque toutes les maladies où le ſang eſt trop groſſier, comme dans la mélancholie hypocondriaque & le ſcorbut : car ce ſang groſſier ſéjourne plus long-temps dans les cellules de ce viſcere, & en étend les parois. On ſe ſert avec ſuccez des alkalis, tant fixes que volatils, & des aperitifs, mais ſur tout des préparations de fer & de mercure, (excepté dans le ſcorbut.) Les préparations de Mars ſont donc les aperitifs du foye & de la ratte, tant en abſorbant les acides, qu'en diviſant le ſang par leurs parties maſſives, & luy donnant par conſequent un état de liquidité.

Les autres hepatiques & ſpleniques auſquels on a attribué la vertu ou de les échauffer ou de les rafraîchir, n'agiſſent que ſur la maſſe du ſang : car l'aigremoine, l'abſinthe, *l'aſarum*, le ſchœnam, le *ſpica*, le fenoüil, les fleurs d'œillets, les piſtaches, la canelle, les

femences chaudes, la fumeterre, le houblon, le calament, la veronique, la
germandrée, la meliffe, le creffon, l'a-
che, la gentiane, le tamaris, &c. ne peuvent que rarefier le fang & luy donner
plus de liquidité. Ainfi s'ils agiffent fur
le foye ou la ratte, ce n'eft que par accident.

L'ofeille, le pourpié, la chicorée, la
laituë, l'endive, les femences froides,
le verjus, le vinettier, les fraifes, le vinaigre, les cerifes, les oranges, &c. ne
peuvent que donner davantage de confiftance au fang, foit en liant davantage
fes parties par leurs huiles, ou en les fixant par leurs parties aigres. Ainfi comme nous avons parlé des attenuans &
des incraffans en general, & que ceux-
cy n'ont rien de particulier, parlons
prefentement des remedes qui font propres aux maladies qu'on a crû venir par
le défaut de ces parties, & premierement
de ceux qui font contraires à l'hydropifie.

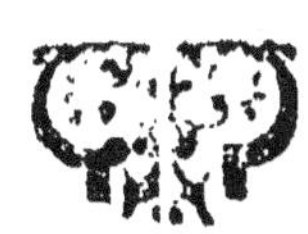

CHAPITRE XXIX.

Des Antihydropiques.

Hydro-
pific.
L'Hydropifie doit être icy considerée comme un amas d'eau en quelque partie du corps ; & sans nous arrêter aux divisions de cette maladie consideré comme un amas d'eau, je dis qu'elle peut venir de causes tout-à-fait oppo-sées.

Ses cau-
fes.
Il y en a qui tombent dans cette maladie après les fiévres continuës, d'autres après les fiévres intermittentes, particulierement après la fiévre quarte, ou à la suite d'un asthme, ou après une suppression de mois ou d'hemorrhoïdes, ou après une obstruction de reins, qui a causé une suppression d'urine, ou après une obstruction des glandes du mesentere, du foye, de la rate ou des vaisseaux lymphées ; ou après des hemorragies considerables, ou après de longs cours de ventre, ou après une vie molle sans exercice, & une nourriture grossiere, ou après des mouvemens extraordinaires, des alimens spiritueux, & des mouvemens de colere ; ce qui doit nous

perſuader qu'il y a deux cauſes generales de cette maladie.

L'une eſt la coagulation des parties du ſang qui rend ſon mouvement difficile, & il arrive une hydropiſie par l'empê-chement de la circulation; ainſi *Lervert* aprés avoir lié la veine cave d'un chien au deſſous du cœur, il le vit peu de tems aprés hydropique du ventre & de tou-tes les parties inferieures : ce qu'on ne peut attribuer qu'à l'empêchement de la circulation : car l'artere fourniſſant da-vantage que la veine ne rapporte, c'eſt une conſequence que les parties les plus fluides du ſang, qui ſont les ſeroſitez, pe-netrent par les pores, & ſe répandent en-tre les chairs.

L'on pourroit ajoûter une coagulation particuliere de la ſeroſité du ſang, qui la rend mal propre à être filtrée dans les reins : c'eſt peut-être pourquoy on voit ordinairement que les urines des hy-dropiques, principalement dans l'aſcite, ſont en trés-petite quantité & fort épaiſ-ſes.

L'autre cauſe de cette maladie ne peut être qu'une trop grande fluidité, & un trop grand mouvement des parties du ſang, par lequel les parties ſereuſes du ſang peuvent penetrer par des pores où elles ne pouvoient pas penetrer auparavant. Cette hydropisie est beaucoup plus rare que la precedente, & beaucoup plus facile à guérir.

Comme cette maladie est ordinairement accompagnée de serositez qui remp'issent les premieres voyes, & d'obstructions, tant des vaisseaux sanguins & lymphatiques, que des canaux excretoires, l'on peut se servir d'émetiques & de purgatifs, qui évacuent les serositez, & qui par leurs parties âcres & volatiles, peuvent dissoudre les obstructions. C'est à cette intention qu'on se *Hydra-* sert de tartre émetique, d'ellebore noir, *gogues.* d'*elaterium*, de gomme gutte, de jalap, de cristaux de lune, d'écorce, de graine & de suc d'yeble & de sureau, de suc d'*iris nostras*, de turbit, de soldanelle, de gomme ammoniac, d'écorce de *frangula*, de coloquinte, de mercure doux, de nerprun, d'hermodactes, d'extrait d'*esula*, &c.

Diureti- L'on se sert aussi de quantité de diu-
ques & retiques & de sudorifiques, qui peuvent
sudorifi- évacuer les serositez, & redonner à la
ques. masse du sang sa premiere liquidité, & enfin ôter les obstructions. C'est à cette intention qu'on se sert de lexive de cendres d'absinthe ou de genest dans

le vin , du sel des mêmes plantes, de
sel de tartre, de sel d'écorces de féves,
de bayes de geniévre, de leur extrait,
de décoctions & de suc de cerfeüil , de
persil, de fenoüil, de bayes d'alkekan-
ges , d'ail, d'oignon blanc, & de presque
tous les carminatifs, de millet, dont on
a ôté la peau exterieure, boüilli dans
l'eau , des préparations diaphoretiques
d'antimoine & de mercure, de la poudre
de cloporte, de fiente d'oye, des sels volatils de grenoüilles, de crapaux, de tartre, de sel ammoniac, &c.

Exterieurement l'on fait appliquer Reme-
des exte-
rieurs.
sur les reins des crapaux coupez par la
moitié ; & Vanhelmont prétend que les
parties volatiles qui en transpirent, sont
capables d'ôter les obstructions des conduits urinaires, qui sont dans son systê-
me la cause de l'hydropisie ; ce que Riviere semble confirmer dans sa pratique , par les observations de plusieurs
Auteurs.

L'on doit prendre garde d'affoiblir Précau-
tions.
l'estomac par les émetiques , l'on doit
même être assez reservé sur les purgatifs ; mais quand on purge , l'on doit
purger fortement : car les foibles purgatifs ne font aucun effet dans cette
maladie ; sur tout l'on doit observer un

grand regime, défendre fort la boisson, & plusieurs sont gueris par là seulement; car la boisson qui entre dans le sang s'extravase, augmente les serositez, & diminuë le ressort des parties.

Défense pour les liquides. Quand l'hydropisie vient par une trop grande liquidité des parties du sang, l'on doit aussi s'abstenir de la boisson. Quand on purge il faut mêler la rhubarbe aux purgatifs; & si l'on se sert de quelque remede âcre pour évacuer les serositez, l'on doit y ajoûter quelque remede qui l'empêche de dissoudre davantage la tissure du sang: ainsi l'on se sert avec succez du tartre vitriolé, de l'esprit de nitre dulcifié, de l'esprit de sel rectifié par le moyen de la chaux vive, du sel vegetal, du nitre, du vitriol de mars, de *crocus* de mars, du cristal mineral, & de quantité d'autres: comme des racines d'oseille, de chicorée, de suc de grenade, d'eaux vitrioliques, &c.

Remedes exterieurs desseichans. L'on a encore trouvé quantité d'autres inventions pour évacuer les eaux du corps. Aquapendens fait tremper une éponge dans de l'eau de chaux, & aprés l'avoir un peu comprimée, ordonne de l'attacher sur le ventre. D'autres font des emplâtres avec des fientes brûlées de vache & de chameau , & des huiles de vers, & mettent des cataplafmes fur le ventre ou fur les reins. Enfin quand tout cela eft inutile, & que le corps eft bien conftitué, l'on fait l'operation de la paracenthefe : mais s'il y a quelque fcirrhe interieur, elle eft bien inutile.

Pour empêcher la foif, l'on peut faire tenir dans la bouche du malade un peu de nitre , ou quelque chofe qu'il peut mâcher , comme quelques grains de maftic.

Je ne parle point des veficatoires , des fcarifications , &c. qu'on peut faire aux jambes ou aux cuiffes , ni des piquûres & des cauteres qu'on peut faire au *Scrotum*, & aux levres de la matrice , n'en ayant jamais vû de grands effets.

Veficatoires & fcarificatoires.

L'on fait avec fuccez des clifteres avec des chofes chaudes & fpiritueufes qui diffipent les vents, & aident à tirer une partie des eaux par les felles. On y mêle même des chofes âcres, afin de purger un peu par cette voye. C'eft à cette intention qu'on fait des lavemens avec l'urine d'enfant , ou avec les bayes de geniévre, ou avec des carminatifs.

TABLE

<table>
<tr><td>

Extrait d'Esula, jusqu'à deux gros en quelque liqueur.

Elliebore noir,
Son extrait,
Gomme gutte,
Tartre émetique,
Oximel scilitique,
Asarum,
Racine de brione,
Elaterium,
Coloquinte,
Ecorce exterieure de frangula,
Gomme ammoniac,
Yeble, ses fleurs, graine & suc,
Sureau, ses fleurs, graine & suc,
Nerprun,
Succus ireos nostratis, Turbit & hermodaEles.
Jalap,
Sa resine,
Rhubarbe,
Graine de genièvre,

</td><td>

Voyez les émetiques, & purgatifs.

</td></tr>
</table>

Son

Son rob & extrait, 〕 Voyez les fu-
Millet excortiqué boüil- 〕 dorifiques.
   li dans l'eau,
Poudre de cloportes,
Sel volatil ammoniac,
Semences chaudes,
Poudre de crapaux, jufqu'à un fcrupule.
Leur fel volatil, jufqu'à cinq grains.
Ail & oignons,
Perfil, 〕 par poignées en
Fenoüil, 〕 décoction.
Cerfeüil,

Leur eau diftilée jufqu'à fix onces.

Efprit de vers jufqu'à 〕 en quelque li-
   vingt quatre gouttes, 〕 queur.
Efprit d'urine jufqu'à
   vingt,
Cendre de genift,
De farmens de vigne, 〕 en vin pour faire
D'abfinthe, 〕 une lexive,
De faule, 〕 deux onces fur
Fiente de pigeon, 〕 pinte.
Racine de chicorée,
Crême de tartre,
Tartre vitriolé, 〕 Voyez les diu-
Vitriol de Mars, 〕 retiques.
Sel vegetal,
Nitre,
Criftal mineral,
   Tome II.   Ii

Crocus de mars ,
Efprit de fel dulcifié ,
Terebenthine ,
Racines d'éringe , &c.
Crapaux coupez ,
Fiente de chevre avec
　fon urine ,
Eponge trempée en eau　　*Appliquez ex-*
　de chaux ,　　　　　　*terieurement.*
Fiente de chameau &
　de vache ,
Limaçons écrafez , &
　appliquez avec leur
coque.

FORMULES.

Pilules lunaires.

Prenez trois grains de criftaux de lune , & les incorporez dans une mie de
pain en forme de pilules ; elles purgent
doucement les eaux des hydropiques.
L'on fait les criftaux de lune , en faifant
diffoudre une portion d'argent en trois
fois autant d'efprit de nitre. L'on fait évaporer la folution jufqu'à moitié , enfuite
il fe forme des criftaux qu'on fepare.

Poudre de crapaux.

Petreus rapporte que la poudre de crapaux desseichez au four & calcinez, étant prise au poids de demi-gros dans du vin ou quelque liqueur pousse les eaux des hydropiques par les urines. Il prétend que le premier inventeur de ce remede guerit en se voulant donner la mort. Pour moi je croi que cette poudre doit avoir peu de vertu, puisque toute son action consiste dans ses sels volatils, qui doivent s'être dissipez dans la calcination, ainsi j'aimerois beaucoup mieux faire desseicher le crapaut à une chaleur plus moderée : mais si l'on veut le faire desseicher au four, l'on doit le mettre dans un vaisseau bien fermé, qui en arrête les sels fugitifs.

Cerat de crapaux décrit dans Riviere.

Prenez deux livres de crapaux, une livre d'huile, demi-livre de cire, faites boüillir dans un vaisseau bien fermé & bien lutté jusqu'à la consomption de la moitié : l'on passera, & l'on fera un cerat qu'on étendra sur une

peau mince, pour appliquer à la region
de la ratte & des reins.

CHAPITRE XXX.

Des Lythontriptiques.

Diffe-
ren-es des
lytion-
tripti-
ques &
des diu-
retiques.

CE Chapitre semblera inutile à
ceux qui croyent que les lythontriptiques sont la même chose que les
diuretiques. Mais si l'on prend garde
que tous les diuretiques ne poussent pas
les gravaux, & que tous ceux qui diminuënt les pierres ne poussent pas pour
cela par les urines ; on avouëra que
c'est avec raison que j'en ai fait deux
Chapitres separez. Et l'on se persuade-
ra encore plus aisément cette verité,
si l'on fait reflexion que l'esprit de nitre, qui n'est pas plus diuretique que
l'esprit de sel, de vitriol ou de souphre, s'opppse cependant davantage à
la generation de la pierre : ce qu'on
peut confirmer par une experience. Si
l'on verse sur le sable des reins, ou
sur une pierre qa'on aura tiré de la vessie, de l'esprit de sel, de souphre ou
de vitriol, il ne se fait aucune fermentation, ni dissolution de la pierre ; mais

où l'on verse de l'esprit de nitre, il se
fait une fermentation qui dure jusqu'à
ce que la pierre soit convertie en une
matiere molasse : il y a donc bien de la
difference entre pousser par les urines, &
dissoudre les pierres.

On peut cependant dire, que comme *Usage des diuretiques.*
tous les diuretiques poussent une trés-
grande quantité d'urine vers les reins,
elle peut entraîner avec elle les gravaux
qui se rencontrent ; mais comme ces
remedes n'ôtent pas la cause qui a commencé de produire ces gravaux, & qu'ils
élargissent les conduits, ils font que les
gravaux qui s'engendrent de nouveau
dans nôtre corps, se cantonnent plus
aisément dans nos reins, & r'excitent
bien tôt des douleurs semblables à celles
pour lesquelles on s'étoit servi de ces
medicamens.

Il n'est donc pas toûjours bon de se
servir de toutes sortes de diuretiques,
quand on a des atteintes de gravelle :
ils poussent souvent trop de gravaux
sur une partie, qui en est déja acca-
blée. Il faut pourtant tâcher de faire
descendre ces gravaux, de diminuer
la douleur, & de procurer la sortie de
l'urine. Quelquefois les diuretiques
font ces effets ; mais il n'en faut pas

continner l'ufage , parce qu'enfuite ils
nuifent plus qu'ils n'ont fervi : du moins
fi l'on fe fert de diuretiques , que ce foit
de ceux qui peuvent diminuer les gravaux , comme les préparations de nitre,
le tartre foluble , le fel volatil de tartre , les cloportes , les préparations d'efcarbots , les-racines de bon-henry , l'eau
de noix , la caffepierre , &c. Mais qu'on
prenne garde de fe fervir d'acides ,
tels que font l'efprit de fel, de vitriol ,
la crême de tartre , &c. & d'alkali qui
mettent les humeurs en trop grand
mouvement , tels que peuvent être les
racines aperitives , l'alkekange , le *bruf-*
cus , &c. L'on a pretendu que le fang ,
de bouc préparé , avoit des vertus infinies , particulierement , fi l'animal
avoit brouté des plantes qui euffent
cette vertu ; mais l'experience ne con-
firme point les bons effets qu'on en attend. L'on a remarqué que quelques
anciens nous ont débité des fables au
lieu de veritez , quand ils ont prétendu
que le diamant , qui felon eux refiftoit
au feu & au marteau , étoit diffout dans
ce fang.

Un des meilleurs remedes pour empêcher la generation de la pierre &
les douleurs de la colique nephreti-

que, eſt d'obſerver une diete auſtere, de ne manger rien d'acide, ni qui s'aigriſſe facilement, comme le lait, & éviter ce qui peut engendrer des phlegmes ou des vents. L'on prétend qu'un des bons remedes contre la pierre, eſt le *pareira brava*, ou vigne ſauvage de Mexique en poudre dans le vin blanc, l'écorce de la racine de chauſſetrape, l'eau de chaux & ſa liqueur ; il paroît aſſez inutile de faire icy une table de ces medicamens, & des formules particulieres.

CHAPITRE XXXI.

Des Hyſteriques.

IL eſt aiſé de prouver qu'il ſe filtre dans les glandes de la matrice & dans les teſticules des femmes, un ferment qui peut devenir trop âcre, trop corroſif, trop abondant ou trop agité ; il peut même ſe faire qu'il reſte dans le ſang, & qu'il ne ſe filtre point ; il eſt pour lors capable de cauſer de grands deſordres. Cauſes des paſſions hyſteriques.

Quelquefois en déchirant les nerfs de la matrice il met tout le corps en Deſordres differens.

des convulsions extraordinaires ; quelquefois se mêlant au sang, il fait des obstructions dans le cerveau, qui relâchant les nerfs, ôtent le mouvement & le sentiment à toutes les parties. Enfin il fait tous les effets qu'on attribuë aux vapeurs, & qui se rencontrent dans les passions hysteriques.

Remedes dans les accez. Dans le temps de l'accez, l'on presente au nez des drogues qui ont une odeur forte, comme l'esprit d'urine, l'*assafœtida*, l'huile de papier, de gomme ammoniac, l'huile noire de *Succinum*, l'eau de la Reine d'Hongrie, & generalement tout ce qui a une odeur forte, pour les raisons que nous avons apportées cy dessus.

Medicamens interieurs. On peut prendre interieurement des remedes volatils capables de subtiliser le ferment & d'ôter son âcreté ; ainsi l'on donne des esprits volatils de sel ammoniac & d'urine, en quelque liqueur convenable. On se sert des sels volatils de karabé de vipere, de tartre, de sel ammoniac, d'urine & d'huile blanche, de succin rectifié, d'eau ou de teinture de canelle, de camphre, d'esprit de vin camphré, &c.

Hors de l'accez. Quand les simptomes sont passez, & qu'on

qu'on veut guérir les caufes de la maladie, on la doit bien examiner : car ces
effets ne viennent pas toûjours de la même fource. Quand le ferment eft trop
groffier, qu'il ne filtre pas fuffifamment
à la matrice, on doit ufer d'armoife, de
matricaire, de meliffe, d'élixir de proprieté dans quelque liqueur convenable,
de teinture de myrrhe, de teinture de caftor & de fafran, d'efprit de vin camphré,
& de la plûpart des autres remedes dont
nous avons parlé.

Mais quand cela ne vient que d'une
trop grande agitation du ferment, que
les principes ne font que trop volatilifez,
on fe fert fort à propos d'efprits acides,
comme d'efprit de fel ou de nitre dulci-
fiez, de fouphre, de vitriol, dont on
met fept ou huit gouttes dans une verrée d'eau tous les matins, ou de fel po-
licrefte, ou de fel de fouphre, ou de criftal de tartre. Voilà une partie des caufes qui occafionnent les vapeurs, & la
plûpart des remedes qu'on a trouvez
pour les guérir.

Tome I.   K k

TABLE

DES HISTERIQUES.

<table>
<tr><td>L
A matricaire,
L'armoise,</td><td>en ptisannes, &
en lavemens.</td></tr>
<tr><td>L'absinthe,
La melisse,
La cariophillata,
Le succin,
La canelle,
Le girofle,</td><td>depuis un scru-
pule jusqu'à un
gros.</td></tr>
</table>

Le castor, depuis six grains jusqu'à vingt.

Safran, depuis un scrupule jusqu'à deux.

Camphre, depuis un grain jusqu'à trois.

EXTERIEUREMENT.

Le papier ou des chiffons brûlez, & mis au nez.

L'assa fœtida.

CHIMIQUES.

INTERIEUREMENT.

Esprit d'urine, huile de papier, de gomme ammoniac, de succin, eau de la Reine d'Hongrie.

INTERIEUREMENT.

Esprit volatil de sel ammoniac & d'urine, depuis six jusqu'à dix-huit gouttes.

Sels volatils de karabé, de vipere, de tar- tre, de sel ammoniac, d'urine, &c. de- puis quatre grains jusqu'à quinze.

Huile de succin rectifié, depuis une goutte jusqu'à six delayé en quelque liqueur con- venable, par le moyen d'un peu de sucre, ou de quelque autre corps mitoien.

Eau de canelle, ou sa teinture, depuis un gros jusqu'à deux.

Elixir de proprieté, depuis six gouttes jus- qu'à vingt.

Teinture de myrrhe, depuis six gouttes jus- qu'à vingt.

Teinture de safran & de castor, depuis quatre gouttes jusqu'à quinze.

Esprits-acides dans les juleps jusqu'à une douce acidité.

Sel policreste, depuis un demi-gros jusqu'à trois.

Sel de souphre, depuis dix grains jusqu'à deux scrupules.

FORMULES.

On n'ordonne point de peffaire aux filles, on en peut ordonner aux femmes ; on y met ordinairement de bonnes odeurs, comme musc, civette, &c.

Eau pour le mal de mere.

Prenez de l'eau d'armoise & de matricaire, de chacune deux onces, teinture de canelle demi-gros, de myrrhe huit gouttes, de castor six gouttes : faites avaller à la malade.

A U T R E.

Prenez de la décoction d'armoise trois onces, esprit volatil de sel ammoniac vingt gouttes ; faites avaller à la malade le matin à jeun.

CHAPITRE XXXII.

Des medicamens qui excitent à l'amour.

Causes de l'impuissance.

Quelquefois un homme est si froid, qu'il luy est impossible d'avoir des enfans, & de rendre à sa femme les devoirs du mariage ; quelquefois son imagination est troublée, il croit être enchanté, & il luy est impossible de donner à son épouse des preuves de son amour ; il dit par-tout qu'on luy a noüé l'aiguillette : & il est bon qu'un Medecin sçache des remedes contre ces sortes d'indispositions.

Il est vray qu'on peut abuser de ces medicamens ; que souvent quelques vieillards s'en servent pour être plus lascifs, & de jeunes gens pour passer pour vigoureux auprés de leurs maîtresses : mais ces sortes de vanitez coûtent cher, ces remedes mettent les esprits en action, & les font dissiper. Un vieillard devient bientôt cassé, & un jeune homme perd une partie de ses forces dans ces frequens embrassemens amoureux : ces remedes détruisent leur temperament, & les jettent souvent dans les maladies, dont les douleurs sont plus cuisantes, que les plaisirs n'ont été grands.

Précaution.

Les remedes qui augmentent la semence sont presque tous remplis de parties huileuses & volatiles, cependant on doit avoir égard au temperament : car certains remedes qui dans les uns excitent à l'amour, dans les autres émoussent son ardeur ; & si nous en croyons un livre intitulé, le *Tableau de l'amour, &c.* la laituë & la chicorée qui détruisent les pensées amoureuses dans presque tous les

Medicamens pour augmentez la semence.

... mes, les excitent de telle sorte en
... ... , qu'ils tombent en pollu-
... ... en dormant. Il rapporte encore ... ... experience du gingembre
& du poivre: il l'explique, parce que le
poivre trouve le sang en repos; & en augmentant le mouvement, il procure une
filtration abondante de la semence. Quant
à l'experience ... ... laituë, il est certain
que l'on n'a pas ... beaucoup de semence
quand le sang est trop subtil, parce que
tout se dissipe; & si l'on prend pour lors
de la chicorée ou de la laituë, elles retiennent les parties spiritueuses du sang:
ainsi on est plus en état de fournir dans
les embrassemens amoureux.

Medica-
mens ali-
men-
teux.

Les alimens medicamenteux qui peuvent fournir des parties huileuses & subtiles pour la generation de la semence,
sont ceux dont on doit préferablement
se servir, comme le vin doux, les jaunes d'œufs, les testicules de cocq, les
écrevisses, la moëlle de bœuf, le *satyrium*, le persil, le selery, l'artichaud,
&c. On doit éviter ceux qui n'ont que
des parties volatiles; ils nous excitent à
la verité plus puissamment, mais ils cau-

Exci-
tans.

sent de fort grandes dissipations. Ainsi
l'on doit fuïr les premieres préparations
d'ambre gris, & même tous les reme-

des dont les huiles font extrêmement volatils, comme la mufcade, le macis, le
girofle, l'effence de romarin, de thim,
de lavande, de canelle, l'efprit de creffon ; & encore ceux qui n'ont que des
parties irritantes, qui nous excitent à
la décharge de cette liqueur fpiritueufe,
fans contribuer à fa formation : car fi
ces derniers augmentent davantage le
plaifir, ils font plus nuifibles ; ainfi un
Medecin ne doit jamais ordonner à cette intention les cantharides, le borax,
le chervi, le fcinx ou petit crocodille,
ni même le fel commun : car ces remedes ne font que pour fatisfaire la lubri-
cité. Il ne feroit pas même à propos
de fe fervir des premiers pour toutes
fortes de perfonnes, car un Medecin ne
doit jamais fournir des moyens de continuer le vice.

✳✳❁✳❁✳❁✳❁✳❁✳❁✳❁✳❁✳

TABLE

DES REMEDES
pour l'amour.

LE *vin doux.*
Les *jaunes d'œufs.*
Les *tefticules de cocq.*

Les écrevisses.

La mouëlle de bœuf.

Le satyrium.

Le persil.

Le sellery.

L'artichaud.

Le chocolat.

L'ambre gris, depuis un grain jusqu'à quatre.

La muscade, depuis un scrupule jusqu'à deux.

Le macis, depuis demi-scrupule jusqu'à un.

Le girofle, depuis un scrupule jusqu'à un gros.

La canelle, depuis un scrupule jusqu'à un gros.

Le romarin.

Le thim.

La lavende.

Le chervi.

Le borax.

Les cantharides.

CHIMIQUES.

Essence d'ambre gris, depuis deux grains jusqu'à six.

Huile de muscade, depuis quatre grains jusqu'à dix.

Huile de girofle, depuis un grain jusqu'à quatre.

De thim, de lavende, depuis une goutte jusqu'à six.

Essence de canelle, une goutte jusqu'à quatre.

CHAPITRE XXXIII.

Des medicamens qui détruisent les pensées amoureuses.

LEs medicamens qui sont propres à détruire les pensées amoureuses, agissent en diminuant l'abondance de la semence, ou en fixant les parties volatiles, ou en volatilisant ses parties huileuses.

En general, il est certain que le travail d'esprit & de corps, le jeûne, les alimens froids & de peu de suc, sont des remedes propres pour dompter les pensées amoureuses : je connois cependant des personnes qui ne peuvent jeûner ou étudier beaucoup, sans entrer la nuit suivante en pollution ; apparemment parce que le sang se mouvant avec plus de violence, donne des esprits volatils à la semence qui la font fermenter.

Les remedes qui combattent la passion d'amour, sont ou composez de parties propres à arrêter le mouvement du fang, ou des efprits ; ou bien ils font compofez de fels volatils & de peu d'huile, ce qui fait qu'ils volatilifent les parties huileufes de la femence, & la font tranf-pirer.

Incraf-fans.

L'on doit mettre au nombre des medicamens qui arrêtent les parties volatiles de la femence, la plûpart des efprits acides le citron aigre, les grofeilles rouges, les femences froides majeures & mineures, mais fur tout le lys d'étang, qu'on nomme nenuphar : on fe fert de fa racine dans les ptifannes, ou de l'eau qu'on en diftile. On en peut faire auffi des firops, des conferves & des linimens ; mais dans les firops & les conferves, le fucre affoiblit beaucoup fa vertu. On fe fert encore de nôtre ciguë, qui dompte parfaitement bien les defirs amoureux, fi on en prend en petite quantité : car elle peut faire du mal, fi on en prend beaucoup ; & l'on a vû par plufieurs experiences qu'elle troubloit l'efprit quand on en prenoit trop.

Atte-nuans.

Les remedes chauds, qui agiffent en volatilifant les parties huileufes de la femence, & en les faifant tranfpirer, peu-têtre même en diffipant les vents, qui fe mêlant à cette liqueur, la font rarefier : ces remedes, dis-je, font l'*agnus castus*, la rhüe & le camphre. On te fert de ces remedes avec un fuccez extraordinaire, & qui eft d'autant meilleur, qu'on ne fent point les douleurs d'eftomac, & les refroidiffemens qui ne manquent gueres de venir aprés qu'on s'eft fervi d'acides, ou d'autres remedes rafraîchiffans.

On compte encore les préparations de plomb. Ce n'étal étant appliqué fur le perinée, détruit & appaife les fermentations de la femence par les particules qui s'en détachent, & qui embarraffent les efprits de cette liqueur. Par la même raifon le fucre de faturne avallé dans de l'eau, calme toutes les imaginations des ames timorées. J'avertiray feulement qu'on doit bien prendre garde de ne fe pas toûjours opiniâtrer à dompter une *Précaution.* humeur amoureufe, parce qu'on ne le peut fouvent faire qu'en nuifant à la fanté, en détruifant le temperament, & en changeant la difpofition du corps & des humeurs.

TABLE
DES REMEDES
contre l'amour.

L E citron.
Les groseilles rouges.
Les quatre semences froides.
Le lys d'étang.
Suc de ciguë, depuis demi-gros jusqu'à 2.
La semence d'agnus castus, depuis un scrupule jusqu'à un gros & demi.
La semence de rhuë, depuis demi-gros jusqu'à quatre scrupules.
Le camphre, depuis un grain jusqu'à quatre.

CHIMIQUES.

Eau de nimphœa, depuis demi-once jusqu'à trois onces.
Eau de laituë, depuis deux onces jusqu'à six.
Esprit de vin camphré, depuis six gouttes jusqu'à douze.
Esprits acides, jusqu'à une agreable acidité dans les ptisannes & juleps.
Sucre de saturne en eau de nymphœa, depuis un grain jusqu'à six.

CHAPITRE XXXIV.

Des remedes qui servent à augmenter ou à diminuer le lait.

L E lait est un chyle filtré par les mam- *Origine* melles pour la nourriture de l'en- *du lait.* fant : il ne vient pas aux femmes seules, & si l'on pressoit les mammelles aux filles, & même à quelques hommes, il s'y fil- treroit une serosité, qui dans la suite ne differeroit que trés-peu du lait. Et il me souvient d'avoir lû qu'une fille ayant donné son teton à un enfant pour l'amu- ser, il luy vint veritablement du lait. Je ne prétends pas icy parler des reme- des qui pourroient faire venir du lait à une fille ; mais de ceux qui font qu'aprés l'enfantement une femme en peut suffi- samment fournir à son enfant quand il ne vient pas assez.

Quelquefois les pores de ses mam- *Medica-* melles sont trop étroits pour recevoir *mens ex-* *terieurs.* les parties du chyle ; d'autres fois le chyle est trop grossier, souvent l'une & l'au- tre cause y contribuënt : c'est pourquoy on fomente exterieurement les mam- melles avec des décoctions émolien-

tes, on fait des embrocations avec l'huile de lys ; & tous ces remedes. agiſſent
bien mieux quand ils ſont chauds, parce
que les parties du feu dilatent les pores
de la partie , & par le mouvement qu'elles donnent aux parties du medicament,
les ſont penetrer plus avant. Interieurement on donne à la nourrice des alimens,
où l'on mêle quelque choſe de ſubtil
pour diviſer les parties groſſieres du
chyle , comme le fenoüil & ſa graine,
l'anet , l'anis , la ſemence de carvi , le
criſtal , & une partie des aperitifs dont
nous avons parlé. On l'empéche de boire
de l'eau , de la ptiſanne ſimple , on y
fait mêler du vin , ou prendre de la bierre
ou du cidre.

Quand une femme ne veut plus al-
laiter , il eſt bon de la purger, & même ſaigner , pour faire diverſion de la
matiere : ſi elle donnoit ſix fois par jour
le teton , elle ne le donnera que cinq,
enſuite que quatre , &c. On luy appliquera ſur les mammelles des choſes aſtringentes , comme la décoction de pervenche, de roſes rouges, de balauſtes, &c.
Mais il faut y aller avec précaution, car
ſouvent le lait ſe caille : c'eſt pourquoy
avant de ſe ſervir de ceux-cy , il eſt bon
de tenter les reſolutifs, comme le ſuc

de menthe & de fenoüil, avec le miel,
l'efprit de vin, l'urine, ou bien la décoction de creffon dans l'urine, &c.

Interieurement l'on fe doit fervir de remedes rafraîchiffans & incraffans, fuïr tous les aperitifs, prendre quelques émul-fions. Voilà à peu prés ce qu'on peut dire touchant cette matiere. La ciguë appliquée empêche le lait de fe filtrer ; & l'on fe fert avec fuccez de fucre de faturne interieurement & exterieure-ment.

TABLE

DES REMEDES
pour augmenter le lait.

INTERIEUREMENT.

LE lait,
Graine d'anet, } jufqu'à un gros.

De fenoüil,
L'ypomaratrum,
L'Agnus caftus, } en décoction.
La nigelle romaine,

Criftal, jufqu'à un gros en quelque li-queur.

Raisins de Damas.
Pistaches.
Amandes.
Figues.

EXTERIEUREMENT.

Feüilles de plantain aquatique.
Racine de refort.
De brione, jusqu'à un gros en poudre.
Vers terrestres.

POUR DIMINUER LE LAIT.

EXTERIEUREMENT.

Décoction de pervenche.
Suc de citron.
De menthe.
Verjus.
Suc de creßon.
Les roses rouges.
Balauftes.
Jufquiame.
Ciguë.
Huile de jufquiame par expreßion de sa graine.

INTERIEUREMENT.

Quatre semences froides.

Semence

2 *Semence de pavot.*
1 *Les purgatifs.*

CHAPITRE XXXV.

Des Antipodagres.

L'On dit ordinairement que les Medecins ne connoissent rien à la goutte ; ils doivent se laver de ce reproche, & il est de leur honneur de faire voir que cette maladie n'est pas au-dessus de leurs connoissances.

Dans la goutte l'on sent des douleurs dans les articulations, parce que le suc qui nourrit les parties voisines, tant tendineuses que membraneuses, est devenu plus acide ou plus âcre, & qu'il les déchire, bien-loin de les nourrir : enfin il y séjourne & fait des tumeurs ou parce que les tuyaux de ces parties sont trop relâchez, & n'ont pas assez de ressort pour rejetter ce suc, ou parce que ces tuyaux sont trop étroits pour le laisser passer.

Causes de la goutte.

Les tendons & les membranes ont une structure trop lâche, quand les sucs sont aigris : car comme ils sont grossiers, ils les dilatent peu à peu, & la partie au plus de volume : l'on voit fouvent des efpeces de *nodus*, & l'on ne fent beaucoup de douleur, qu'au tems que ces fucs viennent à fermenter. Quand au contraire la goutte vient par un fuc âcre qui irrite la partie, & en fait refferrer les pores, la douleur eft grande, & fouvent la partie eft enflammée, fans qu'elle ait confiderablement augmenté fon volume.

Difference de la goutte. Il y a donc deux fortes de gouttes, & par confequent deux fortes de remedes qu'on y peut appliquer. Les uns ont des parties huileufes & embarraffantes, les autres ont des parties fubtiles & volatiles.

Signes de l'accez de la goutte. En general on connoît que l'accez de la goutte doit venir, lorfque le goutteux a le ventre plus ferré qu'à l'ordinaire, quand la partie augmente de volume, & enfin lorfque les pieds tranfpirent moins ; ce qu'on connoît, parce qu'il s'engendre moins d'ordure entre les doigts du pied, comme remarque *Tachenius*, lorfque le ventre eft plus conftipé qu'à l'ordinaire ; les fucs âcres ou acides qui font dans le fang, fe dégorgent moins qu'à l'ordinaire par le canal inteftinal, & il paffe davantage de matieres heterogenes dans la maffe du

fang ; c'eſt peut-être pourquoy les purgatifs avant l'accez de la goutte empêchent ou retardent ſouvent la violence de
la maladie. L'augmentation du volume
de la partie vient du ſéjour des humeurs,
& tout le monde ſçait que les parties les
plus âcres & les plus groſſieres du ſang
tranſpirent dans l'état naturel par les
pieds : on ne doit donc point être étonné ſi la ſuppreſſion de cette évacuation
peut cauſer des douleurs ſi violentes ;
c'eſt peut-être pourquoy les ſudorifiques
qui pouſſent ces ſortes de matieres à la
circonference ſont trés-eſtimez dans l'accez de la goutte.

Les remedes adouciſſans exterieurs, ſont les feüilles de bardanne écraſées, la mie de pain avec le lait, l'huile de vers, l'*opium*, les feüilles de juſquiame, de *ſolanum*, les cataplaſmes d'*althea*, de mauves, de branche urſine, le bain de ſuc de bouleau.

Adou-
ciſſans
exte-
rieurs.

Les limaces & les limaçons écraſez, l'eau diſtilée de ſperme de grenoüille ou ſeule ou mêlée avec quelques gout-tes d'eſprit d'urine ou d'eſprit volatil de ſel ammoniac, principalement dans les gouttes qui ſont jointes avec inflamma-tion : mais on doit prendre garde qu'il n'y ait point trop de ces eſprits volatils, de crainte qu'ils n'irritent ; on peut auffi y mêler la poudre de fperniole.

Refolu-
tifs.

Les refolutifs dont on fe fert pour la goutte, font la chaux, la fuie avec le miel, dont on fait un liniment, l'efprit de vin non déflegmé avec le fel volatil d'urine, l'urine chaude, l'oignon de lys, le laurier, la fauge, les gommes ammoniac, *galbanum*, la fiente de cigogne, le vieil fromage, la poix navalle en emplâtre, l'huile de cire, le foufphre, les eaux minerales chaudes & fulphureufes, l'huile de jayet & de charbon de terre, la gomme de caragne, l'efprit volatil urineux de tartre, le chamædris & le chamæpitis appliquez en cataplafme, la racine de brione raclée & appliquée avec l'huile de vers, d'efcarbots & de fcarabées, l'huile de lin avec l'euphorbe ; mais comme ce remede irrite beaucoup & agit avec douleur, on ne s'en doit fervir que lorfque la goutte eft fans fiévre & fans inflammation ; on peut même dire que tous les onguens & tous les remedes huileux font dangereux lorfqu'il y a fiévre, parce qu'ils empêchent pour quelque temps la tranfpiration, quoyqu'enfuite ils la facilitent.

Comme il arrive trés-fouvent que la

goutte eſt produite par des ſels âcres &
acides qui ſont mêlez, l'on doit d'a-
bord ſe ſervir des adouciſſans, afin
qu'enſuite les reſolutifs ayent plus d'a-
ction, & trouvent les pores plus diſpo-
ſez : car quelquefois les reſolutifs augmentent la douleur, quand les pores ne
ſont pas aſſez ouverts pour qu'ils puiſſent reſoudre ; c'eſt pourquoy l'eſprit de
vin camphré ou ſeul, ou mêlé avec
l'eſprit d'urine, augmente ſouvent les ſymptomes, & fait venir des veſſies, particulierement dans les gouttes où il y a inflammation.

Il faut auſſi prendre garde quand on
fait ſuer, qu'il n'y ait pas beaucoup de
ſels âcres : car les ſels demeurant avec
peu de liquide, picoteroient avec plus
de violence.

Quelquefois dans les gouttes acides,
l'on ſe trouve ſoulagé par les veſica-
toires, ſoit que la douleur de ces remedes ait empêché le malade de s'appercevoir de celle de la goutte, ou que le
ſel âcre des cantharides ait adouci l'acide qui dominoit : car il n'eſt pas probable que les eaux qui ſortent, ſoient
celles de la maladie, vû qu'il n'y a que
la peau d'ulcerée.

Pour les remedes interieurs, l'on doute si l'on doit saigner, purger, donner des sudorifiques, &c.

Effet de la sai-gnée.   La saignée soulage les goutteux, particulierement s'il y a des sels âcres. Comme elle diminuë la quantité du sang, elle fait que les vaisseaux étant moins pleins, peuvent plus facilement recevoir les sels corrosifs qui déchiroient les membranes des articles ; mais on doit craindre que ces sels ne se rengagent par la circulation dans quelques visceres, & n'y fassent des desordres, qu'on appelle gouttes remontées, qui n'arrivent que trop souvent.

Cela ne doit pas absolument empêcher la saignée, lorsqu'on joint interieurement & exterieurement des remedes propres à faire transpirer, particulierement dans les gouttes avec inflammation.

Effets des pur-gatifs.   La plûpart des purgatifs augmentent la douleur de la goutte, parce qu'ils font évacuer beaucoup de seros"itez qui servoient à écarter les sels qui étoient dans les articles : on doit bien prendre garde de purger quand la goutte vient par des sels âcres, principalement dans le tems de l'accez : car auparavant le tems & par précaution, les purgatifs empêchent souvent les matieres hete-

rogenes de se mêler avec du sang, &
ainsi ils empêchent les sels picotans qui
sont dans les premieres voyes de se
mêler à la masse du sang, comme
nous avons dit ; mais dans le tems du
paroxisme, on doit craindre que ces
sels étant mis en mouvement sans avoir
été auparavant un peu adoucis, ne déchirent les parties par où ils passent :
c'est peut-être pourquoy *Rhumelius* &
quelques autres celebres praticiens mêlent l'*opium* aux purgatifs dans ces rencontres.

Quand on veut purger les goutteux, Remar-
ques.
on doit les humecter, adoucir les humeurs, & se servir de violens purgatifs,
qui puissent précipiter les parties salines
avec les humiditez : car comme ils ont la
plûpart le sang aigre, ils sont difficiles à
purger.

Les sudorifiques internes mettant toû- Sudori-
fiques.
jours les sels en mouvement, & ne les
évacuant pas toûjours par les sueurs,
font quelquefois beaucoup de mal. Si
l'on s'en peut servir, c'est dans une
goutte qui vient d'une humeur aigre :
car comme ils contiennent beaucoup
d'alkalis & de souphres volatils, ils
peuvent émousser les acides qui font
la maladie : c'est pourquoy on ordon-

ne le gayac, la falfepareille , le fel
ammoniac, &c. mais on fe trouve beaucoup mieux des fudorifiques externes :
car comme ils ne donnent pas beaucoup
d'agitation anx humeurs, & qu'ils ouvrent les pores de la peau , ils peuvent aifément donner paffage aux parties corrofives qui déchiroient les articles. On doit toûjours preferer les
fudorifiques humides à ceux qui font
fecs : ainfi il eft mieux d'exciter les
fueurs avec la vapeur de l'eau chaude,
qu'avec le feu nud , parce que ces humiditez relâchent la peau , & peuvent
détremper les fels qui reftent à fa fuper-
ficie.

Narco-
tiques. L'on eft quelquefois contraint de recourir interieurement aux narcotiques,
pour appaifer les douleurs de la goutte ;
mais on doit y apporter beaucoup de
précaution.

Ufage
du lait. L'ufage du lait a été eftimé pour les
goutteux : cependant on peut dire qu'il
nuit beaucoup, fi les premieres voyes
font trop remplies , & qu'il s'y aigriffe ;
il augmente toûjours les gouttes qui
viennent par les humeurs aigres. A la
verité il foulage celles qui viennent feulement par des fels âcres, parce qu'il les
adoucit par fes parties embarraffantes ;
mais

mais on doit se nourrir seulement de lait, se purger de temps en temps, & apporter toutes les précautions necessaires pour l'empêcher de s'aigrir. D'abord on leur donne demi-septier à déjeûner, ensuite autant à dîner. Quelques jours aprés ils ne font qu'un repas, & ensuite ils ne se nourrissent que de lait. Quand on le leur veut faire quitter, on doit y aller de même peu à peu & par degrez : car le dissolvant de l'estomac doit changer, pour ainsi parler, de nature. On prefere le lait de chevre aux autres, à cause de ses parties balsamiques : outre le lait on peut se servir dans les gouttes qui viennent de sels âcres, interieurement d'eau de sperme de grenoüille, de boüillons d'écrevisses, d'eau de limaçons & d'esprit volatil de suye ; & pour la prevenir, de moüelle de casse & de sirop de fleur de pêcher.

Dans les gouttes qui viennent par des sels acides, on doit se servir de décoction d'écorce de tamaris & de frêne, de thé, de sauge, de chamædris en poudre, d'esprit volatil de sel ammoniac, de tartre, &c. Et pour prevenir, entre les purgatifs on doit estimer le jalap, le mercure doux, ou seuls ou mêlez au sel de tartre ; l'aloës, ou seul, ou mê-

le à l'*opium*, particulierement quand on
le donne dans le tems de l'accez.

Pour empêcher l'accez, Tachenius recommande de mettre autour des pieds la
cendre des plantes cephaliques pour en
faciliter la transpiration, & l'on la doit
renoüveller souvent.

Il prétend aussi que cette cendre dissipe en peu l'enflure qui suit assez souvent
les douleurs de la goutte.

Enfin lorsque la goutte est passée,
c'est-à-dire, lorsque la douleur & la fiévre sont cessez, mais qu'il reste au malade une foiblesse qui l'empêche de pouvoir s'appuyer sur ses jambes, sans y
sentir comme des pointes d'aiguilles ; il
recommande un emplâtre qu'il fait avec
une livre d'huile rosat, un quarteron de
savon, trois onces de minium, autant
de ceruse, en cuisant le tout & le remuant, & y ajoûtant sur la fin une once
de camphre reduit en pâte avec l'esprit
de vin, ce qui ne peut être que trés-ex-
cellent.

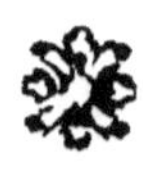

TABLE

CONTRE LA GOUTTE.

Urine bûë le matin à jeun.
Lait bû pour nourriture.
Jalap, depuis un scrupule jusqu'à deux.
Rhubarbe, depuis un scrupule jusqu'à quatre.
Aloës, depuis un scrupule jusqu'à un gros.
Hermodactes, jusqu'à un gros.
Turbit jusqu'à un gros.
Fleurs de pêcher, en sirop ou décoction.
Décoction de casse, une chopine, & continuer.

Esquine,
Gayac,   en décoction.
Sassaphras,
Salsepareille,
Ecorce de tamaris,   en décoction.
Ecorce de frêne,
Chamædris,
Chamæpitis,
Sauge,
Thé,
Opium, depuis demi-gros jusqu'à un.

M m ij

APPLIQUEZ EXTERIEUREMENT.

Feüilles de bardane pilées & appliquées.
Urine chaude.
Oignons pilez.
Cantharides en emplâtre.
Feüilles de jusquiame.
    de pavot.
    l'opium.
Huile de jusquiame.
Etuves pour suer.
Emplâtre de Tachenius.
Eau de sperme de grenoüille.
Racine de [...] l'huile de lin.
[...] huile de lin.
[...] de plantes cephaliques.

CHIMIQUES.

[...] de suye, jusqu'à demi-gros.
[...] volatil de tartre, jusqu'à trente
 [...].
[Sel] ammoniac & sel de tartre separément
 fondus en eau, & avallez, de chacun dix
 grains.
[Ex]trait de genièvre, depuis demi-scrupule
 jusqu'à demi-gros.
[Re]sine de jalap, depuis quatre grains jusqu'à douze.

EXTERIEUREMENT.

Huile de terebenthine.
Esprit de vin.
Eau de la Reine d'Hongrie.
Esprit d'urine.

FORMULES.

Pour la goutte.

Prenez chaux vive demi-once, suye üne once, miel commun deux onces ; faites un liniment.

Eau.

Prenez du sel ammoniac & du sel de tartre parties égales ; faites dissoudre dans l'eau commune, & appliquez souvent avec des linges.

Poudre artritique de Paracelse.

Prenez des hermodactes, du turbit gommeux, du diagrede, des feüilles de sené, de la raclure de crâne humain & du sucre, de chacun parties égales ; la doze est depuis demi-gros jusqu'à deux scrupules.

M m iij

CHAPITRE XXXV.

Des remedes contre les hemorrhoï- des.

Caufes des he-mor-rhoïdes.

LOrfque le fang féjourne quelque tems dans les vaiffeaux du *rectum*, & qu'il n'y circule pas comme il avoit de coûtume, il étend le volume des vaiffeaux, qui étant divifez par cellules, font des tumeurs vefficulaires ou au dehors de l'inteftin, ou feulement dans le dedans; celles qui font en dedans, fortent affez fouvent dans la fortie des excremens, & il n'eft pas rare qu'il forte avec ces tumeurs quelques membranes allongées de l'inteftin *rectum*.

Caufes du flux hemor-rhoïdal.

Si les membranes des vaiffeaux ne peuvent pas refifter à l'abondance, à l'acrimonie, ou au mouvement du fang, il fe fait une ruption qui eft fuivie d'un hemorrhoïdal, qui peut être accidentaire ou periodique, ou enfin critique: lorfqu'il eft periodique ou critique, on ne doit pas le fupprimer, à moins qu'il ne foit exceffif.

Il peut arriver que l'âcreté du fang

cauſe une ulceration dans les tumeurs hemorrhoïdales , ce qui peut cauſer outre le
flux hemorrhoïdal des fiſtules ou d'autres ulceres dans ces parties.

Pour remedier à tous ces défauts , il faut en general ſe ſervir des remedes qui empêchent les fermentations du ſang, & qui donnent de la liquidité : ainſi on peut ſe ſervir interieurement de décoctions avec les vulneraires, d'yeux d'écreviſſes preparez, de bezoüard mineral , de perles & de coraux : on peut auſſi faire quelques ſaignées , éviter le vin, les alimens échaufans , les mouvemens , &c. afin que les liquides faſſent peu d'effort ſur les vaiſſeaux qui les contiennent , & ces obſervations , & ces regles peuvent également ſervir dans les hemorrhoïdes qui coulent trop , & en celles qui ne coulent point. *Remedes generaux.*

Souvent les hemorrhoïdes ſont dures, tumefiées , parce qu'elles avoient accoûtumé de couler , & que les membranes s'étant endurcis ne peuvent plus ſe rompre par l'effort de la liqueur : pour lors la douleur & les accidens nous obligent à les ouvrir , ce qu'on peut tenter en faiſant d'abord des fomentations avec des plantes émolientes , enſuite on y peut appli- *Medicamens pour ouvrir les hemorrhoïdes.*

quer le suc de mercuriale : si tout cela est inutile, on se sert de lait de figuier ou de ses feüilles écrasées, ou de suc de cyclament avec celuy de bette, ou de suc d'oignon avec la racine de brione & de pied-de-veau.

Mais parce que tous ces medicamens sont fort âcres, & qu'en irritant ils peuvent attirer l'inflammation, on se sert avec succez des sangsuës ; cependant lorsque le sang qui est contenu dans ces tumeurs est grossier, qu'il y a long-temps qu'il y séjourne, ces petits animaux sont peu d'effet, & on est obligé d'ouvrir par des scarifications profondes ; & si l'on voit que les tumeurs soient considerables, on doit sans balancer, les emporter avec de bons ciseaux, & ensuite on met de bons plumaceaux & tampons trempez dans de l'eau stiptique.

Adoucissans. Si les tumeurs hemorrhoïdales qui ne coulent point ne sont pas fort grosses, mais que la douleur ou l'inflammation soient considerables, on se sert avec succez des adoucissans, tels sont les pommes de merveille boüillies dans de l'huile de lin pour appliquer ; de boüillon blanc boüilli dans le lait & appliqué chaudement ; des écrevisses de

riviere boüillies dans l'huile, & pilées
dans un mortier dè plomb ; de linaire
boüillie dans du fain-doux, jufqu'à ce
qu'il devienne vert, où l'on ajoûte un
jaune d'œuf lorfqu'on s'en veut fervir.
Les bayes de raifin de Renard boüillies
dans de l'huile qu'on a tirée d'olives
un peu vertes, avec des bayes de myrrhe, donnent une huile qui adoucit, appaife l'inflammation, &c. L'on peut encore fe fervir de l'onguent *populeum*,
avec un jaune d'œuf, de l'herbe graf-
fe ou telephium qu'on applique aprés
l'avoir broyée fur les hemorrhoïdes. On
peut auffi fe fervir de décoction de ca-
momile ; de l'huile où l'on a fait
boüillir les cloportes, ou les efcarbots ;
de la décoction de boüillon blanc avec
la graine de jufquiame ; des feüilles de
bella-donna ; du fuc de femper-vivum,
avec l'huile de rapiftrum, un peu de
cerufe & de cire, pour réduire le tout
en maniere d'onguent ; de la fcrophulaire
en huile, décoction ou onguent ; on peut
ajoûter à tous ces onguens un peu de
camphre.

La principale précaution qu'on doit avoir dans le temps des hemorrhoïdes, eft de tenir le ventre libre par une diette rafraîchiffante & humectante, par

quelques lavemens ,. & quelquefois par
des purgatifs. Si on veut procurer le flux,
on peut fe fervir d'aloës, & même ex-
pofer les hemorrhoïdes a la fumée de la
terebenthine, qu'on brûle avec le cotton
qui vient fur le boüillon blanc : mais fi
l'on craint d'irriter, on ne doit purger
qu'avec de l'eau de caffe , ou d'autres ra-
fraîchiflans.

Si la douleur étoit trés-violente, & que
les adouciflans que nous venons de mar-
quer n'euffent point foulagé , il fe faudroit fervir de mucillages , de femence
de coing, ou de pfilium, ou de guimauve , avec l'*opium*, de feüilles de morelle
pilées, &c.

Si le flux hemorrhoïdal eft trop violent, & qu'on craigne une trop grande
perte de fang & des forces , on fe fert
interieurement d'eau de fperme de
grenoüille avec les yeux d'écreviffes &
de fucre de faturne , de fuccin , de firop de rofes feiches , d'eau de pourpied , de fuc d'ortie piquante , de fuc
de plantain , de fuc de renoüée , de
décoction de bois de lentifque , de
quinte-feüille & de mille-feüilles. Exterieurement de poudre de lycoper-
don ou veffe-de-loup , de feüilles de
boüillon blanc boüillies dans l'eau de

la forge des Maréchaux , de cendre de
liege avec l'huile de myrrhe , de cendre de noix de galle avec la même
huile , & appliquée avec un cotton : l'on
peut aussi se servir de cendre de crapau & de grenoüille , de poudre de sympathie , d'eau stiptique , interieurement
& exterieurement.

Enfin on peut appliquer la poudre de
bois de frêne , le suc de petite chelidoine , qui ne laisse pas de servir dans
les hemorrhoïdes qui ne sont pas ouvertes , de décoction de pervenche , &c.

Si les hemorrhoïdes sont ulcerées , on *Vulne-raires.*
doit se servir du baume de souphre terebenthiné, ou seul , ou en le mêlant aux
adoucissans dont nous avons parlé ; on
peut aussi mêler les vulneraires aux adoucissans , tels sont la pierre calaminaire,
la litarge, la pierre d'ardoise , &c. le tout
bien subtilement pulverisé : on se sert
aussi avec succez de décoctions & d'injections en maniere de lavemens , si
l'ulceration est penetrante , avec le sel
d'absinthe , de tartre , & un peu de pierre medicamenteuse dans des décoctions
vulneraires.

Si l'on veut purger dans le flux hemorrhoïdal, ce doit être avec la rhubarbe , les mirabolans & le catholicum

double ; quelquefois lorſqu'il y a une maniere de teneſme qui s'y joint, le mercure doux avec la rhubarbe fait fort bien.

Reſolu-tifs.　　Lorſque les hemorrhoïdes ne coulent point, qu'il y a long-temps que le ſang y ſéjourne, il eſt perilleux de les faire reſoudre, parce que le ſang ayant acquis de l'acrimonie par ſon ſéjour, la communique à la maſſe du ſang ; mais s'il y a peu de temps qu'elles commencent ou qu'elles ayent paru tout d'un coup, on en peut tenter la reſolution par l'application des limas de cave, de l'huile de buis, qui eſt anodine & reſolutive, des navets & des raves cuits ſous la cendre, & appliquez chaudement, ou de l'or fulminant avec l'huile d'amandes douces.

TABLE

DES MEDICAMENS
contre les hemorrhoïdes.

A *Douciſſans,*
Ciguë,
Boüillon-blanc,　　}　*boüillis dans le lait.*

Feüilles & fleurs de su- ⎱ écrasées & appli-
reau.   ⎰ quées.

Feüilles de belladona.
Feüilles de telephium.
Feüilles de joubarde.
Scrophulaire.
Petite chelidoine.   ⎱ en décoction dans
Jusquiame.   ⎰ l'eau.
Camomille.
Boüillon blanc.
Boutons de peuplier.
Raisin de renard.
Pommes de merveille.   ⎱ boüillies   dans
Les cloportes.   ⎰ l'huile de lin.
La linaire.
Les escarbots.
Jaune d'œuf.
Mucllages.
Feüilles de morelle.
Opium.

Astringens interieurs.

Eau de pourpied.   ⎱ jusqu'à quatre on-
De sperme de grenoüil-   ⎰ ces.
le.
Yeux d'écrevisses.   ⎱ jusqu'à un gros.
Succin préparé.
Diaphoretique.
Sucre de saturne.

Sel ſtiptique.   } juſqu'à dix
Suc de plantain.   } grains.
De renoüée.   } juſqu'à deux
D'ortie piquante.   } onces.
Sirop de roſes ſeiches , juſqu'à une once

Exterieurs.

Veſſe-de-loup en poudre.
Baüillon blanc boüilli dans l'eau de la for-
ge des Marêchaux.
Cendre de crapau.   } avec l'huile de
De grenoüille.   } myrrhe & un
De liege ,   } coton.
De noix de galle.   }
Décoction de pervanche avec eau ſtipti-
que.
Poudre de bois de frêne.
Poudre de ſympathie.

Reſolutifs.

Limas de cave.   }
Huile de ſcarabé.   } appliqués.
Huile de buis.   }
Raves cuites & appliquées chaudement.
Cataplaſme de plantes émolientes & re-
ſolutives appliqué chaudement.

Aperitifs des hemorrhoïdes.

℈ *Sus de cyclamen.*
℥ *Lait de figuier.*
℈ *Suc d'oignon.*
℥ *Racine de pied-de-veau.*
℥ *Racine de brione.*
℥ *Aloës.*
℈ *Coloquinte.*
℈ *Sangsuës.*
℈ *Scarifications.*

Vulneraires adoucissans.

℈ *Seneçon,*
℥ *Racine de grande con-*
*   soude.* } boüillies dans l'eau.
℥ *Feüilles & fleurs du*
*   sureau.*
℥ *Ecrevisses boüilies dans l'huile, & pilées*
*   dans un mortier de plomb.*
℈ *Baume de souphre terebenthiné.*
℈ *Litarge.*
℈ *Ceruse.* } broyez & mêlez
℥ *Pierre calaminaire.* } aux onguens.

FORMULES.

Onguent adoucissant.

PRenez un quarteron d'huile de lin ,
faites boüillir dedans autant que vous
pourrez de linaire coupée en petits morceaux , & trois douzaines d'escarbots ;
passez le tout & ajoûtez deux jaunes
d'œufs durcis, & trois gros de cire, afin
de donner un peu de consistance à cet
onguent.

Décoction vulneraire & astringente.

Prenez une poignée de pervenche &
autant de mille-feüille; faites boüillir dans
chopine d'eau, passez & ajoûtez une poignée de roses rouges, & une once d'eau
stiptique ; passez par un linge quand l'eau
aura pris une couleur de roses, & vous
en servez pour appliquer sur les hemorrhoïdes qui coulent trop.

TOME SECOND.

IV. PARTIE.

*Des Medicamens des maladies
extérieures.*

CHAPITRE PREMIER.

Des Anodins.

L'UN des principaux & des plus Douleur.
communs symptomes qui arri-
vent dans presque toutes les maladies, est la douleur : elle accompagne
les inflammations & presque toutes les
autres tumeurs ; elle est jointe aux playes
& aux ulceres, aussi-bien qu'aux fractu-
res & aux dislocations : c'est pourquoy
dans cette quatriéme Partie, avant de
traiter des remedes qui guérissent les maladies externes, il faut expliquer ceux qui
appaisent les douleurs.

La douleur vient par des ébranlemens Ses cau-
fâcheux des parties nerveuses, qui font ses.

appercevoir l'ame du defordre qui fe paffe dans les parties du corps auquel elle eft unie. Ces ébranlemens font caufez par des parties âcres ou acides, qui picotent les nerfs ou les déchirent, ou par des parties de fang, qui venant à fermenter, les écartent, ou enfin par une fluxion d'humeurs, qui fe nichant entre leurs fibres, les féparent. Ces ébranlemens font d'autant plus violens que les parties font plus tenduës, car le mouvement fe perdant moins, la partie ne peut être que plus fenfible.

Emoliés font anodins.

Cette explication étant fuppofée, on ne doit pas s'étonner de ce que les Medecins difent que la mauve, la guimauve, le melilot, la camomille, la racine de lys blanc, la femence de fœnugrec & de lin, les amandes douces, les huiles & les graiffes font des medicamens anodins ; car outre qu'ils peuvent embarraffer les humeurs âcres ou acides par les parties huileufes ou mucillagineufes ; ils peuvent encore en ramoliffant les parties nerveufes, faire que les ébranlemens font moindres : car le mouvement fe perd bien plûtôt contre un corps lâche & mol, que contre un corps roide & tendu.

Mais la plûpart de tous ces remedes

font trop dégoûtans, pour être pris interieurement : c'eſt pourquoy on ſe ſert
de lait, d'huile d'amandes douces, de
boüillons gras, d'huile de noix dans les
lavemens, de ſirop d'*althea*, de ptiſannes avec la ſemence de lin, de gomme
adragant & arabique, de mucillages de
coings, de *pſilium*, &c. d'huile d'œuf,
&c. & enfin des narcotiques.

Pour les douleurs qui occupent les parties externes, l'on employe les huiles de
camomille, de melilot, la décoction de
mauve, de guimauve ; les cataplaſmes
deſdites plantes, où l'on ajoûte les farines de lin, de fœnugrec, la graiſſe
d'oye, de poule, de cerf ou de veau.
Ces mêmes graiſſes appliquées ſur les
parties. Les embrocations avec l'huile roſat, &c. le ſperme de grenoüille, les co-
limaçons, &c.

Enfin l'on eſt quelquefois contraint
d'appliquer des narcotiques, comme la
juſquiame, l'*opium*. Nous avons expliqué
comment ils agiſſent ; c'eſt pourquoy il
eſt inutile d'en parler davantage.

TABLE
DES ANODINS.

EXTERIEUREMENT.

LA mauve. Guimauve.	en décoction, fo- mentation & ca- taplasmes.
Mercuriale.	
Parietaire.	
Branche ursine.	
Violette.	
Camomille.	
Racine de lys blanc.	
Semence de fœnugrec, de lin.	
Huiles d'amandes douces.	en onguent, lini- mens & cataplas- mes.
De noix.	
Beurre frais.	
Sain-doux.	
Graisse de cerf.	
Axunge humaine.	
Mie de pain.	
Lait.	
Oeufs.	
Narcotiques.	

INTERIEUREMENT.

Huile d'amandes douces avec un peu de
fucre.

D'olives avec quelque firop.

Racine d'althea,
Semence de lin,
Mucillage de pfilium, } *en ptifanne.*
Huile d'œufs,

Narcotiques,
Amandes douces, } *en émulfions.*
Quatre femences froides
mondées,

FORMULES.

Cataplafme anodin.

Prenez une livre & demie de pain blanc
mis en poudre, verfez doucement une
bonne chopine de lait ; faites cuire en y
ajoûtant deux jaunes d'œufs, & une once d'huile de lys.

CHAPITRE II.

Des repercussifs & astringens.

LEs medicamens qu'on appelle repercuſſifs ou repouſſans , ſont ceux
qui empêchant les humeurs de ſéjour-
ner en quelque partie , les font recou-
ler dans les vaiſſeaux. On s'en ſert avec
ſuccez dans une playe nouvelle, dans
une fluxion recente , parce qu'ils réta-
bliſſent le reſſort de la partie , & empêchent les humeurs de ſe fermenter & de
ſe pourrir par leur ſéjour ; mais quand
il y a déja quelque tems que la fluxion
& la playe ſont faites , on doit bien
prendre garde de s'en ſervir : car le reſſort de la partie étant tout-à-ſait affoibli, on empêche le ſang & les eſprits
d'aborder ; & ſi l'on fait retourner dans
le ſang les humeurs qui croupiſſoient
dans la partie , elles continuënt de s'y
fermenter & de le corrompre, en excitant la fiévre : ſi elles n'y retournent
pas, on empêche leur diſſipation, &
dans une playe ſimple, on empêche le
ſang d'aborder à la partie , & de réünir
les chairs.

L'on compte entre les repercuſſifs Enumeration.
l'eau froide, le vinaigre, l'oxicrat, la
grenade, le jus de citron, l'acacia,
l'*hipociſtis*, le verjus, la ſolution de nitre, l'eſprit de nitre, l'alun, l'eſprit d'a-
l'un, & tous les eſprits acides mêlez en Acides.
de l'eau commune : car en picotant les
fibres nerveuſes, ils font reſſerrer les
fibres charnuës de la partie, & augmentant ainſi leur reſſort, obligent les
humeurs qui ne peuvent pas ſe diſſiper,
de rentrer dans les vaiſſeaux. Il y a d'autres aſtringens, qui quoyque plus maſ-
ſifs & plus terreſtres, ne laiſſent pas de
reſſerrer : ils font auſſi reſſerrer leurs fibres charnuës, mais d'une autre façon.
Comme la plûpart abondent en ſouphres
ou en parties terreſtres, il y a de l'apparence que bouchant les pores par où les
parties ſubtiles s'échappoient des fibres
charnuës, il les oblige d'y demeurer,
de les gonfler & de les faire raccourcir,
comme peut faire le bol armen, la terre
ſigillée, la queuë-de-cheval, la joubarde,
l'encens, la racine de biſtorte, de *pen-
taphylum*, les roſes, la renoüée, le gros
vin rouge, la partie medicamenteuſe de
Crollius. Mais outre que ces remedes
agiſſent de la façon que nous avons dit,
on peut dire qu'en abſorbant les hu-

meurs acides, qui détruisoient le ressort
de la partie, ils le fortifient ; & ceux
qui abondent en souphres les embarrassent ; ainsi le ressort de la partie étant
plus vigoureux, peut faire rentrer les humeurs dans les vaisseaux.

Dans
l'hemor-
ragie.

Tous ces remedes ne sont pas pas seulement repercussifs, ils sont aussi astringens, & on s'en peut servir dans les hemorragies. Les premiers agissent en faisant resserrer les fibres charnuës proche
du vaisseau sanguin, ou coagulant le
sang qui est prêt de sortir. Les seconds,
en formant avec le sang une espece de
digue qui s'oppose à son passage, ou en
ôtant ses acides coagulans, & ainsi luy
donnant lieu de circuler & de ne plus
séjourner dans les parties. Outre ces
deux sortes de remedes qui arrêtent
le sang, il y en a d'autres qui font une

Escharc-
sique.

escharre, & qui brûlant l'extrêmité du
vaisseau & des chairs voisines, le font
resserrer, & ainsi luy bouchent le passage, comme le bouton de feu, le vitriol
bleu, la pierre infernale, &c. On ne se
doit servir de ces remedes quu dans l'extrême necessité : car l'escharre en sortant
laisse souvent échapper le sang, & on
est dans la même peine qu'auparavant.
C'est pourquoy il est mieux de se ser-

vir

vir des medicamens qui agissent en picotant, comme de l'eau stiptique, &c.

Il est bon de remarquer que quoyque le bol d'Armenie ne fermente point avec l'esprit de vitriol, & que la terre de *Lemnos* y fermente, nous ne devons cependant pas croire leurs vertus fort differentes dans l'application exterieure de ces deux medicamens, parce qu'ils n'agissent souvent qu'en formant une digue ; aussi en voyons-nous a peu prés les mêmes effets dans la pratique, & ces differences ne viennent que de ce que ces terres ont été plus ou moins exposées à l'air.

Tous les remedes que nous venons de décrire font beaucoup d'effet quand ils font aidez par la Chirurgie : ainsi pour arrêter le sang, il faut toûjours faire des ligatures & des bandages, si la partie est située de maniere qu'on y puisse faire un bandage ; mais souvent l'on n'en peut point faire, comme dans les saignemens de nez & les crachemens de sang. Il y en a d'autres où il est difficile d'en faire, mais on y remedie en faisant tenir fortement l'appareil avec le doigt. L'on peut encore inventer quantité d'autres machines pour comprimer les vaisseaux ouverts.

Tome II. Oo

Reper-
cuffifs
doivent
aussi être
aidez par
les ban-
dages.

Quant aux fluxions qu'on veut empêcher en se servant des astringens, il est
assez à propos d'aider le ressort de la
partie par des bandages, qui sans comprimer trop la partie, ni diminuer la
circulation, la compriment cependant assez pour aider son ressort, & faire rentrer dans les vaisseaux les humeurs, qui
sans cela y pourroient séjourner. Ces
sortes de bandages ont principalement
lieu dans les parties decives, comme
dans les jambes, parce que la pente de
l'humeur affoiblit le ressort de la partie
& s'oppose à son retour, il faut commencer ces sortes de bandages par la
partie inferieure, où l'on fait un circulaire, ensuite on remonte par des doloi-
res & quelques renversez.

L'on peut encore détourner les fluxions & les hemorragies, en diminuant
la quantité du sang & des humeurs qui
sont dans les vaisseaux, & en détournant
le cours des humeurs d'un autre côté.
C'est pour cette indication qu'on saigne
avec succez dans les chûtes, les meur-
trissures, particulierement quand elles
sont nouvelles.

TABLE

I DES REPERCUSSIFS
ou aftringens.

EAu froide,
Vinaigre,
Jus de grenade,
De citron,
Verjus, ,
Terre figillée,
Bol d'Armenie,
Queuë de cheval,
Joubarde,
Plantain,
Encens,
Racine de biftorte,
Pantaphilum,
Rôfes rouges,
Vin rouge,
Ciguë,
Suc d'ortie,
Fiente d'Ane,
De porc,
Album græcum,
Alun,
Terre cimolée,

appliquez ex-
terieurement.

en cataplafmes.

Vitriol en poudre ou en bouton.
L'emplâtre de ciguë.

CHIMIQUES.

Colcotar,
Salpêtre rafiné,
Criftal mineral,   }   *ou diffous dans*
Efprit de nitre,   *l'eau ou appli-*
     de vitriol,   *quez fur l'ou-*
     d'alun,   *verture du*
     de foufre,   *vaiffeau.*

Pierre medicamenteufe de Crolius *en in-*
jection, un gros fur huit onces d'eau.

Cataplafme pour les fluxions, par-
ticulierement des bourfes.

Prenez des quatre farines demi-litron,
faites-les cuire avec une fuffifante quantité de décoction de plantain, ajoûtez
une once de terre cimolée, & trois onces
d'huile rofat; appliquez chaudement.

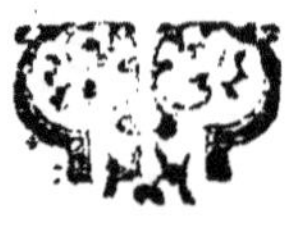

CHAPITRE III.

Des Resolutifs.

PAr medicament resolutif l'on doit entendre un composé de parties subtiles & volatiles, qui subtilisant les matieres, & dilatant les pores, fait que les humeurs qui gonfloient une partie, se dissipent. *Nature des resolutifs.*

On s'en sert avec succez dans les tumeurs causées par des vents ou par des humeurs fort subtiles, & quand la peau est rare, parce que pour lors ces medicamens procurent la sortie de l'humeur qui fait la maladie. *Leur usage.*

Au contraire, quand il y a des humeurs grossieres, on ne doit que rarement s'en servir, parce qu'ils font sortir ce qu'il y a de plus subtil ; & comme il ne reste que ce qu'il y a de grossier, il ne peut point être cuit & digeré. On ne doit pas encore s'en servir quand la matiere est acide, & que les pores sont serrez : car dans ce temps ils ne font qu'agiter ces parties aigres sans les faire sortir. *Contre-indication.*

Ces remedes font éviter de grandes

douleurs au malade ; on voit souvent que par leurs secours on n'est point obligé de faire l'operation de la bubonocelle, où l'on risque ordinairement la vie : c'est aussi par leurs secours qu'on évite des incisions qui feroient davantage durer la maladie.

Leur application. On les doit toûjours appliquer chauds: car la chaleur actuelle ouvre les pores, fait penetrer leurs parties actives, & leur aide à subtiliser les humeurs.

Usage des huiles. On ne doit point se servir d'huile ni d'onguens pour resoudre, à moins que ce ne soit pour empêcher la dissipation des parties volatiles de quelque autre médicament, ou que les huiles ou lés onguens n'en soient chargez ; car il est assez ordinaire que les huiles contiennent des sels volatils âcres : si ce n'est pas dans cette occasion, les medicamens onctueux bouchent les pores de la partie, & empêchent la dissipation de la matiere.

Dénombrement. Les remedes qui sont resolutifs, ont donc des parties actives, & capables de redonner de la liquidité au sang & aux humeurs, comme la menthe, le pouliot, l'origan, la calamenthe, le laurier, particulierement ses bayes, la sauge, la marjolaine, l'hyssope, le thim, la semence de *daucus*, de carvi, le tabàc, la grande fcrophulaire , l'oignon de lys, l'oignon blanc, l'huile & la graiffe de viperes, l'efprit de vin , l'eau de la Reine d'Hongrie , l'efprit de vin camphré , le fouphre , le baume de fouphre , l'urine, l'efprit d'urine , l'eau d'arquebufade, huile de terebenthine , & de gomme ammoniac , l'emplâtre carminative de *Silvius* , &c. les gommes ammoniac, *elemi*, *galbanum*, *bdellium*, &c. Paracelfe louë beaucoup la décoction de fouphre avec l'urine ; & l'on peut dire qu'il a raifon , puifque l'un & l'autre font capables de détruire les aigres , & de redonner de la liquidité aux liqueurs: par la même raifon l'on fe peut fervir de fuc d'écreviffes appliqué chaud , de lexive de cendres de farment , d'eau ou feule ou mêlée au fucre de faturne , particulierement dans les tumeurs érefipellateufes , où il faut plus adoucir que diffiper.

Il y en a qui ont des parties groffieres, mais qui abforbant les acides , & divifant les fouphres qui empêchoient la diffipation, font refoudre , comme le mercure & l'huile de tartre.

TABLE
DES RESOLUTIFS.

LA *menthe.*
Calamenthe.
Origan.
Pouliot.
Sauge.
Marjolaine. — *en fomentations, linimens, huiles.*
Hyssope.
Bayes de laurier.
Semence de daucus.
De carvi.
Tabac. — *onguens & cataplasmes.*
Grande scrophulaire.
L'oignon de lys.
L'oignon b'anc.
La graisse de vipere.
L'urine.
Le mercure.
Le souphre.
La lexive de cendre de sarmant.
L'eau de chaux. — *en emplâtre & onguens.*
La gomme ammoniac.
La gomme élemi.

) Galbanum.
Я Bdellium, *&c.*
ι *L. de vigo avec le mercure.*
ι *L'emplâtre carminative de* Silvius.
ι *L'emplâtre diaphoretique.*
ι *L'emplâtre de nicotiane.*
ι *L'emplâtre de ciguë.*
ι *L'onguent martiatum.*
ι *L'huile de laurier.*
ι *L'huile de vers, &c.*

CHIMIQUES.

ι *Eau-de-vie.*
ι *De la Reine d'Hongrie.*
ι *Esprit de vin.*
ι *Esprit de vin camphré.*
ι *Le baume de souphre.*
ι *L'huile de terebenthine.*
ι *De gomme ammoniac.*
ι *Sel de tartre.*
ι *Esprit d'urine.*
ι *Eau d'arquebusade de la description de Monsieur Lemery.*

Cataplasme pour resoudre les fluxions.

Prenez oignons de lys, faites-les cuire sous la cendre, ôtez les premieres feüilles, pilez-les, & les appliquez :

quelquefois ils refoudent, quelquefois ils font venir à fupuration, fuivant que la matiere eft fubtile.

Emplâtre pour les loupes qui fe peuvent guerir fans fupuration.

Prenez deux onces de gomme ammoniac, faites-la diffoudre dans fuffifante quantité de vinaigre, ajoûtez-y une once & demie d'antimoine reduit en poudre trés-fubtile, & faites une emplâtre fuivant l'art : cette emplâtre n'agit pas d'abord, elle fait quelquefois élever des puftules, & tire quelques eaux, enfuite l'on voit tout d'un coup la loupe difparoître.

AUTRE.

Prenez l'emplâtre de mucillages, que vous malaxerez avec du mercure éteint avec la falive autant qu'elle en pourra contenir, vous en ferez une emplâtre qu'on tiendra un mois fur la loupe, en la rafraîchiffant tous les jours.

Liniment pour frotter les parties paralyfées, ou pour faire tranfpirer les humeurs qui caufent un rhumatifme.

Prenez de l'efprit de vin & d'urine,

de chacun une once, de l'huile de laurier & de vers, de chacune une once & demie, agitez bien le tout, & en huilez la partie fur laquelle on mettra une veffie de cochon, & deffus des linges tréschauds.

Les huiles font mifes pour empêcher la diffipation des parties fpiritueufes. L'on applique à froid pour la même raifon. L'on fe fert de la veffie, parce qu'elle empêche que les linges ne s'imbibent de toute la liqueur. Enfin l'on applique des linges chauds pour aider la penetration des parties volatiles.

CHAPITRE IV.

Des maturatifs & émoliens.

Quoyque les refolutifs n'agiffent qu'en attenuant les humeurs, cependant l'on veut fouvent attenuer ce qu'on ne veut pas refoudre.

Difference des attenuâs & des refolutifs.

Quand les humeurs font trop groffieres, il eft fouvent bon de fubtilifer les matieres, non pas avec des refolutifs : car fi à mefure qu'on fubtilife quelque partie de matiere, on la faifoit échapper, il ne refteroit à la fin qu'une matiere dure,

Action des maturatifs.

dont on auroit peut-être de la peine à venir à bout. Il faut donc que les medicamens dont nous allons parler, retiennent les parties subtiles, & qu'ainsi ils fassent fermenter & diviser les parties grossieres. Il est même bon qu'ils fournissent quelques sels volatils pour aider à diviser les matieres grossieres. Aprés l'action de ces remedes, si les humeurs se trouvent assez subtiles pour penetrer les pores de la peau, ou pour rentrer dans les vaisseaux, elles se reloadent d'elles-mêmes : si au contraire elles sont trop grossieres, elles rompent par leur fermentation le tissu de la peau, & sortent en forme de pus.

Dénombrement.
On doit mettre au nombre de ces remedes, l'ail, l'oignon blanc & l'oignon de lys cuits sous la cendre, les cataplasmes avec les quatre farines, le levain avec le vieil-oing de porc, l'huile de lys, l'onguent *martiatum*, l'huile de laurier, de vers, la gomme ammoniac, le *galbanum*, *bdellium*, styrax, & presque toutes les gommes, le *diachilum* avec les gommes : enfin toutes les emplâtres où entre le mercure, l'emplâtre de savon, l'encens, le pain d'épice, & le levain en cataplasme, l'oseille cuite avec le beurre ou le vieil-oint, &c.

Quand la tumeur est d'une maniere à venir ouememe à supuration, le lait où l'on a fait boüillir du savon de Venise, est d'un grand secours étant appliqué avec des linges; il amoindrit la douleur, dissipe les aigres, & fait percer l'abscez.

Si par hazard la matiere de la tumeur commençoit déja à s'endurcir, on peut se servir des remedes que nous avons nommez cy-dessus, parce qu'ils amolissent en retenant les parties subtiles. Il faut seulement prendre garde de mettre beaucoup d'huile & d'humidité dans les cataplasmes, tant afin de relâcher les fibres de la partie, qu'afin de faire penetrer quelque peu d'humidité huileuse, qui détrempe les humeurs qui étoient comme à sec. Dans les cataplasmes, on peut mêler la guimauve, la mauve, la mercuriale, la branche urcine, la semence de fœnugrec, & beaucoup d'huile.

Précaution.

TABLE

DES MATURATIFS
& émoliens.

L'Oignon de lys,
De squile,
L'oignon blanc,
Les quatre farines,
Le vieil-oing,
L'huile de lys,
Le martiatum,
Le supuratif,
L'huile de laurier,
De vers. } ou seuls ou en cataplasmes.

Les gommes, particulierement l'am m niac.
L'emplâtre diachilum avec les gom m.
Le vieillard.
Le pain d'épice.
Le levain.
Fiente d'animaux, & particulierement d'homme.

FORMULES.

*Pour faire bien-tôt venir un froncle
ou autre tumeur à maturité.*

Prenez vieil-oing & levain, de chacun
parties égales, mêlez-les, & les appliquez sur la partie malade.

CHAPITRE V.

Des supuratifs.

LES supuratifs sont des medicamens, qui s'appliquant aux pores des playes & des ulceres, y retiennent les humeurs, jusqu'à ce que par leur séjour en fermentant, elles se soient changées en un pus.

Ils sont tous composez de parties huileuses & embarrassantes, afin de boucher exactement les pores des parties vulnerées & ulcerées. On s'en sert avec raison dans les ulceres, parce que par leurs parties embarrassantes, ils se lient aux humeurs âcres ou acides, & les empêchent de corroder la parrie. Ils empêchent encore les parties subtiles

de se dissiper, & par là ils font détacher
des humeurs gluantes qui demeureroient
aux pores de l'ulcere.

Contre-
indica-
tion.

Mais on a tort de s'en servir dans les
playes simples, puisque n'y ayant point
de corps étranger, il ne faut que réünir : s'il y avoit des duretez, quelque
morceau de fer, &c. on pourroit esperer que la supuration les emporteroit ;
mais dans une playe simple, quand on
en a ôté le sang caillé en les lavant,
on en doit rapprocher les levres, & laisser agir la nature. Si l'on craint que l'air
ne penetre, on peut user de quelque
baume qui détruise l'action des parties
corrosives de l'air, comme nous dirons
en parlant des vulneraires.

Dénom-
brement.

On fait un onguent avec la poix,
l'huile & la graisse, qu'on appelle supuratif. On s'en sert avec succez dans les
ulceres où il est besoin de supuration,
dans les abscez nouvellement ouverts,
&c. on se sert aussi de digestif avec la
terebenthine, le jaune d'œuf, & quelques huiles. On fait dissoudre le *diachi-*
lum avec les gommes dans l'huile de lys ;
l'on se sert d'onguent d'*althea*, &c. Enfin
on prend des remedes graisseux & huileux, capables d'arrêter & d'embarrasser
les humeurs corrosives des ulceres. Mais

sur

sur tout l'on estime le baume de souphre terebenthiné, le baume de Perou
dissous avec le jaune d'œuf & le miel,
parce qu'ils mondifient en faisant supurer.

TABLE

DES SUPURATIFS.

LEs gommes dissoutes avec huiles.
Les resines dissoutes avec huiles ou
graißes.
Les graißes.
Les huiles.
La terebenthine.
L'huile d'œufs.
Le baume de souphre terebenthiné.
L'onguent supuratif.
Le diachilum avec les gommes dissous dans
l'huile de lys.
Les digestifs.

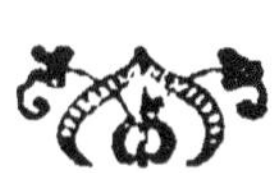

FORMULES.

Liniment ou baume d'Arceus pour les playes & ulceres où il faut faire supurer & mondifier, & particulierement pour les parties nerveuses.

Prenez une once & demie de belle terebenthine, autant de gomme elemi, deux onces de suif de bouc, & une de graisse de porc ; l'on fera fondre le tout, l'on passera par une toile, & l'on s'en servira.

Baume de souphre terebenthiné.

Prenez demi-livre d'huile de terebenthine, une once & demie de fleurs de souphre, un gros de sel de tartre, & trois onces de vin blanc ; laissez macerer le tout pendant huit jours dans un lieu chaud, ensuite faites consommer le vin au feu de sable, & separez vôtre baume par inclination. Ce baume resout, mondifie, absorbe les acides, & fait supurer. Quand l'on s'en sert pour les playes, l'on doit l'épaissir en le faisant consommer. Mais ce baume que nous avons déja décrit ailleurs, fait beaucoup mieux pour aider la fupuration fi on y ajoûte l'huile d'œuf.

CHAPITRE VI.

Des mondificatifs & détergens.

ENtre les mondificatifs & détergens, les uns ôtent feulement les humeurs acides qui pouvoient arrêter quelques autres humeurs, & empêcher ainfi la nature d'engendrer des chairs ; les autres outre cet effet mangent les chairs baveufes qui peuvent s'engendrer. Ces derniers approchent de ceux qu'on appelle cathereties ou rongeans.

Entre les plantes on compte le milpertuis, la millefeüille, l'aigremoine, la bugle, la fanicle, la petite centaurée, l'abfinthe, l'ariftoloche ronde & menuë, la gentianne, la myrrhe, l'aloës, la terebenthine & l'encens, parce que tous ces medicamens font capables d'enlever les acides qui tenoient la lymphe épaiffie : outre que par leurs fouphres ils les embarraffent, & empêchent l'air exterieur d'alterer les chairs qui reviennent.

Nature des modificatifs.

Dénombrement.

P p ij

Entre les mineraux on peut compter pour détergens, le calcitis, l'antimoine, le ver-de-gris, le vitriol. Entre les parties des animaux, le fiel & l'urine.

Entre les remedes Chimiques, l'esprit de vin, l'huile de terebenthine, le *crocus* de cuivre, l'huile d'antimoine, l'huile de camphre, l'eau phagedenique : enfin tous ces remedes n'agissent pas d'une maniere differente que les précédens, excepté qu'ils donnent davantage de mouvement, & font plus propres à absorber les chairs baveuses.

TABLE

DES DETERGENS
ou mondicatifs.

FEüilles de mille-feüille,	}	
Milpertuis,	}	en décoction,
D'aigremoine,	}	onguens, &c.
De bugle,	}	
De sanicle,	}	

D'absinthe,
De petite centaurée,
L'aristoloche ronde,
La menuë,
La myrrhe,
L'aloës,
La terebenthine,
Le sucre,
Le calcitis,
L'antimoine,
Le verdet,
L'urine,
Le fiel,
Le miel,
V. Apostolorum,
Mondificatif d'ache,
Eau de chaux,

en baumes, in-
jections, fomen-
tations, &c.

CHIMIQUES.

Huile de terebenthine.
Crocus de cuivre.
Huile d'antimoine.
Huile de camphre.
Eau Phagedenique.
Esprit de vin.

FORMULES.

Baume mondificatif.

Prenez une chopine de bonne eau-de-vie qu'on versera dans un vaisseau rempli de fleurs d'hipericum , l'on laissera le vaisseau pendant huit jours à un grand soleil , aprés l'avoir bien bouché : l'on le retirera , l'on exprimera les fleurs , & on metrra dans le suc d'autres fleurs qu'on y laissera infuser encore huit jours ; l'on ôtera le suc & l'eau-de-vie en exprimant , & l'on remettra de nouvelles fleurs qu'on laissera au feu de sable pendant 24. heures ; l'on les exprimera , & l'on gardera cette liqueur, dont on se peut servir ou seule , ou mêlées à d'autres medicamens , soit pour des injections , soit pour tremper des plumaceaux.

Baume pour mondifier les ulceres , de Madame Fouquet.

Prenez cire neuve deux onces, poix de Bourgogne deux onces , poix resine deux onces , verd-de-gris un gros, beurre frais six onces. Il faut d'abord

faire fondre la poix & la cire, & ajoûter ensuite le beurre & le verd-de-gris en
remuant.

CHAPITRE VII.

*Des corrosifs ou rongeans & causti-
ques.*

CEux qui nettoyent les ulceres en ron-
geant & corrodant les chairs baveuses qui s'y rencontrent, ne different
que du plus ou du moins des caustiques:
ils ont des parties tranchantes, qui peuvent inciser & rompre les humeurs gluantes & les chairs baveuses ; & comme
quelques-uns retiennent un peu de la
nature des sels lixivieux, ils absorbent &
détruisent les sels acides qui s'y peuvent
trouver.

On se sert des rongeans dans les
ulceres où il y a des chairs baveuses
sans duretez, particulierement de lexi-
ves de cendres de sarmens, &c. de
la poudre de sabine, de l'alun brûlé, de
l'airain brûlé, du *crocus* de cuivre, du
verdet, du précipité rouge : de l'huile
de mercure, du vitriol, du colcotar,
&c. On peut même se servir de quel-

ques puiſſans acides, comme d'eſprit de nitre, d'eau-forte & d'huile de vitriol, parce qu'en faiſant une eſcharre, leurs pointes s'émouſſent & enlevent les au-tres qui pourroient ſe rencontrer dans la partie.

Ces ſortes de medicamens produiſent donc un eſcharre legere, & quaſi imper-ceptible en touchant les pores des chairs exterieures de l'ulcere, ce qui empêche les nouveaux ſucs de s'y inſinuer; de ſor-te que cette croute exterieure tombe, ce qui fait deux bons effets.

Le premier, eſt que ces chairs baveu-ſes n'entretiennent plus des humeurs aigres ſur les chairs vives qui ſont au-deſſus; ce qui facilite la réünion des fi-bres.

Le ſecond, eſt que comme il ne ſe peut point faire de cicatrice, cepen-dant qu'il y a des chairs baveuſes, en les ôtant l'on procure la gueriſon; ajoû-tez que tous ces remedes ſont capables de corriger les levains qui ſont dans les ulceres : on ne peut pas douter de cette verité quant aux ſels lixivieux & à ceux qui approchent de leur nature, puiſ-qu'ils peuvent détruire toutes les hu-meurs aigres. L'on peut auſſi être facile-ment perſuadé que la ſabine, le verdet, l'huile l'huile de mercure, le précipité rouge, & d'autres medicamens poreux, peuvent enlever quelques aigres : mais il eſt aſſez difficile de concevoir comment l'eau-forte, l'eſprit de nitre, &c. le peuvent faire. Pour moy je croy qu'ils réüſſiſſent beaucoup mieux à changer la diſpoſition du levain des ulceres quand il eſt âcre, que quand il eſt acide : ils peuvent cependant empêcher l'action des levains acides en produiſant une eſcarre, & empêchant les autres aigres de ſe loger dans les chairs baveuſes, pour les raiſons que nous avons dites.

Action des acides.

Les cauſtiques ſont nommez eſcarrotiques, parce qu'ils font des eſcarres ; ils conviennent parfaitement bien aux ulceres où il y a des bords calleux, & aux abſcez qui ne ſont pas tout à-fait meurs, & qu'on veut ouvrir. Ils conviennent aux bords calleux, parce qu'ils emportent la dureté avec l'eſcarre, & parce qu'ils fondent & diſſoudent les humeurs coagulées par les acides ; ils conviennent auſſi aux abſcez qui ne ſont pas tout à-fait meurs, parce qu'ils les font meurir, tant par le ſecours du ſang & des eſprits qu'ils y attirent, que par leurs ſels qu'ils y mêlent. On met en leur rang la chaux vive, la pierre à cau-

Eſcarrotiques.

tere, la pierre infernale, le sublimé corrosif, l'huile d'arsenic caustique, le beurre d'antimoine, &c.

Cautere. L'on doute si les cauteres n'ont point
d'autres usages : quelques Medecins en
font appliquer pour détourner les fluxions, pour purifier la masse du sang,
& enfin pour faire écouler, disent-ils,
les humilitez du cerveau. Nous avons
des observations fameuses de personnes garenties de fluxions sur les yeux,
en portant un cautere au bras ou à la
nuque du col. Mais d'un autre côté
l'Anatomie & la Physique nous appren-
nent que le cerveau ne peut point se
décharger par là ; tout ce qu'on peut
raisonnablement croire ; est que la masse
du sang se décharge par les ouvertures
du cautere d'un levain qui se filtroit auparavant dans les glandes des yeux, &
y causoit des fluxions, ou restant dans
la masse du sang la faisoit fermenter,
ou y causoit quelqu'autre desordre.
Mais comment ce levain peut-il se filtrer par l'ouverture du cautere ? Le
sang qui y aborde est-il different de celuy qui aborde dans toutes les parties ?
A cela l'on peut répondre que le cautere ayant été produit par un medicament qui a fait differens petits trous

à la peau & aux chairs, il ne faut pas s'étonner s'il ne se sepate de la masse du sang que des particules qui peuvent passer par ces trous, & qui sont par conséquent à peu prés de figure semblable à celles du caustique, c'est-à-dire, âcres & tranchantes, par conséquent capables de causer bien des desordres en restant dans le sang, ou en se separant par d'autres parties.

TABLE

DES CORROSIFS.

S Abine en poudre.
  Alun brûlé.
Vinaigre.
Sel marin.
Chaux vive.
Orpiment.
Arsenic.
Airain brûlé.
V. Ægyptiac.

CHIMIQUES.

Crocus de cuivre ou airain purifié &
calciné.
Précipité rouge.
Huile de mercure.
Sublimé corrosif.
Esprit de vitriol.
Aigre de souphre.
Cristaux de lune.
Cristaux de Venus.

DES CAUSTIQUES.

Arsenic caustique.
Huile glaciale d'antimoine.
Eau-forte.
Esprit de nitre.
Chaux vive.
Pierre à cautere.
Huile caustique de camphre.
Cristaux de lune.

FORMULES.

Eau verte pour produire des escarres
legeres.

Prenez un gros de verdet, demi-on‑
ce d'alun, du vitriol & du minium de
chacun un gros; faites cuire le tout en

quatre onces de vin blanc & demi-once
d'eau-de-vie ; l'on la laisse reposer pour
s'en servir : elle sert particulierement aux
ulceres de la gorge en les touchant legerement avec un petit coton.

Pierre infernale.

Prenez une quantité d'argent qu'on
fera dissoudre avec trois fois autant d'esprit
de nitre ; faites évaporer les-deux tiers de
l'humidité aprés avoir posé vôtre matras
au feu de sable, versez ce qui reste tout
chaud dans un grand creuset d'Allemagne ; donnez d'abord un petit feu ; quand
la matiere ne se rarefie plus, donnez-
en un plus grand ; quand elle est en
huile vous la verserez dans une lingo-
tiere un peu graissée. Cette pierre produit de petites escarres & peu profondes ;
mais elle agit sur le champ, & aide à
former une cicatrice ; l'on doit la garder
dans un vaisseau bien bouché , parce
qu'elle se fond à l'air.

Cauteres qui ne se fondent point à l'air.

Prenez chaux vive & savon, raclez
parties égales, formez des globules qu'il
faut humecter, avant de s'en servir.

CHAPITRE VIII.

Des Incarnatifs.

LEs medicamens qui font revenir les chairs font appellez farcotiques. On peut cependant dire qu'il n'y a aucun remede qui puisse engendrer la chair, il suffit que le sang circule doucement dans les fibres de la playe ou de l'ulcere, & que quelques parties s'y accrochent : ainsi tous les remedes que nous donnerons pour engendrer les chairs, seront seulement capables d'entretenir la circulation dans la partie, (sans faire fermenter ou rarefier le sang) d'absorber les acides qui pourroient tenir le sang coagulé, d'empêcher l'air de penetrer, parce que par ses parties corrosives il peut détruire le tissu des parties ; & enfin de retenir quelques particules du baume naturel qui se pourroient dissiper.

Pour remplir toutes ces indications, on se sert de medicamens remplis d'alkalis temperez par des huiles, ou d'acides volatils, incorporez dans une grande quantité d'huile & de terre ; c'est pourquoy tous les vulneraires &

toutes les refines font incarnatives : on
fe fert entr'autres avec fuccez de millepertuis, de grande confoude, de bugle,
de fanicle, d'aigremoine, d'aloës, de
myrrhe, de farcocole, de terebenthine,
d'encens, de farine de fœnugrec, d'o-
robe, de lupins, de froment, &c. car
tous ces medicamens font feulement capables d'enlever quelques acides legers,
& d'empêcher l'action de l'aigre par
leurs parties rameufes & embarraffantes.

Dénom-
brement.

L'on doit toûjours fe fouvenir que le
principal obftacle à la generation des
chairs vient de l'air, ainfi lorfqu'on les
traite avec des medicamens qui n'entretiennent point des fupurations abondantes, on les doit découvrir le moins qu'on
peut, & il eft même bon d'éloigner les
penfemens autant que la propreté de la
playe ou de l'ulcere le pourra permettre.

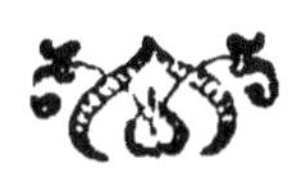

TABLE

DES INCARNATIFS.

<table>
<tr><td>A Igremoine.
Bugle.
Millepertuis.
Millefeüille.
Grande confoude.</td><td>en poudre, dé-
coction & on-
guens.</td></tr>
<tr><td>Aloës.
Myrrhe.
Sarcocole.
Encens.
Terebenthine.
Baume de Perou, &c.
V. Mondificatif d'a-
che.
Huile avec le vin.</td><td>en baumes &
onguens.</td></tr>
</table>

FORMULES.

Baume d'Espagne.

Prenez du froment entier, des racines
de chardon-benit & de valerienne bien
pilées, de chacun une once; mettez le
tout en un matras, & versez dessus chopine de vin blanc; placez vôtre matras

au feu de sable pendant douze heures
aprés l'avoir bien bouché , ensuite ajoûtez six onces d'huile de millepertuis ;
vous le remettrez au bain-marie , & le
ferez boüillir jusqu'à consommation de
tout le vin ; vous le coulerez & l'ex-
primerez ; & dans cette hûile vous ajoûterez deux onces d'encens bien pulverisé , & huit onces de terebenthine ; vous
mêlerez le tout ensemble sur un petit
feu.

Ce baume est admirable pour incarner dans les playes simples , & même
dans celles des parties nerveuses. L'on
lave la playe avec du vin froid , & l'on
applique le baume chaud.

Quand il n'est besoin que d'incarner ,
& que le sujet est bien disposé , l'on
peut dire que la guérison va bien vîte ;
ainsi l'on ne doit point s'étonner de
voir des Charlatans qui guérissent des
coups d'épée *en pensant du secret*, en vingt-
quatre heures : car il est certain que quand
il n'y a point de grands vaisseaux coupez , que la playe est simple , en un
mot qu'il n'y a que des chairs à reprendre , cela est bien-tôt fait. Je ne nie
pas que le succement qu'ils font , n'ôte le
sang caillé , & que l'huile qu'ils souflent
dans la playe y penetrant , n'empêche

l'air de s'y glisser : la salive peut même contribuer à la guerison. Nous voyons plusieurs animaux qui se guerissent de leurs playes en se léchant. Les paroles & les croix sont des singeries qui ne peuvent servir qu'à en imposer au peuple : l'on peut seulement remarquer en passant, que ce secret est d'un trés-petit usage dans les playes composées, & que le baume d'Espagne dans de bons sujets , guerit les playes simples en 24. heures.

CHAPITRE IX.

Des Vulneraires.

Diffe-rence des vulnerai-res & des incarna-tifs. QUoyque les incarnatifs & les vulneraires semblent être la même chose , ils sont cependant differens, puisqu'il y a des playes où il n'est pas besoin d'engendrer des chairs pour les guerir. Il y a même quelquefois des ulceres dans les parties internes où les vulneraires sont d'un trés-grand secours. L'on s'en peut même servir interieurement & exterieurement pour les ulceres des parties externes, afin d'enlever & de corriger le levain qui est dans l'ulcere,

& celui que la masse du sang lui fournit.

Les vulneraires sont donc excellens dans les ulceres du poulmon, dans les gonorrhées virulentes : dans les ulceres des reins, &c. Ceux qui peuvent servir à tous ces effets, doivent être capables d'amortir les aigres de la masse du sang, & d'aider à r'engendrer un baume dans le sang qui s'y étoit perdu par les parties âcres ou acides. _{Effets des vulneraires.}

Le lait pourroit satisfaire à la seconde indication, mais comme il s'aigrit souvent, soit dans les premieres voyes, soit dans la masse du sang, il faut chercher d'autres remedes qui puissent dompter les aigres, & réparer les parties huileuses du sang.

L'on se sert avec succez de ptisannes avec la bugle, la sanicle, la pirole, la grande consoude, le lierre de terre, la scabieuse, l'*helenium*, l'*hipericum*, la veronique, l'*Achimila*, la petite centaurée, le plantain, & sur tout le bois & les bayes de geniévre, soit qu'on en fasse des ptisannes ou un extrait, comme on peut faire d'un rob de veronique & d'autres plantes. Elles sont toutes trés-capables d'adoucir le sang par leurs souphres. Mais si l'on veut parfaitement bien détruire les levains de l'ulcere, _{Dénombremét.}

l'on mêle, foit dans les potions, foit dans quelque électuaire, avec ces plantes, le diaphoretique mineral & les yeux d'écreviffes broyez & préparez.

Précaution. Quand l'on ne craint pas de rarefier le fang, & que les ulceres font exterieurs, l'on ajoûte aux ptifannes & aux potions vulneraires, la fabine qui eft trés-capable par fes parties âcres & volatiles, de détruire les levains acides des ulceres : mais il le faut faire avec cette précaution, qu'on la doit mêler avec quatre fois autant d'autres plantes, & y ajoûter toûjours les yeux d'écreviffes ou le bezouard mineral.

Mêlange. Les ptifannes fudorifiques avec le gayac, l'efquine, la falfe-pareille, &c. peuvent détruire les levains qui entretiennent un ulcere, particulierement s'il y a quelque chofe de verolique ou de fcorbutique ; & dans le dernier cas, l'on peut mêler les antifcorbutiques.

Vulneraires balfamiques. La terebenthine, le baume de Perou font encore de grands vulneraires interieurement & exterieurement. Par leurs parties balfamiques ils donnent de la confiftance au fang, & par leurs parties volatiles ils ouvrent les pores & procurent la fortie des excremens.

Par là l'on peut conclure que l'eau

d'arquebufade, qui n'eft qu'une diftillation de plantes vulneraires avec le vin blanc, ne peut faire que de trés-bons effets, foit exterieurement, foit inteeurement.

L'eau pour la gonorrhée de Quercetan ne peut auffi faire que de trés-bons effets pour la même raifon, foit pour la gonorrhée, foit pour les ulceres des reins, &c.

Le baume de fouphre terebenthiné eft encore d'un grand fecours pour les ulceres internes, depuis fix gouttes jufqu'à douze en quelque liqueur, & exterieurement quand on l'a épaiffi en forme d'onguent; mais comme le baume de fouphre peut remuer le fang, il eft bon d'y mêler le fucre de Saturne, qui de lui-même eft déja un grand remede dans les ulceres des parties internes : auffibien que l'antihectique de Poterius, le nitre antimonié, & l'extrait narcotique de vitriol.

L'on doit encore compter pour un volatils. grand remede l'efprit rectifié de fang humain; il ôte du fang tous les acides, & luy redonne fa premiere conftitution; l'on peut voir là-deffus les obfervations de *Borelli*; & *M. Boyle* dans fa Philofophie experimentale le louë, particulie-

rement pour la phtifie. Monfieur le *Fèvre*
recommande le lait de fouphre digeré
en l'efprit de corne de cerf. Le lait ou
magiftere de fouphre fe fait, comme nous
avons dit, en prenant trois fois autant de
fel de tartre que de fleurs de fouphre,
l'on verfe deffus douze fois autant d'eau
que de fel, l'on fait boüillir le tout :
quand le fouphre eft diffout, que la liqueur eft rouge, l'on la fait filtrer, &
apiés on y jette quelques gouttes d'aigre de fouphre : il vient au fond une poudre blanche qu'on lave & qu'on garde ;
elle eft bonne pour les ulceres, particulierement du poulmon, depuis fix grains
jufqu'a feize.

Je ne dois pas oublier icy un grand
remede pour les ulceres ; tant internes
qu'externes, particulierement pour les
reins. Ce remede eft l'eau de chaux qu'on
en tire en la faifant éteindre en l'eau
commune, la laiffant repofer & la verfant par inclination.

L'on peut enfuite verfer de nouvelle
eau fur la chaux éteinte. Ces eaux fe
font chargées des fels volatils & defficatifs renfermez dans la chaux, & font
par confequent trés-capables de détruire
les levains aigres des ulceres internes &
externes.

Tout le monde fçait que l'eau de chaux exterieurement, ou feule, ou mê-lée au fublimé pour faire l'eau phage-denique, eft un des meilleurs remedes qu'on puiffe employer dans les ulceres, dartres, gangrennes, &c.

Pour s'en fervir interieurement, il faut la mêler avec une ptifanne vulne-raire & pectorale, ou fudorifique, fui-vant les indications ; mais la maniere dont elle réüffit le mieux eft mêlée au lait : elle empêche la coagulation, & fait que fes parties balfamiques peuvent adoucir la maffe du fang : elle fait quelquefois du bien dans la phtifie, crachement de fang ; elle réüffit bien plus fouvent dans les urines fanglantes : elle fait peu de chofe dans les gonor-rhées ; mais elle ne fait jamais de mal. Elle doit le prendre le matin à jeun & le foir.

L'on peut auffi faire des teintures ne-phretiques, pour les ulceres des reins & la gravelle.

Scrodere tire un efprit de la chaux ; aprés l'avoir arrofée d'efpit de vin, qu'il pretend être admirable pour les graveleux.

Je ne dois pas encore paffer fous fi-lence un baume Indien qu'on appelle

Copaiba, qu'on prétend admirable pour
les gonorrhées & toutes fortes de playes
recentes, qu'on prétend qu'il guérit en
vingt-quatre heures.

Poudre de fympathie.
Je finis ce Chapitre par la poudre de
fympathie, qui n'eft qu'une calcination
de vitriol au Soleil; l'experience feule
peut prouver fi tout ce qu'on en rapporte eft veritable : La raifon montre
bien, qu'appliquée, ou diffoute en quelque liqueur, elle ne peut faire que de
trés-bons effets ; mais pour fçavoir fi
en trempant un linge enfanglanté dans
cette eau, ou l'arrofant de cette poudre,
on peut guérir un malade éloigné; c'eft
ce que la raifon ne fait point voir,
& ce qu'on aura bien de la peine à fe
perfuader.

TABLE.

Plantain,
Renoüée,
Equifetum,
Pimpinelle,
Bugle,
Sanicle,
Grande confoude,

Lierre

1 *Lierre de terre*,
2 *Scabieuse*,
3 *Veronique*,
Helenium,
Hypericum,
Alchimila,
Petite centaurée,
Genièvre,
Sabine,
Yeux d'écrevisses,
Coraux,
Terebenthine,
Baume de Perou,
Eau de chaux, } *en ptisannes & décoction.*

Boüillons aux écrevisses.
Baume Cobaipa, *cinq ou six grains dans quelque liqueur appropriée.*
Poudre de sympathie,

CHIMIQUES.

Eau d'arquebusade.
Eau pour la gonorrhée de Quercetan.
Antihectique de Poterius.
Bezoüard mineral.
Antimoine diaphoretique.
Baume de souphre, depuis six gouttes jusqu'à douze en quelque liqueur.
Magistere de souphre, depuis six grains jusqu'à seize.

Tome II.   R r

Susre de saturne, depuis un grain jusqu'à quatre

Esprit rectifié de sang humain, depuis huit grains jusqu'à trente.

Esprit de chaux, depuis demi-gros jusqu'à deux gros dans un verre de liqueur.

FORMULES.

Je tire l'esprit de chaux avec l'esprit de vin, & je les laisse mêlez ensemble pour les donner dans les ulceres interieurs, parce que l'esprit de vin mêlé à l'eau est un grand vulneraire exterieurement & interieurement : Si l'on s'en vouloit servir contre la pierre, il faudroit brûler l'esprit de vin ; & l'esprit de chaux qui resteroit, se donneroit en moindre quantité.

Mais comme l'esprit de vin est un dissolvant trés-foible, si l'on considere les principes de la chaux, il est bon de l'avoir aiguisé avec quelques gouttes d'esprit de sel qui paroît par plusieurs experiences, le veritable dissolvant de cette calcination minerale.

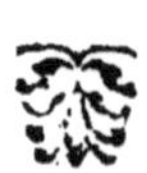

Eau de Quercetan contre la gonorrhée.

Prenez de la poudre de menthe, de *di-ctam*, de racine d'iris de Florence, de chacun une once, de la femence d'*agnus caftus*, de rhuë, de laituë de chacune fix gros, de la terebenthine de Venife quatre onces, & vingt onces de vin blanc; l'on met le tout dans un alembic & on le fait diftiler au bain de vapeur : l'on donne deux cuillerées de cette eau le matin à jeun aprés avoir purgé ; elle eft excellente pour la gonorrhée, & pour les ulceres des reins & des autres parties : l'on en peut même faire des injections.

Teinture vulneraire.

Prenez parties égales de vitriol de mars & de fucre de faturne, mettez-les dans un matras qu'on fermera en y en adaptant un autre, aprés avoir mis de l'efprit de vin jufqu'à la hauteur d'un doigt; laiffez le tout circuler à une chaleur trés-douce pendant huit jours; verfez la teinture, qui fe donne jufqu'à demi-gros dans une liqueur appropriée

dans la phtiſie & tous les ulceres interieurs.

Savon vulneraire.

Prenez une once d'huile de terebenthine, & deux gros de ſel fixe de tartre ; laiſſez le tout en digeſtion, & ajoûtez ſur la fin un gros de ſel volatil de
ſuccin, un gros de diaphoretique mineral, & du tout en faire une maſſe, dont
on donnera un gros le matin dans les
ulceres interieurs.

CHAPITRE X.

Des Cicatriſans.

Forma-
tion de
la cica-
trice.

QUand les chairs ſont revenuës, la
nature les couvre en faiſant rejoin-
dre les parties de la peau qui étoient ſe-
parées ; & cela ſe fait par le ſuc qui circule dans les fibres, & qui s'aglutine
vers l'endroit de leur extrêmité, qui eſt
rompu ; mais ſouvent il s'y mêle des
humiditez aigres qu'on doit abſorber,
parce que ſans cela elles romproient le
tiſſu de la cicatrice qui commence à ſe
former.

On ne doit pas cependant se servir des sarcotiques, parce que la plûpart étant visqueux, ils se mêleroient au suc de la peau ; & si l'on s'en sert, on experimente souvent que la cicatrice ne se forme pas si-tôt.

Cicatrisans differens des incarnatifs.

On ne doit pas aussi se servir des remedes cicatrisans quand les chairs ne sont pas revenuës, parce qu'ils absorberoient les parties du sang qui doivent servir à augmenter les fibres des chairs.

On compte entre les remedes qui forment les cicatrices, l'airain brûlé, la ceruse, le baume de saturne, l'aloës, le *malicorium*, les balauftes, le plomb brûlé, la litarge, la pierre calaminaire, les coraux, le bol armen, la cendre de papier, de tabac, & une infinité d'autres, dont les Auteurs sont remplis. Cependant l'airain brûlé, l'antimoine brûlé, la chaux vive, l'alun brûlé, le colcotar & plusieurs autres, sont veritablement des corrosifs ; & ils ne deviennent cicatrisans qu'aprés avoir été bien lavez & incorporez en quelque pomade ou onguent.

Dénombrement.

Il arrive cependant assez souvent que la cicatrice se fait plus facilement aprés l'usage des corrosifs ou des caustiques, soit qu'ils ayent plus puissamment ab-

sorbé les aigres, ou qu'ils ayent détruit
les chàirs baveuses qui s'opposoient à la
formation de la cicatrice.

TABLE

DES CICATRISANS.

L*A cendre de pa-*
     pier,
De tabac,
Bol armen ,
Le plomb brûlé ,
L'airain brûlé ,
La litarge ,
La ceruse ,
Pierre hematite ,
La pierre calaminaire,
Le malicorium,
Myrrhe,
Les balaustes ,
Les coraux , &c.
V. album *rasis, &c.*
Pompholix ,

       par eux-mêmes
      ou en onguens.

Onguent noir de Madame Fouquet.

Prenez de l'huile d'olive sept livres,

charpie deux livres, ceruse pulverisée une livre, litarge d'or demi-livre, cire neuve demi-livre, myrrhe pulverisée une livre, aloës pulverisé deux onces & demie, faites l'emplâtre suivant l'art.

CHAPITRE XI.

Des Vessicatoires.

NOus appellons un medicament vessicatoire, quand étant appliqué sur la peau, il en rompt le tissu, en y excitant des vessies remplies d'eau.

Vessicatoires.

Ces medicamens sont d'ordinaire fort âcres, & ont des parties en un mouvement trés-rapide : c'est pourquoy elles font séparer la cuticule d'avec la peau, & elles rompent la tissure des vaisseaux lymphatiques.

On peut demander la raison pourquoy ces vessies ne contiennent que de l'eau sans aucun sang, & il me semble qu'on doit répondre, que ces remedes approchant de la nature des caustiques, font une escarre legere, qui bouche les trous par où le sang pourroit passer ; mais comme les serositez sont bien plus fluides, elles se filtrent au

Explication.

travers de l'escarre, & ne pouvant penetrer la cuticule, elles se separent de la
peau, & y font des vessies.

Nous avons expliqué en parlant des
medicamens âcres, en quoy cette action
consistoit, & ce qui faisoit la difference
des caustiques & des vessicatoires ; ainsi
nous n'en dirons rien icy.

Leur usage. On se sert de ces remedes dans l'hydropisie, la cachexie, quelques paralysies, parce que ces maladies consistant
en des humiditez trop abondantes, on
les guerit, ou du moins on les soulage
en diminuant leur cause. On s'en peut
encore servir en des tumeurs œdema-
teuses, par la même raison. On les applique sur la tête dans les grandes douleurs, dans la letargie, l'apoplexie,
dans les fiévres malignes, &c. Premierement, les cephalées inveterées qui
viennent des sels acides font diminuées
par les sels acides. Secondement, elles
peuvent soulager en faisant évacuer quelques serositez aigres. Dans la letargie
& dans l'apoplexie on s'en sert : premierement, pour irriter & redonner
du sentiment en ébranlant les nerfs. Secondement, en les délivrant d'une partie des humiditez étrangeres qui les
abreuvent.

On

On se sert des vesicatoires dans la goutte, comme nous avons déja dit, tant
afin d'amortir la douleur & les sels acides, qu'afin de faire évacuer quelques
serosirez piquantes ; & dans les fiévres
malignes, tant afin d'amortir par leurs
sels volatils les levains qui les causent,
qu'afin de rendre les pores des chairs plus
capables de séparer les levains malins de
la masse du sang. C'est pourquoy l'on
voit souvent que les ulceres & la gangrene qui arrivent dans les fiévres malignes, les guérissent en rendant les chairs
capables de separer le levain malin qui
est dans le sang.

On peut faire differentes façons de
vesicatoires. L'on applique sur la peau
le feu ; il fait des vessies dont il sort de
l'eau : ou le savon noir avec le sel commun, ou les titimales, la moutarde, la
renoncule âcre, ou enfin les cantharides dans le levain, ou dans la pulpe de
figues. On peut encore mettre l'euforbe, le passerage, le pyrethre & l'ellebore ; mais celuy qui produit cet effet
préférablement à tous les autres, est
l'emplâtre de cantharides, ou les autres
mélanges où ces mouches entrent : elles contiennent un sel âcre qui déchire
les membranes & fait puissamment fer-

Diffe-
rence des
vesica-
toires.

Précaution.

menter la ſeroſité du ſang ; mais on doit
prendre garde qu'elles n'enflamment la
veſſie en fermentant avec l'urine, & en
déchirant ſes membranes : car l'on a remarqué que le ſel qu'elles contiennent
étant beaucoup plus propre à fermenter
avec la ſeroſité du ſang, qu'avec les autres liqueurs du corps, il pouvoit cauſer
de grands deſordres dans les paſſages de
l'urine, quoiqu'elles ne ſoient appliquez
qu'exterieurement, parce que l'urine n'eſt
que cette même ſeroſité du ſang qui fermente par le ſel des cantharides ; de
ſorte qu'on mêle dans les emplâtres la
ſemence d'*ameos*, qui au rapport de *Ri-*
viere, a la vertu d'empêcher que les cantharides ne nuiſent à la veſſie. L'on fait
beaucoup mieux d'y mêler quelques gouttes d'huile d'anis ; mais enfin on doit
peu craindre les deſordres de la veſſie
qui ſuivent l'application exterieure des
cantharides, parce qu'en ôtant l'emplâtre ces deſordres ont coûtume de finir.

TABLE
DES VESSICATOIRES.

LE savon noir.
Le sel.
La moutarde.
La renoncule âcre.
Les titimales.
L'euforbe.
Le passerage.
Les cantharides.
Emplâtre de cantharides.

FORMULES.

Emplâtre vessicatoire.

Prenez du levain, & jettez dessus des cantharides pulverisez, appliquez cette emplâtre sur la partie où vous voulez exciter des vessies.

Emplatre de cantharides corrigé.

Prenez deux onces de gomme élemi, & une once de terebenthine : l'on les

fera fondre doucement, & l'on ajoûtera
une demi-once de cantharides, & autant
de femence d'*amcos*, le tout fubtilement
pulverifé & mélé enfemble.

CHAPITRE XII.

Des remedes à la brûlure.

APrés avoir parlé des remedes contre les playes fimples & les ulceres,
il me femble qu'il n'eft pas hors de propos
d'examiner ceux dont on fe fert pour les
brûlures, & qui remedient aux veffies
que le feu a excité dans la peau.

On reconnoît deux fortes de ces remedes ; les uns font huileux, embarraffans & groffiers ; les autres volatils & fpi-
ritueux.

Incontinént que la brûlure vient d'ê-
tre faite, on doit tâcher d'embarraffer
les corpufcules de feu, & empêcher leur
action : c'eft pourquoy on fe fert d'huiles, de farines, de graiffes, d'oignons
pilez, d'amidon, & de tous les remedes qui abondant en fouphres groffiers,
peuvent embarraffer & empêcher l'a-
ction des corpufcules du feu qui font
entrez dans la partie.

Diffe-
rences
des me-
dica-
mens
contre la
brûlure.

Ufage
des pre-
miers.

S'il y a long-temps qu'on s'est brûlé,
les remedes que nous venons de propo-
ser ne sont pas assez subtiles pour s'insinuer par tout où les parties de feu ont
pû se fourrer : c'est pourquoy on les applique chauds, on y mêle l'esprit de vin
& d'autres souphres volatils ; car en ouvrant les pores, ils peuvent procurer la
sortie aux parties du feu, & embarrasser
ce qui reste dans la partie.

Le vin est un remede pour les brûlures
faites par les huiles boüillantes, parce
que par ses souphres volatils il dégage
les parties de feu, & leur donne issuë :
il ne leur donne cependant pas du mouvement comme feroit l'esprit de vin.

L'on peut même dire qu'il y a des re- Autres.
medes qui sont propres à la brûlûre,
parce qu'ils ont des pores disposez à recevoir les parties de feu ; ainsi l'on se
sert avec succez de l'eau de chaux, particulierement si elle est mêlée à quelque
huile : de la cendre de sarment de vigne
avec l'huile rosat.

Il ne s'agit pas seulement de remedier
& de guérir la brûlure, l'on doit aussi
amoindrir les simptomes. L'on se sert
avec succez de farine d'orge battuë avec
un œuf & un peu de sel, afin d'empêcher les bouteilles & les élevûres ; les

olives blanches & noires font le même
effet quand elles font pilées & appliquées. Quand on veut empêcher la cicatrice de paroître, on fe fert avec fuccez de racines de cyclamen pilées avec
la joubarde : mais le fimptôme le plus
ordinaire des brûlures étant la douleur,
on fe fert avec fuccez des anodins. C'eſt
pourquoy les huiles, la crême de lait,
l'huile d'œufs, l'encens, les feüilles de
mauve, le lard fondu, & reçû dans
l'eau rofe, les mucillages de coings, &c.
qui font tous anodins, font d'un trés-
grand fecours pour les brûlures.

TABLE

DES REMEDES
à la brûlure.

LEs quatre farines,	}	en onguens, ca-
Graiffes,		taplafmes, li-
L'amidon,		nimens.
La feconde écorce de		
fureau,		
L'oignon commun,		
L'oignon de lys,		

L'eau de chaux.
L'huile de noix.
L'huile d'amandes douces.
L'huile de lys.
L'eau-de-vie.
Sain-doux.
L'esprit de vin.
Fiente de cheval.
Le vin.
L'onguent populeum.
Le sempervivum *ou joubarde.*
Les racines de cyclamen.
Le plantain.
La bette.
La cendre de sarment avec de l'huile
.rosat.
Les farines de froment , d'orge , &c.
Les anodins.

FORMULES.

Onguent pour les brûlures.

Prenez de la cire neuve demi-once,
faites fondre, ajoûtez trois onces d'huile d'olives , & demi-once de seconde
écorce de sureau ; faites un onguent.

S ſ iiij

Liniment pour les brûlures.

Agitez une once d'eau de chaux & deux d'huile de lin jufqu'à ce qu'elles foient réduites en une efpece de nutritum, ajoûtez un gros de fucre de faturne, & en faites un liniment.

Onguent de Joh Heurnius.

Prenez des navets ronds bien pilez, de l'huile d'olives, du beurre falé, & de la cire jaune, de chacun parties égales ; faites un onguent.

Il eft admirable pour toutes les brûlures, particulierement pour ceux qui font bleffez avec la poudre à canon ; & ce qu'il y a d'admirable, c'eft qu'il ne laiffe point de cicatrice.

CHAPITRE XIII.

Des remedes contre la carie, & pour engendrer des calus. •

La carie entretient les ulceres.

IL arrive fouvent que les ulceres ne fe guériffent pas, parce qu'un os carié fournit continuellement des parties

âcres qui divifent les chairs. Il faut donc
faire expholier cet os carié, afin qu'il
tombe & qu'il ne ferve plus, pour ainfi
parler, de nid aux acides ; & qu'ainfi
l'ulcere fe puiffe confolider & cicatrifer.

Quoyque la carie ait fouvent pour
caufes des maladies anterieures, comme les écroüelles, le fcorbut ou la verole ; cependant nous la confiderons
icy en elle même, & comme dépoüil-
lée des maladies qui l'ont produite, &
il n'eft pas befoin de dire qu'il faut ôter
la caufe pour en venir à bout ; ainfi dans
la verole, il faut faire preceder l'ufage
des antiveneriens, & fouvent on eft obligé de recourir au flux de bouche ; dans
le fcorbut, il faut faire ufer des antifcorbutiques ; & dans les écroüelles, on ne
peut trop apporter de précautions pour
entremêler aux medicamens contre la
carie, ceux qui font fpecifiques contre
cette maladie ; mais comme nous traitons
ailleurs de ces maladies, nous ne parlerons point icy de tous ces fpecifiques,
& nous nous contenterons de parler des
remedes qui fervent contre la carie con-
fiderée en elle-même.

Les remedes dont on fe fert pour faire
feparer un os carié, approchent fort de
la nature des cauftiques, & leurs fa-

çons d'agir sont fort semblables, c'est-
à-dire, que par leurs parties tranchantes, ils s'insinuënt dans les fibres des os,
& y causent un dérangement pareil à
celuy qui font les caustiques dans les fibres des chairs. Ainsi les fibres osseuses
où l'on a appliqué ces remedes, ne peuvent plus recevoir le suc qui les nourris-
soit ; & comme il y aborde toûjours, il
les separe du reste.

Leur dif-
ference. On peut dire que ces remedes sont
de deux sortes : les uns extrêmement
acides, comme l'esprit de sel, l'esprit
de miel, l'huile caustique d'antimoine, l'huile de vitriol & de camphre par
des acides. Les autres de puissans alkalis, comme l'euforbe, l'huile de camphre sans acides, l'huile de papier, le
capital de cautere, & même le cautere
actuel : tous ces remedes sont preferables aux premiers, parce qu'ils absorbent les humeurs aigres en détruisant
leur nid. Ils peuvent même rompre les
pointes des aigres qui sont dans les fibres
de l'ulcere.

La generation du calus dépend absolument de la nature, & les remedes qu'on
applique exterieurement, & dont on
se sert interieurement, n'avancent en
rien la guerison. Quand un os est rom-

pu, il faut laisser aglutiner son suc à ses
extrêmitez par un repos tranquille,
aprés que les extremitez ont été bien
ajustées l'une contre l'autre, & que la
partie est maintenuë en état par des car-
tons, attelles, fanons & bandages. On
peut donner quelques boüillons au veau
dans les personnes trop seiches ; mais
de croire que le suc de *primulaveris* , le
lapis osteocolla , le grand *symphitum* , &c.
soient des remedes qui pris interieurement aident la generation des calus,
c'est ce que ni la raison , ni l'experience
ne sçauroient persuader. Je crois bien
que l'*acacia* , l'*hypocistis* , le bol armen,
la terre scellée, les balaustes , les noix
de cyprés, la gomme adragant, &c. appliquez exterieurement , peuvent retenir quelques particules du suc qui nourrit les os , qui sans cela se seroient diffi-
sipées , parce que ces medicamens sont
astringens , & bouchent les pores de la
peau ; mais le grand remede est le repos
de la partie. Ainsi nous ne donnerons
pour ces sortes de remedes, ni table ni
formules, nous en donnerons seulement
pour les remedes à la carie. Je sçay
bien que plusieurs observateurs nous di-
sent des merveilles de la pierre *Osteocolla. Hildanus* , & plusieurs autres en

rapportent des exemples merveilleux ;
mais je ne voy rien de concluant, & si
cette pierre peut avoir quelque effet, elle
agira seulement comme un alkali absorbant qui détruisant les aigres qui pouvoient faire fermenter la lymphe qui circule dans les fibres des os, peut détruire
un des empêchemens de la réunion des
parties fracturées.

TABLE
DES REMEDES
à la carie des os.

ARistoloche longue & ronde.
L'aloës.
La myrrhe.
L'euforbe.
Le camphre,
Le cautere actuel.
Les pierres à cauteres.

CHIMIQUES.

L'esprit de sel.
L'huile de vitriol.
L'huile de camphre.

ॐ *L'huile cauftique d'antimoine.*
ॐ *L'huile de papier.*
ॐ *La teinture d'aloës.*

FORMULES.

Eau pour les os cariez.

Faites infuſer en deux pintes d'eau-de-
vie, de l'ariftoloche ronde & longue
pulveriſée, de chacune demi-once ; laiſſez une nuit ſur les cendres chaudes,
ajoûtez un gros d'euforbe en poudre,
& deux gros de teinture d'aloës ; laiſſez
encore ſix heures ſur les cendres chaudes,
paſſez le tout par un linge, & en uſez.

Pierre à cautere.

Prenez de la cendre de coques d'œufs,
de farmens de vigne, ou d'écorces de féves ; faites-en une lexive auſſi forte que
vous pourrez, & la faites doucement
évaporer en conſiſtance d'extrait ; prenez
avec un coûteau & en formez de petits
trochiſques pour enfermer dans un vaiſſeau bien bouché juſqu'à ce qu'on les
veüille appliquer.

CHAPITRE XIV.

Contre la gangrene.

Caufes de gan-grene.

LA gangrene vient d'une coagulation du fang dans les vaiffeaux de quelque partie ; ce fang fe pourriffant, fait pourrir les chairs : car ne prenant point de nourriture, & les humeurs qui y font venant à fermenter & fe corrompre, c'eft une fuite que la partie paroiffe morte avec une trés-mauvaife odeur.

Reme-des fpiri-tueux.

De-là l'on peut conclure qu'on doit fcarifier la partie, & y appliquer enfuite des medicamens volatils, pour redonner du mouvement aux liqueurs, abforber les acides qui les congeloient, & par leur irritation & leur mouvement, y déterminer le cours du fang & des efprits : ainfi l'on n'a pas de peine à comprendre pourquoy on fe fert d'efprit de vin, de teinture de myrrhe & d'aloës, d'eau d'arquebufade, d'eau de chaux, d'eau phagédenique, d'huile de mercure, d'efprit volatil, de fel ammoniac, d'urine, d'huile de camphre, &c. Car tous ces medicamens étant compofez de parties alka-

illines , fixes ou volatiles , peuvent rompre les acides qui étoient la cause du
mal ; & ranimer , pour ainsi parler , la
partie.

Mais j'ay plus de peine à concevoir
comment l'eau d'alun, le vinaigre, le sel
marin , le verdet, l'onguent Ægyptiac,
l'huile caustique d'antimoine & quelques autres acides peuvent remedier à
cette maladie, & en arrêter le cours : car
comme ils retiennent de la nature de la
cause morbifique , il semble qu'ils devroient l'augmenter , bien-loin de la diminuer.

L'experience nous montre cepen-
dant que ces remedes ont beaucoup
d'efficace , il en faut chercher la raison. D'abord je me persuade facilement que par leurs parties tranchantes , ils coupent toute la chair gangrenée , & qu'ils la separent d'avec la vive.
Ils ne coupent point celle qui n'est pas
gangrenée ; premierement, parce qu'ils
ont émoussé une partie de leurs pointes
dans celle qui étoit morte ; secondement, parce que les chairs animées sont
continuellement arrosées d'un sang bal-
samique & huileux , qui les défend
contre les sels âcres & piquans. Cecy
étant supposé, je dis que les sels acides

servent dans les gangrenes à faire separation de la chair morte, d'avec la vive. Secondement, en ébranlant & irritant les chairs vives, ils y attirent le cours du sang & des esprits, ce qui empêche la mortification de la partie. Troisiémement, ces remedes peuvent faire une escarre qui détruit les chairs molles, où les acïdes coagulans pouvoient faire leur nid.

Medicamens internes. L'on ne doit pas laisser la gangrene sans remedes interieurs, particulierement si l'on soupçonne qu'elle vient de cause interne : l'on doit se servir de remedes qui peuvent subtiliser le sang, luy donner du mouvement, & le faire penetrer dans les parties exterieures, tels que sont la theriaque, le *diascordium*, l'esprit de vin camphré, les sels volatils & les autres sudorifiques & cardiaques qui peuvent absorber les aigres : enfin quand les remedes exterieurs & interieurs n'arrêtent pas la gangrene, il en faut venir à l'amputation.

TABLE

TABLE
DES REM*E*DES
à la gangrene.

INTERIEURS.

S *Udorifiques,*
Cardiaques,
La gentiane,
L'aristoloche ronde, &
longue.
Le scordium.

} *en potions, en
teintures ou
décoctions.*

EXTERIEURS.

L'aloës,
La myrrhe,
L'eau de chaux,
Le sel marin dissous,
Le vinaigre,
Le verdet,
Le vin,
L'urine,
L'alun dissous,
Onguent *Ægyptiac* & Apostolorum.
Décoction de persicaria *dans le vin, dans*
l'eau-de-vie.
Lexive de eendres de scabieuse, de scor-
dium, d'absinthe, &c.

CHIMIQUES.

Sel ammoniac boüilli dans l'urine.
L'huile d'antimoine.
L'esprit de miel.
L'esprit de vin.
Esprit de vin camphré.
L'eau de la Reine d'Hongrie.
La teinture d'aloës.
De myrrhe.
L'elixir de proprieté.
Le sublimé corrosif.
L'huile de mercure.
L'huile de camphre.
L'huile de gayac.
Son esprit.
L'esprit volatil de sel ammoniac.
Eau d'arquebusade.
Eau phagedenique.
Huile de terebenthine.
Sel ammoniac.
Décoction de scoriez d'antimoine dans le vinaigre.

FORMULES.

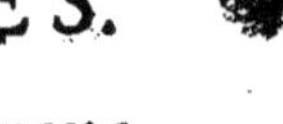

Eau pour la gangrene.

Prenez des pierres à cautere, faites avec la lexive de cendres de sarmens ou de coques d'œufs, & les faites dissoudre dans l'eau-de-vie : mêlez cette diſſolution avec pareille quantité d'eſprit de vin camphré.

Eau phagedenique.

Quelques-uns font cette eau en faiſant diſſoudre du ſublimé corroſif dans de l'eau de chaux ; ſi l'on prend deux gros de mercure doux qu'on diſſoude avec une once d'eau de chaux & autant d'eſprit de vin, l'on fera encore mieux.

CHAPITRE XV.

Contre les dartres.

ON reconnoît deux ſortes de dar- tres ; les unes ſont vives, les au- tres farineuſes.

Les premieres tiennent un peu dans l'épaiſſeur de la peau ; elles viennent d'obſtructions qui ſe ſont faites dans ces rameaux capilaires qui aboutiſſent à la peau par quelques acides qui y ont coa- gulé les humeurs : le ſang qui y demeure s'y fermente par l'exaltation de ſes prin- cipes, & produit de la rougeur & de la douleur.

Si l'on veut remedier à cette maladie, on ne doit point ſe ſervir de repercuſſifs, tant parce qu'ils bouchent les pores de la peau, que parce qu'ils augmentent la cauſe du mal en fixant & coagulant davantage les humeurs.

On ne doit point auſſi ſe ſervir de puiſſans reſolutifs, comme de l'eſprit de vin, des ſels volatils, de l'eau de la Reine d'Hongrie, parce que ces remedes donnent du mouvement, augmentent la fermentation des humeurs contenuës dans les glandes.

Medica-mens pour les dartres vives. Mais on doit ſe ſervir d'alkalis fixes, qui peuvent abſorber & émouſſer les acides ſans leur donner aucun mouvement violent, & ſans y exciter beaucoup de fermentation. On pourroit auſſi ſe ſervir de ſouphres fort exaltez, pourvû qu'il n'y eût que des ſels alkalis fixes, & point trop de ſels volatils ; ou s'ils ont des ſels volatils, qu'ils fuſſent fixez par quelques acides & enveloppez en beaucoup de parties huileuſes ; c'eſt pourquoy on peut appliquer ſur les dartres opiniâtres les huiles diſtilées de buis, de gayac, l'huile noire de ſuccin, ou ſon huile claire, l'huile de corne de cerf rectifiée, &c. mais comme ces huiles cuiſent pour peu que la partie ſoit enflammée, on peut les incorporer avec deux fois autant de quelque

pomade, ou de fain-doux, ou de beurre frais, &c. C'eft par ces mêmes raifons
qu'on recommande le fucre & le magiftere de faturne, le fel de tartre, l'huile de
tartre par défaillance, l'huile de cade, le
précipité blanc & rouge, l'eau phagedenique, le précipité jaune, le fublimé corrofif trés-corrigé & mêlangé, l'arcane
corallin, la teinture d'antimoine, l'huile
de papier, de myrrhe, le lard vieil de
vingt ou trente années.

Voilà les remedes exterieurs : on peut Medica-
mens in-
terieurs.
interieurement purger ; on donne toû-
jours quelques préparations de mercure auparavant, & l'on fait ufer d'alkalis
fixes, &c. Je remarqueray feulement en
paffant que quelquefois, fi la fermentation eft trop forte, on l'appaife avec quelques acides, comme avec l'efprit de vitriol philofophique ; & que fi les pores
de la peau font trop ferrez, on les ouvre
avec des acides volatils, comme l'efprit
de tabac.

Les dartres farineufes viennent de
quelques acides qui fe font nichez dans
le corps reticulaire, & qui divifent la
tiffure de la fur-peau, & la font tomber en forme de farine. Tous les remedes alkalis fixes ou volatils font excellens ; mais comme ils n'ont pas befoin

de beaucoup de penetration , les fixes
font preferables , & on les doit toûjours
mêler à quelques huiles : ainfi on peut
fe fervir de precipité blanc, de mercure
doux, ou de couleur de rofe dans l'onguent rofat, du fucre de faturne avec
ledit onguent , du *nutritum* , du blanc
rafis , de la tuthie preparée , & d'une infinité d'autres préparations , comme de
graiffe de chapon ou de veau fonduë &
refroidie en la faifant tomber dans l'eau
de neige, & enfuite lavée dans l'efprit
de vin , &c.

TABLE

DES REMEDES
contre les dartres.

L'*Huile de cade,*
Vieillard,
Tuthie ,
Cerufe ,
Litarge,
Plomb brûlé ,
Huile d'amandes dou-
ces ,
Huile rofat,
Sain-doux.

} *appliquez ex-
terieurement.*

Souphre.
Suie de cheminée.
Borax.
Staphisaigre.
Verdet.

CHIMIQUES.

Sucre de saturne.
Huile de terre, par défaillance.
Eau rose.
Teinture d'antimoine.
Huile de papier.
De myrrhe.
Precipité blanc & rouge.
De couleur de roses.
Sublimé doux.
Salpêtre.

FORMULES.

Onguent pour les dartres vives.

Prenez du staphisaigre demi-gros, mercure crud trois gros, euforbe, elleborre blanc & noir, verdet, de chacun demi-once, pyrethre, vitriol, sel, souphre, de chacun deux gros, terebenthine deux onces, axunge demi-livre; faites onguent suivant l'art.

CHAPITRE XVI.

Contre la galle.

Cause de la galle. LA galle & gratelle ne viennent que de sels âcres ou acides, qui s'attachant à la peau, y fixent le sang & les humeurs qui y circulent, & y produisent ces petites pustules qui sont plus ou moins grosses, plus ou moins douloureuses, suivant que les sels ont plus ou moins d'acrimonie, & suivant les humeurs qu'ils tiennent coagulées.

Remedes interieurs. Pour y remedier, l'on prend interieurement des purgatifs qui peuvent émousser les acides, comme ceux qui sont preparez avec l'aloës, la coloquinte, la confection hamec, *le hiera picra*, le precipité blanc, de couleur de roses, le mercure doux, & toutes les préparations de mercure qu'on prend interieurement, parce que ces remedes precipitent les sels acides, ils les amortissent, & enfin les peuvent tout-à-fait détruire.

On prend aussi des remedes qui peuvent adoucir & embarrasser les acides, comme les fleurs de souphre, les tablettes de souphre, &c. la poudre de vipere, les sels volatils, & les autres diaphoretiques.

Exterieurement

Exterieurement on se sert d'alkalis, ainsi parce que la patience & l'aulnée en contiennent, on trouve souvent qu'elles emportent des galles legeres, qui ne font que peu fomentées de causes internes: c'est aussi pour cette raison que l'eau de forge, & l'urine les guerissent souvent; mais entre tous les remedes qui l'emportent, on reconnoît que le tabac, le souphre & le mercure y sont plus efficaces que les autres.

Le tabac est une plante assez connuë, comme nous avons dit; il est chargé de sels volatils âcres, engagés dans une huile avec quelques acides, c'est par-là que si l'on le fait tremper dans le vin blanc, & qu'on en frotte les galles, il les desseiche & les guerit; son esprit & son huile ont les mêmes vertus; mais on ne doit pas s'en frotter fortement, parce qu'ils excitent des vomissemens, particulierement l'huile, si la peau est entamée.

Le souphre est un bitume chargé de parties acides & rameuses, il agit par ces dernieres, quand il guerit la galle, c'est à-dire, que par ses huiles il embarrasse les acides qui causent cette maladie. Il agit plus puissamment, si on en fait un cinabre avec le mercure. Nous avons expliqué ailleurs plus au long sa nature, ſes preparations & ſes vertus.

Mercu-re. L'argent vif eſt une liqueur minerale trés-capable de ſe charger des acides qu'elle rencontre. Quand on s'en veut ſervir, on l'amortit avec le ſouphre ou la terebenthine, ou la ſalive, & on le mê-le aux onguens pour la galle, ou bien on ſe ſert de mercure fixé par quelque peu de parties acides, comme de mercure doux & de precipité blanc. On ſe ſert d'ordinaire du dernier a la quantité d'un gros ſur une once d'onguent : quoyqu'il ſoit chargé d'acides, il ne laiſſe pas encore d'abſorber ceux qu'il rencontre, dans les galles où l'on l'applique. Outre le tabac, le ſouphre & le mercure, on peut ſe ſervir de ſucre de ſaturne, de ſel de tar-tre, & d'autres alkalis.

TABLE
POUR LA GALLE.
EXTERIEURS.

L A racine de pa-tience.
D'aulnée.
L'eau de forge.
L'urine.
Le tabac.

} en onguens, ou pom-mades.

Le souphre.
Le mercure.

INTERIEURS.

Séné.
Confection hamec.
Hiera piera. } en potions purgati-
Fumeterre. } ves.

Aloë.
Coloquinte. } en pilules.

Gayac.
Esquine.
Saffaphras. } en ptisannes.
Poudre de vipere.

CHIMIQUES.

Esprit de tabac.
Précipité blanc.
Fleur de souphre.
Sucre de Saturne, &c.

FORMULES.

*Pomade contre la galle, sans mau-
vaise odeur.*

Prenez de l'onguent rosat une once,
précipité blanc un gros : faites le mé-
lange pour en frotter les galles.

CHAPITRE XVII.
Contre la Teigne.

Cause de la teigne. CEtte maladie venant d'acides qui ont coagulé des matieres tartareuses dans la peau de la tête, elle ne peut être guerie que par des alkalis puissans, comme l'urine, l'huile de tartre ; mais souvent ces remedes sont inutils, parce qu'ils ne penetrent pas : on a recours aux cantharides avec le levain, on fait chauffer l'urine, on applique l'esprit d'urine, on fait des emplâtres avec les gommes ammoniac, *galbanum*, *sagapenum*, opoponax, &c. qui contiennent des sels détersifs & penetrans.

On se sert aussi d'emplâtre avec le mercure ; enfin de la poix de Bourgogne, & de la poix noire ; mais ces remedes n'emportent ces matieres que par leur adherence : c'est pourquoy ils ont trés-peu d'effet.

Medicamens interieurs. Interieurement on se sert des mêmes remedes que nous avons décrit pour la galle ; enfin on leur ordonne un regime de vie capable de subtiliser & d'amortir les acides qui ont causé la teigne, & les ulceres qui souvent l'accompagnent. On se sert encore de presque tous les remedes que nous avons décrits pour les dartres & pour la galle : enfin des diaphoretiques, &c.

TABLE
DES REMEDES
contre la Tegne.

INTERIEUREMENT,

P Urgatifs.
  Sudorifiques.

EXTERIEUREMENT.

Creßon.
Tapsus barbatus.
Chou.
Lapathum acutum.
} *en décoction.*

Cantharides en emplâtre.
Genièvre en onguent.
Urine.
Lexive de cendres de chêne.
Arsenic en décoction.
Gomme ammoniac.
Galbanum.
Bdellium, &c.
Poix navalle.
Poix resine.
Verd de gris.
Mercure crud avec prudence.
Souphre.
Poix de Bourgogne.
Vitriol.

V u iij

Camphre dans les onguens.

CHIMIQUES.

Baume de souphre.
Esprit d'urine.
Huile de gomme ammoniac.
Huile de tartre.
Sel de tartre.
Précipité blanc & précipité rouge.
Sublimé corrosif } *en petite quantité,*
Huile d'arsenic, &c. } *& bien mêlez aux*
Huile de tabac. } *onguens.*

FORMULES.

Onguent pour la Teigne.

Cet onguent est de M. *Rongeard* Docteur en Medecine habitué a l'Aigle, qui a bien voulu me le communiquer. Voicy ce qu'il me mande dans une de ses lettres.

Il faut que je vous communique un onguent de mon invention, pour guerir en huit jours sans douleur les teignes les plus inveterées; ce n'est que la graine de genièvre concaßée dans le mortier que l'on fait boüillir avec le beurre ou la graisse sans sel, dan un pot neuf, bien bouché, pour en arrêter les sels fugirifs: j'en ai fait depuis cinq mois bien des épreuves. Il les faut purger avec le diagrede, le sel de tartre & le mercure doux incorporez dans la conserve de rose. Chaque fois que l'on se sert de l'onguent, il faut bien nettoyer la tête. Je l'ai lavée aux uns avec de l'urine chaude, aux autres avec de la décoction de graine de genièvre ou de cresson pour mondifier les ulceres, ensuite je fais essuyer la tête sans frotter, & aussi-tôt appliquer l'onguent seulement aussi chaud qu'il faut pour le tenir fondu, avec un pinceau, ou un petit linge, & par-dessus l'onguent l'on met une calotte de vessie de porc.

Autre onguent pour la teigne.

Prenez de la gomme ammoniac deux onces, vinaigre une once & demie, cire neuve une once, huile d'olive sept onces, verdet & sel commun, de chacun un gros & demi : faites fondre la gomme dans le vinaigre, & la cire dans l'huile chaude ; mêlez le tout, & ensuite incorporez la poudre de sel & de verdet, en remuant jusqu'en consistance d'onguent.

CHAPITRE XVIII.

Contre les écroüelles.

LEs écroüelles sont des tumeurs faites par des acides qui ont coagulé une limphe dans quelques glandes de nôtre corps. Ces acides sont d'ordinaire grossiers, & tiennent cette limphe arrêtée dans

Cause des écroüelles.

V u iiij

la glande, quelquefois les matieres spiritueuses qu'on applique, font diſſiper les
acides coagulans.

Quand les écroüelles ne font point ulcerées, on doit extrêmement purger, &
fondre les humeurs, à proportion qu'on
les purge ; on réüſſit parfaitement bien ſi
l'on ſe fert le mercure, ſoit dans les pilules, avant les purgatifs : l'on donne des
pilules où le mercure crud entre ; ou bien
l'on ſe fert de panacée. On doit enſuite
faire uſer de ptiſannes chargées de ſel alkalis, d'abord de fixes, enſuite de volatils. Car ſi l'on ſe ſervoit d'abord des volatils, on emporteroit ce qu'il y a de ſubtil dans le corps ; il eſt donc mieux de ſe
ſervir de ſel de tartre en ptiſanne, de ſel
vegetal, &c. enſuite l'on peut ſe ſervir des
eſprits & des ſels volatils, qui ne mettent
pas le ſang dans une fort grande agitation,
de crainte de faire ulcerer ce qui ne l'étoit
pas ; ainſi l'on fait uſer de *cochlearia*, , de
creſſon, & de leurs eſprits, afin qu'ils puiſſent aiſément penetrer juſqu'à l'endroit de
la maladie, ſans exciter de tumulte dans
les humeurs.

Entre tous les ſudorifiques, on a trouvé
que ceux qui mettent le ſang en un grand
mouvement ne ſont pas trop propres en
cette maladie, qui dépendant d'une coa-

gulation de la limphe, ne peut être em-
portée que par des remedes qui donnent
de la liquidité aux humeurs fans leur caufer une grande fermentation ; au contraire
les medicamens qui caufent de grandes
agitations font fouvent naître des inflammations & d'autres fymptômes , parce
que les parties coagulées ne peuvent pas
circuler & fe trouver tout d'un coup rarefiées, elles font des tiraillemens & des efforts inutiles contre les parties folides &
membraneufes ; c'eft peut être pourquoy
le gayac ne réüffit pas fi bien que l'efquine, cette racine fe prend en fubftance jufqu'à deux ou trois gros, & en ptifanne jufqu'à deux onces fur une pinte.

Exterieurement l'on doit appliquer fur
les tumeurs les emplâtres de mercure,
puifque c'eft un des puiffans refolutifs que
nous ayons : l'on frotte avec l'efprit d'u-
rine la tumeur, & l'on y applique l'emplâtre de favon, à caufe des fels alkalis &
penetrans, qui font dans ces deux drogues.

L'on frotte auffi la tumeur avec l'huile
de crapau, qui fe fait en jettant cet animal
vif dans de l'huile boüillante ; ce medicament agit par les efprits & les fels volatils que le crapau communique à l'huile
en mourant ; & l'huile par fes parties embarraffantes, eft capable de les retenir &
de leur donner tout le temps de s'infinuer

dans les pores de la tumeur. L'on se sert aussi des emplâtres avec les gommes : enfin l'on ne doit qu'à l'extrêmité appliquer des caustiques. Ils absorbent à la verité une partie des acides, mais comme ils penetrent peu, qu'ils attirent l'inflammation, l'on est long temps a en venir à bout, & l'on laisse à la fin une couture difforme.

Vulneraires interieurs.   Quand les écroüelles sont ulcerées, l'on peut faire tous les remedes interieurs que nous avons proposé ; l'on se sert du *bellis major*, & de la grande scrophulaire en ptisanne, parce qu'abondant en sels lixi vieux & en huile ; elles absorbent les acides & en empêchent l'exaltation par leurs souphres : on use du mercure interieurement & des purgatifs, on fait des lotions sur la partie avec la grande scrophulaire, le sel de tartre, &c. L'on se sert d'autres sels alkalis, de precipité rouge, de sublimé pour absorber une partie des acides : l'on applique aussi des caustiques, l'on tâche de faire supurer, l'on introduit des onguens de mercure dans l'ulcere. Si tout cela n'avance point la guerison, que la peau soit rare, que les humeurs puissent transpirer, l'on donne des sudorifiques, comme le gayac, la salsepareille, le sassaphras, parce qu'ils poussent une partie des sels acides dehors, & détruisent l'autre.

Si la voye des sueurs n'étoit pas assurée, qu'on craigne de faire évaporer ce qu'il y a de subtil, l'on continuë l'usage des preparations de mercure dans les écroüelleux, même dans les écroüelles non ulcerées.

TABLE
CONTRE LES ECROUELLES
EXTERIEURS.

S *Udorifiques.*
S *Bellis major.*
Grande scrophulaire.
Soucy.
Le cochlearia.
Le cresson.
} *en ptisannes.*

Esquine en poudre dans les boüillons, jusqu'à trois gros.
Mercure doux.
Purgatifs.

EXTERIEUREMENT.

Suc de nicotiane.
Suc de ciguë.
Le mercure.
L'urine.
Les gommes ammoniac.
Galbanum.
Opoponax.
Sagapenum, &c.

L'huile de crapau.
Le camphre.
L'emplâtre de ciguë.
Cauteres.

CHIMIQUES.

Esprit d'urine.
Huile de tartre.
Precipité blanc.
Sublimé corrosif.
Huile de gomme ammoniac.
Huile de cire.
Sudorifiques.

FORMULES.
Enplâtre.

Prenez emplâtre de ceruse une once, d'huile de crapau deux gros, ajoûtez du mercure doux & camphre pulverisez, de chacun un gros, mêlez & appliquez.

CHAPITRE XIX.
Contre les loupes.

Caufes des loupes.

LEs loupes sont des tumeurs faites par des humeurs acides, coagulées & enfermées d'ordinaire dans un cyste particulier.

Si la loupe commence, qu'elle soit petite, que son cyste ne soit pas encore bien épais, l'on peut se servir de resolutifs, comme d'emplâtre de mercure, d'une lame de plomb frottée de vif-argent, d'emplâtre de mucillages, où l'on ajoûte le mercure, de décoction d'hiebles, de cataplasmes avec les feüilles d'ache, & l'urine, &c. Ces remedes s'infinuënt dans la tumeur, divisent les humeurs qui commencent à se condenser, & en leur donnant du mouvement, les font dissiper. Il y a même des loupes qu'on guerit en frottant simplement la tumeur.

Quand le cyste est un peu plus épais, on se sert de resolutifs plus puissans, qui peuvent par leurs parties âcres rompre un cyste moyennement dur, & faire sortir les humeurs. C'est pourquoy on fait des emplâtres avec la gomme ammoniac, *galbanum*, &c. On peut même y ajoûter l'antimoine en poudre, parce que par les parties regulines & metalliques, il peut beaucoup servir à la division des parties grossieres qui se rencontrent. Ces sortes d'emplâtres font venir plusieurs pustules sur la tumeur, qui font sortir des eaux.

L'on peut aussi se servir de cataplasmes avec la racine du cyclamen, de concombre sauvage, le suc de ciguë, &c.

Lorsque le cyste est extrêmement épais, on ouvre la tumeur avec des caustiques,

l'on mange le cyſte, & l'on traite la loupe
comme un ulcere.

Il faut prendre garde que ces loupes ne
ſoient pas proche de tendons ou de gros
vaiſſeaux, ou ſur les ſutures du crane, à
cauſe des accidens qui ſuivent l'application des cauſtiques.

Il faut auſſi prendre garde d'ouvrir celles qui contiennent des humeurs fort corroſives ; & par conſequent celles dont la
couleur eſt noire, car elles ne viennent
pas facilement à ſupuration ; & l'ulcere
eſt difficile à guerir ; de ſorte qu'on voit
quelquefois aprés l'ouverture de ces ſortes de tumeurs des ulceres carninomateux
beaucoup plus incommodes que n'étoit
la tumeur.

✽✽✽✽✽✽✽✽✽✽✽✽✽✽✽✽✽✽✽✽✽✽✽✽

TABLE
CONTRE LES LOUPES.

L Ames de plomb appliquées.
Mercure.
Mucillages en emplâtres.
Galbanum.
Sagapenum.
Emp'âtre oxicroceum.
Diabotanum.
Diachilum magnum.
Antimoine en poudre.

Verd de gris.
Urine.
Feüilles d'ache.
D'hyebles.
De cyprés.
Racine de cyclamen.
Racine de concombre sauvage.
Vinaigre.
Cauteres.
L'emplâtre marcacite.

CHAPITRE XX.

Pour faire croître les cheveux, &
pour les faire tomber.

Es cheveux comme les autres parties, se nourrissent par les liqueurs qui y coulent.

Reme-
des qui
aydent
la gene-
ration
du poil.

Quand on les veut faire croître, il faut dilater leurs pores, s'ils sont trop étroits pour recevoir les liqueurs du sang qui y doivent couler ; mais s'ils étoient trop larges, & qu'ils laissassent trop échapper les particules de la liqueur on les doit resserrer, & arrêter les particules qui s'en détachent continuellement.

Pour dilater les pores des cheveux, l'on n'a point reconnu de meilleur remede que l'eau de vie, les mouches a miel brûlées, &c. parce que par leurs parties actives ils donnent du mouvement aux liqueurs qui y circulent, ils peuvent embarraſſer les aigres, & faire d'autres bons effets.

Pour retenir les parties qui nourriſſent les cheveux, il faut ſe ſervir d'acides un peu émouſſez & embarraſſez dans les particules pâteuſes, comme de l'eau de miel ou de graiſſes chaudes, comme la graiſſe de vipere, d'ours, &c.

Remar-
que. Il eſt bon d'avertir que ces ſortes de remedes n'ont aucun effet quand il y a une cauſe interne qui leur eſt oppoſée ; ainſi l'on ne fera jamais revenir les cheveux à un homme qui a la groſſe verole, ſi l'on ne le guerit auparavant.

Les medicamens qu'on appelle dépilatoires, doivent ſouſtraire les parties du ſang qui doivent nourrir les cheveux, ou en dilatant leurs pores, ou en les reſſerrant extrêmement, ou en rarefiant trop les humeurs, ou en les coagulant.

Dépila-
toires. L'on doit mettre entre les dépilatoires ceux qui rarefient trop les humeurs qui nourriſſent les poils & qui dilatent trop leurs pores, & qui même en rompent le tiſſu ; tels ſont les remedes extrêmement alkali & âcres, comme la chaux, l'arcenic, l'orpiment, &c. Si ces derniers ont quelques ſouphres, ils ſont extrêmement chargez de ſels cauſtiques, qui ne ſont

point

point capables d'empêcher leur action.

Il y a d'autres dépilatores qui coagu-lant les humeurs qui doivent nourrir les poils, peuvent rompre leur tissu, mais d'une façon differente des premiers, ils sont puissamment acides, comme l'eau forte, l'esprit de nitre, l'huile de vitriol, &c.

TABLE.
POUR FAIRE CROITRE
les cheveux.

GRaisse de vipere.
GD'Ours.
Huile de laurier.
D'aspic.
De lezard.
Le liere.
Cendre de Grenoüilles.
De mouches à miel.
De guespes.
Les capillaires.
Les feüilles d'aurone.
La cendre de sarmens.
L'eau de noix.
Le miel.

CHIMIQUES.

Eau de vie.
Esprit de miel.

FORMULES.

Lexive.

Faites boüillir les cendres de sarmens & de mouches à miel de chacun demie once en huit onces d'eau, ajoûtez demie poignée de feüilles de lierre, coulez & ajoûtez demie once d'eau de vie & aprés avoir lavé la tête rasée, on l'oindra de cette lexive.

Liniment.

Prenez graisse de vipere deux gros, huile de laurier demie once, cendres de mouche à miel un gros : faites un liniment.

TABLE
DES DEPILATOIRES.

Jusquiame.
Opium.
Orpiment.
Chaux vive.
Arsenic.
Gomme de lierre.
Suc de titimales.
Sang de tortuë.
De chauve-souris.
Verd de gris.

CHIMIQUES.

Sublimé corrosif.
Eau forte.
Esprit de nitre.

CHAPITRE XXI.

Contre les taches.

POur ôter les taches de la peau, l'on se sert des remedes qui abondent en souphres volatils & en phlegmes, sans qu'il y ait que peu de sel, du moins de sels grossiers, afin de n'irriter pas les humeurs qui sont dans la peau ; les souphres volatils peuvent dilater les pores de la cuticule, & se mêlant aux liqueurs crées qui sont dessous, ils en peuvent procurer l'évacuation : on se sert avec succés d'eau de la Reine d'Hongrie, d'eau de fraise, d'eau de limaçons, de l'eau de frais de grenoüille, de lait virginal, d'eau d'arrierefais : si les pores de la surpeau sont fort ouverts, & que les liqueurs qui sont dessous soient grossieres, on se sert avec succez de savon, d'huile de noisette, d'huile de glande de chêné. Et enfin s'il y a quelque rougeur qu'on soupçonne que les acides sont de la partie, il est bon de se servir de sels alkalis fixes dissous, com-

Remedes contre les taches.

X x ij

me de l'huile de tartre par défaillance, de liqueur de nitre fixe, &c.

On ne se doit point servir de vessicatoires, de caustiques, ni de catheretiques, parce que ces remedes gâtent la peau, quelques-uns laissent des coutures, & souvent n'emportent pas la tache.

TABLE

DES REMEDES

contre les taches.

Eau de frais de grenoüille.
Eau de limaçons.
Eau de fraises.
Eau d'arriere-fais.
Lait virginal.
Huile de gland de chêne.
Savon dissout dans l'eau de vie.
Nitre dissout dans l'eau de pluye.
Huile de noisette.
Eau qui tombe de vigne taillée.
Feüilles de pourpied.
Vinaigre distillé.

FORMULES.

Eau contre les rousseurs.

Prenez deux poignées de pourpied qu'on pilera, en y ajoûtant du vinaigre diſtillé, paſſez le tout & vous ſervez de cette eau, en l'appliquant la nuit avec les linges.

CHAPITRE XXII.

Contre les cors des pieds.

QUand l'on veut corroder la racine d'un cor, le plus ſûr eſt de ſe le couper, & de le ſéparer d'avec la chair vive : car comme ce n'eſt qu'une partie de la peau ; ſans ſentiment, & endurcie par la preſſion, il n'incommode & ne fait de la douleur qu'en preſſant & comprimant les parties ſenſibles qui ſont au-deſſous ; ainſi ſi l'on pouvoit l'ôter ſans entamer la chair vive, l'on les gueriroit. Mais il eſt preſque impoſſible d'ôter la racine, c'eſt-à-dire, la portion qui touche le vif, ſans couper, & faire de la douleur, c'eſt pourquoy l'on a inventé quelques legers cauſtiques, qui émouſſent contre le cor une partie de leur action & qui ne ſont pas en état d'agir contre le vif.

L'on ſe ſert pour cet effet, mais avec diſcretion du ſublimé corroſif, de la pierre infernale & d'arcenic, qu'on applique comme on fait les pierres à cautere, c'eſt-à-dire, en entourant la circonference du cor d'une emplâtre, pour empêcher que

ces remedes n'agiſſent ſur d'autres parties
que ſur le cor. Mais parce que ces cauſtiques ſont d'ordinaire un peu trop violens,
l'on réüſſit mieux ſi l'on ſe ſert de poudre
de ſavinier incorporée dans un peu de diapalme. L'on peut encore ramollir les cors
avec la gomme ammoniac, l'emplâtre
de *vigo* avec le mercure, le *diabotanum.*
Et enfin l'on peut appliquer une infinité
de remedes, qui n'agiront que comme ceux
dont nous venons de parler, comme l'huile d'antimoine, qui eſt cauſtique, &c.

TABLE
DES REMEDES
contre les corps.

JOubarbe appliquée.
Gomme ammoniac.
Galbanum.
Emplâtre de *vigo* avec le mercure.
Emplâtre diabotanum.
Sublimé corroſif.
Arcenic.
Huile d'antimoine.
Pierre infernale.
Poudre de ſavinier.
Verd de gris.
Racine de grande chelidoine.

Lait de figuier.

FORMULES.

Emplâtre contre les cors.

Prenez la poudre de savinier qu'on incorporera avec l'emplâtre de diapalme qu'on aura fait ramolir dans de l'eau chaude.

CHAPITRE XXIII.

Des poireaux.

COmme les verruës ou poireaux ne sont produits que par quelques humeurs fixées par quelques acides dans la membrane reticulaire de la peau, il semble que les alkalis y devroient remedier : mais si l'on remarque la dureté de ces petites tumeurs, on jugera aisément qu'il faut user ou d'émoliens, ou de remedes qui grattent, & enlevent peu à peu les particules endurcies de la tumeur.

Causes des Poireaux.

Les premiers sont la joubarbe, le *verrucaria*, le souci, le pourpied, le vieil lard, &c.

Emoliens.

Les derniers sont comme l'esprit de nitre, la pierre de vitriol, le sel avec l'ail, ou l'oignon pilé, la crotte de chevre avec le vinaigre, l'aigremoine avec sel & vinaigre ; & enfin une infinité d'autres remedes

Rongeans.

qui se rapportent toûjours aux émoliens, ou catherietiques ; quelques-uns percent le poireau avec une épingle, & la font chauffer à la chandelle : mais outre que cette façon est douloureuse, l'on voit quelquefois trés-long-temps une noirceur à l'endroit de la verruë, qui n'est pas moins desagréable que la verruë même. Quand l'on coupe simplement un poireau, il revient souvent par le sang qui est poussé.

CHAPITRE XXIV.

Contre la vermine.

Causes de la vermine. CEtte maladie arrive souvent aux enfans, tant parce qu'ils se nourrissent de lait, qui se caillant aisément, produit une matiere propre à faire éclore les œufs de ces insectes, que parce qu'ayant les chairs molles, & peu de sels, ces œufs ne sont pas aisément détruits ; au contraire les adultes ayant les chairs plus fermes, & les pores de la peau plus serrez, n'y sont pas si sujets.

Remedes interieurs. On doit d'abord purger & mêler à presque tous les purgatifs le mercure, tant afin d'amortir & de chasser les levains qui peuvent servir a faire éclore les œufs de ces animaux, qu'afin de les diviser s'il

y

y en a quelques-uns de mêlez au fang.

Exterieurement on doit appliquer des remedes qui puiffent divifer les œufs, & enlever les matieres qui les peuvent faire éclore, tels que font tous les medicamens qui abondent en fels âcres, comme la coque de Levant, le *ftaphifagria*, la lexive faite avec les cendres de racines de fougere ; mais fur tout le mercure y eft fpecifique, tant parce qu'en rarefiant la matiere qui les fait éclore & les nourrit, il les tuë, que parce qu'en s'infinuant dans leur fubftance, il les divife. Exterieurs.

Je ne parle point d'une infinité d'autres remedes dont les matieres medicales font remplies ; je diray feulement en paffant, que l'argent vif n'eft pas feulement fpecifique pour les poux, mais encore pour toutes les autres vermines, pour les morpions, &c. ce qui prouve qu'il agit en rarefiant les humeurs, c'eft que le corps de ces animaux devient gros & d'un beau rouge.

TABLE

CONTRE LA VERMINE.

S Taphifagria.
Coque de Levant.
Abfinthe.

Aloës.
Huile de cade.
Eau d'alun.
Eau salée.
Cinabre.
Mercure.
Onguent Neapolitain.

CHIMIQUES.

Eau d'abfinthe interieurement.
Precipité blanc en pomade.
Préparations de mercure.

CHAPITRE XXV.

Contre les mules & engeleures.

Cauſes des engeleures. LEs mules & les engeleures ſont des indiſpoſitions de la peau cauſées par les acides de l'air qui ſe ſont fichez, & qui en ont écarté ſes fibres avec violence; on ſe ſert pour les empêcher, de remedes huileux, ou de remedes alkalis: des premiers, afin qu'ils embarraſſent les parties acides qui s'y pourroient nicher: des derniers, afin qu'ils enlevent & qu'ils rompent les acides.

Les huiles & les ſouphres dont on ſe ſert doivent être fort exaltez & rarefiez, afin de ſe pouvoir inſinuer dans les lieux où les acides ſe ſont nichez; ils ne doivent cependant pas être volatils, comme l'ef- Reme-
des, prit de vin ou l'eau-de-vie, parce qu'ils agiteroient les acides, bien loin de les embarrasser. On se sert pour les engeleures & mules, de surpoint, qu'on trouve chez les Corroyeurs. On se sert aussi de graisse de poule & de lard, qu'on fait fondre en les approchant d'un fer rouge, & qu'on laisse tomber dans l'eau froide, afin qu'elles se chargent d'un nitre qui les rarefie & les fait penetrer. On applique une vessie de porc grasse parce que cette graisse a été rarefiée par les sels de l'urine.

Mais pour prévenir ces maladies, il est trés-bon de se laver les mains ou les pieds de matieres chargées de sels volatils, comme d'urine chaudé, de moutarde, ou de la décoction de sa graine, &c.

Les remedes qui sont alkalis doivent être penetrans, comme ceux qui sont dans l'urine; ils doivent cependant être embarraffez, afin de ne se pas dissiper, & de n'agiter pas trop les acides contenus dans la peau. On se sert pour cet effet d'urine chaude, dont on lave les parties engelées. On se sert aussi avec succez de gros vin rouge où l'on a fait boüillir de la sauge l'espace de demi-heure, dont on lave la partie chaudement. Si les engeleures sont ulcerées, on se sert de l'onguent noir de

Madame Feüillet, ou d'autres alkalis fixes avec des huiles, comme de blanrasis',
de pompholix. On peut mêler à ces remedes un peu d'eau-de-vie, pour empêcher la gangrene.

TABLE
CONTRE LES MULES
& engelures.

F Eüilles de *sauge*.
　De *marjolaine*.
Urine.
Vin rouge.
Vieil lard.
Graisse de chapon:
Vessie de porc.
Surpoint.
Ceruse.
Litarge. ⎫
Minium. ⎬ *en emplâtre.*
Décoction de semence ⎭
de moutarde, &c.

CHAPITRE XXVI.
Des opthalmiques.

Opthal-
miques
differens
des au-
S 'Il y a des specifiques pour quelques
parties, il y en doit sans doute avoir
pour les yeux : car leur structure & leur

délicateſſe ſont fort differentes de celles des autres parties ; ainſi les repercuſſifs, les reſolutifs & les déterſifs , dont on peut ſe ſervir dans beaucoup de reucontres avec ſuccez, pourroient cauſer dans les maladies des yeux des deſordres, quoiqu'elles ſe faſſent de la même maniere, que leurs remedes agiſſent de la même façon que les autres. *tres medicamens.*

Premierement, l'on remarque que preſque tous les remedes huileux & graiſſeux font du mal aux yeux, tant parce que bouchant les pores de leurs membranes, ils empêchent les matieres âcres de tranſpirer, que parce qu'en bouchant les trous des conduits lachrymaux & du canal nazal, ils empêchent les larmes de couler. On doit ôter de cette regle generale les huiles penetrantes, comme celle de vipere. *Remarques.*

Dans l'inflammation du blanc de l'œil, on a coûtume de ſe ſervir de repercuſſifs, tels que font l'eau de plantain , le criſtal mineral, le nitre rafiné, l'alun, le blanc d'œuf, le vitriol blanc, les mucillages , les pommes aigres cuites, le phlegme d'alun, la décoction de feüilles de coignaſſier, &c.

Je puis dire que la plus grande partie de ces remedes agiſſent en reſſerrant les pores, & en coagulant les matieres qui *Opthalmiques.*

en fermentant font l'inflammation, ainſi ils la diminuent d'abord ; mais ſouvent la font durer plus long-tems. Ainſi l'on ne s'en doit jamais ſervir quand cette indiſpoſition a été produite en hyver, ou par un vent froid, ou dans un temperament extrêmement phlegmatique ; mais quand cela eſt venu par des ſels âcres qui y fermentent, ce qu'on peut connoître par la démangeaiſon & l'âcreté des larmes, ou quand la fumée, la pouſſiere où le feu ont produit cet effet, en rendant le reſſort de la partie plus foible, on peut ſe ſervir de tous les remedes dont nous avons parlé, & particulierement de la reſolution de nitre rafiné, parce que le nitre retenant de l'acide & de l'alkali ne coagule pas. On peut auſſi ſe ſervir du blanc d'œuf, où l'on aura remué un morceau d'alun pendant quelque tems, ou enfin d'une pomme de reinette cuite.

Quand l'abondance du ſang produit l'inflammation, ou quand il eſt retenu par quelques eſprits acides, aprés avoir purgé & ſaigné, Hyppocrate ordonne le vin pur ; afin de ranimer & de donner aſſez de mouvement au ſang, pour qu'il puiſſe entraîner ces humeurs par la circulation.

Mais lorſqu'on s'apperçoit que le ſang

eſt groſſier, & que le malade eſt pituiteux,
il faut ſe ſervir interieurement d'abſorbans & des remedes qui donnent de la liquidité au ſang, tels que ſont les ſudorifiques, pourvû qu'ils n'excitent point trop
de fermentation dans les humeurs.

On ſe ſert exterieurement de bons re- *Reme-*
ſolutifs, tels que peuvent être les cata- *des exte-*
plaſmes avec la mie de pain, le lait & le *rieurs.*
ſafran, les trochiſques d'albiraſis diſſous
dans l'eau roſe. On ſe ſert encore avec ſuccez de l'eau de fenoüil, de chelidoine, de
cyanus, d'eufraiſe, d'infuſion de *crocus
metallorum*; ou bien l'on doit mêler le
tiers de cette infuſion avec quelqu'unes de
ces eaux. L'on peut, quand la douleur eſt
un peu diminuée, appliquer (l'œil étant
fermé) ſur les paupieres un linge trempé dans l'eſprit de vin camphré. On ſe ſert
encore de décoction d'iris de Florence,
ou de ſolution de ſel ammoniac. On loüe
extrêmement l'eau celeſte, qu'on fait en
prenant demi-livre de la premiere ou ſeconde eau de chaux, en y ajoûtant deux
ſcrupules de ſel ammoniac, & laiſſant le
tout en un vaiſſeau de cuivre juſqu'à ce
qu'elle devienne bleuë; on la filtre & on
la garde pour l'uſage. On ſe peut encore
ſervir de la tuthie preparée, ou de la pierre calaminaire bien broyée en onguent,

ou du vin un peu éventé. Je ne parle point des cauteres, des setons & des vesicatoires qu'on applique à la nuque du col; nous avons expliqué ailleurs, comme ils agissoient.

Reflexion. Tous ces remedes agissent en se chargeant des acides qu'ils rencontrent, & en donnant assez de fluidité au sang qui faisoit l'inflammation, pour qu'il soit entraîné par le mouvement circulaire.

On me dira peut-être que le vin qui n'est point éventé devroit plûtôt resoudre: je réponds que pourvû qu'il ne soit point aigri, ses parties volatiles sont plus ouvertes & plus prêtes à penetrer en se détachant des autres: car le vin éventé n'est pas plus prêt de s'aigrir que l'autre, sinon parce que ses parties volatiles sont plus prêtes de se separer des parties grossieres.

Taches sur les yeux. Les taches qu'on voit à la cornée venant d'un épanchement de quelque matiere crasse, ne peuvent être gueries que par de bons resolutifs, comme l'infusion de *crocus metallorum*, d'aloës, de sucre candi dissous, & des autres dont nous avons parlé: les purgatifs fondans doivent être mis en usage, & même les sudorifiques, quand les taches sont sur la cornée ; l'on peut se servir de quelques eaux où l'on a dissous quelques remedes rongeans. L'on

doit obferver que fi ces taches viennent
par des cicatrices qui demeurent dans la
cornée aprés des petites-veroles, ou de
grandes inflammations, elles font pour
l'ordinaire incurables, parce qu'il faudroit
ronger la cornée pour les détruire.

Les tayes ou cataractes ayant la même **Tayes.**
caufe, ont auffi les mêmes remedes ; &
outre ceux-là, tous ceux qui peuvent un
peu fubtilifer cette humeur, & racler &
enlever des parties de cette excroiffance,
comme le fucre candi, l'huile de papier,
l'huile de femence de lin, qu'on tire par
diftilation, l'eau d'écreviffes, la tuthie en
poudre, & une infinité d'autres dont les
livres de Medecine font remplis, principalement fi la raye n'eft pas profonde.

Les ulceres des yeux doivent être mon- **Ulceres.**
difiez, détergez & deffeichez. On peut
employer la plus grande partie de tous
les refolutifs dont nous avons parlé, parce qu'ils fe chargent des acides. Il faut
pourtant prendre garde de ne pas irriter,
à caufe de la fenfibilité des parties, ni
mettre des adouciffans tels que le lait &
les huiles qui empêchent la tranfpiration
& la mondification de l'œil : mais l'on
peut ufer d'une décoction d'aigremoine,
de racine d'iris de Florence, de femence
de fenoüil, où l'on ajoûte un peu de tu-

thie preparée, ou de pompholix, ou d'antimoine crud. Tous ces remedes abforbant les acides, empêchent la vifcidité de
ces matieres. Ainfi l'ulcere n'ayant plus
ces matieres vifqueufes & aigres qui l'entretiennent, peut facilement fe guerir,
comme nous avons lieu d'expliquer plus
au long dans la fuite de cet Ouvrage.

Playes.   Dans les playes qui arrivent aux yeux
l'on fe fert d'ordinaire d'adouciffans, tels
que peuvent être le fang de pigeon chaud,
le lait de femme où l'on diffout quelquefois tant foit peu d'encens mâle : tout cela
adoucit à la verité dans le moment où l'on
s'en fert, mais l'on peut dire que ce qui
fait qu'on employe ces remedes, c'eft
qu'on n'en a point d'autres : car fi l'on fe
fervoit de repercuffifs, on craint la mortification : des refolutifs, l'inflammation : &
outre que les fupuratifs pourroient faire
une trop grande perte de fubftance, & une
trop grande fonte des humeurs de l'œil ;
c'eft qu'étant onctueux, ils ne peuvent
point fervir à cette partie, par les raifons
que nous avons apportées : cependant
l'on peut dire auffi que le fang & le lait
venant à fe fermenter & fe corrompre
dans la playe, ils la peuvent entretenir,
& même y attirer des fluxions ; le lait s'aigrit & le fang fe pourrit.

Pour moy je crois que le meilleur remede eſt de n'en mettre aucun dans la
playe : il faut ſeulement la nettoyer avec
un peu d'eau d'orge tiede, & tâcher de
faire réünir les parties, qui ſe réüniſſent
toûjours aſſez, pourvû qu'il n'y ait
point d'empêchement : l'on peut mettre
quelques gouttes d'huile de terebenthine,
de cire, &c.

TABLE
DES OPTHALMIQUES.

L E plantain.
Semence d'orvalle miſe dans l'œil, le
nettoye.
Les roſes.
La chelidoine.
L'eufraiſe.
Iris de Florence.
Le fœnoüil.
Le cyanus.
Petite marguerite.
Camphre.
Décoction de feüilles de coignaſſier dans
l'eau.
Blanc d'œuf.
Urine.
Vin.

Oliban.
Couperose.
Vitriol.
Turbie.
Myrrhe.
Aloës.
Alun.
Plomb brûlé.
Sucre candi.
Mucillage de psyllio.

CHIMIQUES.

Eau de plantain.
de roses.
de fœnoüil.
d'eufraise.
de chelidoine.
de sperme de grenoüilles.
Salpêtre rafiné.
Cristal mineral.
Crocus metallorum.
Sel ammoniac.
Esprit de vin camphré.
Phlegme d'alun.
Huile de papier.
Huile de lin.
Vinaigre distilé.
Airain brûlé.

FORMULES.

Collyre repercussif dans les inflammations.

Prenez de l'eau rose & de l'eau de plantain, de chacune une once, de salpêtre rafiné un gros ; dissoudez & trempez des compresses en cette solution pour appliquer sur l'œil.

AUTRE.

Prenez un blanc d'œuf, agitez-le avec un morceau d'alun jusqu'à ce qu'il prenne de la consistance, & l'appliquez.

Collyre resolutif pour les inflammations ulcerées.

Prenez de l'eau de fenoüil & d'eufraise, de chacune deux onces, de trochisque albirasis, & *crocus metallorum*, de chacun un gros, aloës un demi-gros, esprit de vin camphré trente gouttes.

Collyre détersif & cicatrisant.

Prenez de l'eau de plantain & d'eufraise, de chacun une once, tuthie preparée, demi-gros, sucre candi deux scrupules, gomme arabique un scrupule.

Eau pour les cataractes.

Prenez de l'aloës pulverifé deux gros, *crocus metallorum* un gros & demi, fucre candi un gros, tuthie preparée quatre fcrupules ; mettez le tout avec quatre onces de vin blanc, autant d'eau de fenoüil & deux de chelidoine, laiffez macerer vingt-quatre heures, & vous vous en fervirez en remuant la bouteille.

CHAPITRE XXVII.

Contre la furdité & bourdonnement d'oreille.

L A furdité ayant des caufes tout-à-fait differentes, doit avoir des remedes qui n'ont que peu de rapport entre-eux, car elle peut venir de ce que le conduit exterieur de l'oreille eft bouché, ou de ce que le nerf accouftique eft rompu ou paralyfé, ou enfin parce qu'il y a quelque défaut dans l'organe immediat de l'oüye.

Les furditez qui viennent par l'obftruction du conduit externe, fe gueriffent en le débouchant : fi ce font des corps étrangers, on les doit tirer ou avec le tire-fond, ou avec la curette, ou en faifant une incifion au derriere de l'oreille.

Quand c'eſt de la cire endurcie, on la doit faire ſortir en nettoyant l'oreille avec une curette ; mais parce que ſouvent cette cire eſt extrêmement attachée à la membrane interne du conduit cartilagineux, ou oſſeux, on doit l'amollir ou avec de l'eau tiede, où l'on ajoûte un peu d'eſprit de vin, pour la rendre plus petrante ; ou avec des huiles chargées de ſels alkalis, comme l'huile d'amandes ameres, le fiel des animaux, l'huile de lin, le trefle odoriferant, & toutes celles qui peuvent enlever les acides qui ont coagulé cette cire.

Quelquefois les glandes du conduit ſont extrêmement tumefiées ; s'il y a inflammation, la ſaignée eſt le plus grand remede, on la doit ſouvent réïterer. Si c'eſt au commencement qu'on voye que l'humeur ſoit épaiſſe, on doit ſe ſervir de reſolutifs & de maturatifs, comme de cataplaſmes avec l'oignon de lys, les quatre farines, d'injections avec l'huile de lys, où l'on mêle quelques gouttes d'eſprit de vin & de fiel de bœuf ; au contraire, quand l'humeur eſt ſubtile, que la tenſion eſt conſiderable, & que la douleur eſt violente, on fait des injections d'abord avec l'eau d'orge, où l'on ajoûte un peu de miel : quelquefois l'on ſe ſert du lait & d'autres anodins ; mais ſur tout l'on ne doit jamais se servir de repercussifs.

Quand la surdité a son siege dans l'organe immediat, elle est incurable : pour
celle qui vient des nerfs bouchez, elle
doit se guérir comme les paralysies ; ainsi
nous ne parlerons plus de ces indispositions, & nous dirons les remedes dont on
peut se servir dans les bruits qu'on sent
dans l'oreille. Ils sont differens, & par
la maniere dont ils frappent, & par les
causes qui les produisent. A raison de la
maniere dont ils frappent, on nomme les
uns tintemens & sifflemens, qui sont produits par un ébranlement qui arrive, les
membranes du tambour, de la quaisse &
du labyrinthe étant tenduës : les autres
sont appellez bourdonnemens & murmures ; ils sont causez par un ébranlement
qui arrive, les organes étant lâches &
détendus. Les causes qui peuvent faire
ces ébranlemens sont des battemens d'arteres, des inflammations, des abscez,
des ulceres, des fermentations d'humeurs
âcres, &c.

Dans le tintement & sifflement, l'on
doit se servir de remedes adoucissans &
huileux, capables d'ôter la trop grande
tension qui est dans les organes, & de
temperer le mouvement des parties qui
fermentent ; c'est pourquoy l'on se sert

de

de lait, d'eau d'orge, d'huile d'amandes douces tirée fans feu : on peut même y ajoûter, mais avec précaution, quelque effence narcotique, quand le tintement eft accompagné de douleur.

Dans les bourdonnemens & murmures, il eft bon de mettre en ufage des remedes capables d'enlever les humiditez qui relâchent trop les membranes des organes; & au même temps l'on doit déterger les ulceres, s'il y en a, & faire en forte d'évacuer les humeurs âcres & gluantes : pour cela, les refolutifs, tels que l'efprit de vin, l'effence de romarin, l'eau de la Reine d'Hongrie, la teinture de myrrhe, & une infinité d'autres font d'un grand fecours, parce qu'ils conviennent à toutes les indications.

TABLE

POUR LES SURDITEZ
& bourdonnemens d'oreilles.

Jus d'oignon.
La coloquinte.
La femence d'anet.
De cumin.
Les feüilles de rhuë.
    de romarin.   *en décoction.*

Tome II.   Z z

de calament.
de pouliot.
de praffium.
de camomille.
d'œil de bœuf.

D'aloës.
Le fiel de bœuf.
De taureau.
La graiffe d'anguille.
L'huile de laurier.
de rhuë.
de camomille.
Jus de choux.
Semence de jufquiame.
Son huile.
Celle de mandragore.
Huile d'amandes ameres.
de noix de pêches.
Semence d'anis, de coriandre.

CHIMIQUES.

Huile de papier.
Huile de brique.
Eau-de-vie.
Efprit de vin.
Eau de la Reine d'Hongrie.
Teinture de myrrhe.
Teinture de caftoreum.
Huile noire de tartre.
Effence de romarin.

Laudanum *diffout.*

FORMULES.

Contre la furdité.

Prenez jus d'oignon une once, eau-de-vie autant ; faites chauffer & en mettez quelques gouttes dans l'oreille.

Contre la furdité par la cire épaiſſie.

Prenez la moitié d'une pomme de coloquinte ; faites boüillir dans le vin blanc & l'huile d'amandes ameres , juſqu'à ce que tout le vin foit confommé , ajoûtez quelques gouttes de teinture de caftor & de fiel de bœuf ; vous en mettrez quelques gouttes dans l'oreille.

Contre les bruits.

Prenez coloquinte une once , graine de cumin & de coriandre , de chacun deux onces ; faites boüillir en l'huile de rhuë , paſſez & ajoûtez une once d'eau de la Reine d'Hongrie.

Contre les douleurs d'oreilles.

Prenez huile d'amandes ameres une once, *laudanum* liquide deux gros; verſez quelques gouttes dans l'oreille.

Z z ij

CHAPITRE XXVIII.

De la douleur & agacement de dents.

LES anodins communs n'ôtent que rarement la douleur de dents : on a même trouvé peu de specifiques qui eussent cette proprieté : car comme la douleur est ordinairement attachée au nerf implanté dans la racine, l'on trouve peu de remedes assez penetrans pour profonder jusqu'en cet endroit ; & quand ils y penetreroient, ils n'en pourroient pas enlever les humeurs âcres qui y sont attachées.

Causes de la douleur de dents. Si la dent est creuse & que le nerf soit découvert, on peut y mettre un petit coton trempé dans de l'huile de buis, ou dans l'huile de gayac, qui empêchant l'air froid & les humeurs âcres d'agir, calment la douleur. Pour la même raison l'on se sert d'un clou de girofle ou de son huile, &c. Mais le plus sûr, si le nerf est fort découvert, est d'y appliquer une goutte d'eau-forte ou d'esprit de nitre, & ainsi en le cauterisant, de luy ôter le sentiment. Si l'on ne veut pas perdre la dent, il faut la faire remplir de feüillés d'or ou de plomb.

Si la douleur dépend en partie de quelque fluxion d'humeurs âcres & subtiles,

on les peut diſſiper ou en les détournant
par une emplâtre de veſſicatoires derriere
l'oreille, ou en les faiſant vuider en ouvrant les vaiſſeaux ſalivaires, en tenant
un morceau de pirethre dans la bouche,
ou en fumant du tabac : outre que ces remedes contenant un ſel âcre, peuvent
détruire les acides qui cauſent la maladie.
On peut auſſi tenir un peu d'eſprit de vin
camphré dans la bouche, il reſout &
adoucit extrêmement.

Si tous ces remedes ne font rien, l'on
a recours aux narcotiques, tant pris interieurement, qu'appliquez exterieurement. L'on met auſſi des emplâtres d'*o-
pium* avec le maſtic ſur l'artere des
temples. Tous ces remedes agiſſent à
peu prés de même ; mais quand tout
cela eſt inutile, & que la douleur eſt
fixe en une dent, il la faut faire arracher : & ſi par hazard il n'en reſtoit
qu'un morceau qui ne donnât aucune priſe pour l'arracher, & qui ne fût point
accompagnée de dents voiſines, l'on la
feroit tomber en y mêlant un peu d'encens.

Contre l'agacement des dents, l'on
doit ſe ſervir des remedes qui peuvent
ſe charger des acides qui l'ont produit :
c'eſt pourquoy l'on ſe ſert avec ſuccez

Agace-
ment de
dents.

d'amandes douces ou ameres, de noix, de pain fec ou brûlé : car ces remedes ôtant les acides qui caufoient la maladie ou les embarraffant par les parties huileufes, conviennent parfaitement aux indications qu'on a. L'on fe fert auffi de pourpied : car outre qu'on en tire une quantité prodigieufe de fels volatils, il contient un fuc gluant capable de fe charger encore des acides qu'il rencontre entre les dents.

Ce chapitre feroit imparfait, fi nous ne difions pas les remedes qui peuvent adoucir la douleur qui vient aux gencives des enfans quand les dents percent. Toute l'intention qu'on doit avoir eft d'amolir la gencive, afin que la dent en écartant les fibres, faffe moins fentir la douleur. On fe fert pour cela de racine de mauve ou de guimauve qu'on fait tremper dans un peu de miel. On leur fait laver la bouche avec des décoctions émolientes : on leur fait mâcher quelque chofe de dur entre les dents qui doivent percer ; & fi tout cela eft inutile, on leur doit percer la gencive, pour leur faire éviter une infinité de douleurs.

TABLE
POUR LES DOULEURS
de dents.

LE clou de girofle.
La racine de pirethre.
Cendre de vers de terre.
Le vin chaud.
La jusquiame.
Son huile faite par expreſſion de ſa gaine.
L'opium.
Le tabac en fumée.
Pierre de vitriol.
Emplâtre avec les cantharides.
Maſtic.
Racine d'ortie fumée comme le tabac.

CHIMIQUES.

Huile de buis.
Huile de gayac.
Eſſence de girofle.
Eſprit de vin.
Eſprit de vin camphré.
Eau de la Reine d'Hongrie.
Eſprit de nitre.
Aigre de ſouphre.
Huile de vitriol.
Eau-forte.
Laudanum liquide.

FORMULES.

Quand toutes les dents font mal.

Prenez une cuillerée de décoction de menthe, ajoûtez-y quinze gouttes d'es-prit de vin camphré, & la tenez chaude-ment dans la bouche.

POUR L'AGACEMENT.

Amandes douces & ameres.
Noix.
Avelines.
Pain sec.
Pourpied, &c.

POUR NETTOYER LES DENTS.

Corail pulverisé.
Brique pulverisée.
Racine d'iris.
Alun.
Sel.
Nitre.
Racine de mauve, &c.

FORMULES.

Bâton pour nettoyer les dents.

Faites boüillir les racines d'iris avec du sel marin & de l'alun ; & quand vous l'aurez retiré & fait seicher, vous vous en frotterez les dents.

CHAPITRE

CHAPITRE XXIX.

Des remedes des chancres de la bouche, & de la relaxation de la luette.

NOus ne parlerons point icy des remedes interieurs pour les chancres veneriens ou scorbutiques qui viennent par une entiere infection de la masse des humeurs, nous en avons parlé ailleurs : mais parce qu'il arrive souvent des ulceres à la bouche pour avoir bû ou mangé quelque chose de mal net, ou par d'autres causes, & qu'on ne peut pas appliquer d'onguent comme à une partie, l'on a coûtume d'y faire une escarre, afin qu'il défende le fond de la playe contre la salive & les alimens, & que pendant ce temps-là la nature ait le tems de renourrir ce qui est ôté.

L'on se sert pour cet effet de la pierre de vitriol, de l'aigre de souphre, de l'esprit de vitriol, de l'esprit de nitre, ou même de l'eau-forte. Quand on ne veut pas qu'ils agissent si puissamment, l'on mêle l'aigre de souphre ou l'esprit de vitriol au miel de Narbonne, & l'on en touche souvent l'ulcere avec un petit bâton, au bout duquel l'on a attaché un peu de coton. Quand l'on a fait une escarre, il faut être deux ou

Tome II. A a a

trois jours fans retoucher, autrement par vôtre impatience vous augmentez & l'efcarre & l'ulcere.

Garga-rifmes. L'on fait des gargarifmes avec des vul-neraires, c'eft-a-dire, avec des defficatifs & détergens, comme avec les feüilles de plantain, fommitez de ronces, feüilles de rofes, aigremoine, &c. où l'on mêle le miel, le criftal mineral, l'alun, ou le firop de meures, fuivant les indications qu'on a.

L'on fe peut encore fervir de l'eau verte pour former des efcarres legeres de la ma-niere que nous avons décrite p. 460. ou de l'eau verte d'Harman, qui agit à peu prés de même que la premiere. Pour con-ferver la playe, feicher l'ulcere & embar-raffer les aigres, l'on fe fert de fumigatoi-res faits avec l'encens, le maftic, la myr-rhe, &c. dont on fait recevoir la fumée dans la bouche avec un entonnoir, ou bien en fe couvrant la tête avec un grand man-teau, & fe tenant fur le rechaud de feu où l'on a jetté la poudre ou la paftille, & ouvrant & fermant la bouche par repri-fes. *Felix Platerus* dit avoir gueri par là un malade où l'on avoit tenté toute forte de remedes, & qui avoit au fond du pa-lais un grand ulcere qui avoit emporté la moitié de la luette.

La relaxation de la luette fe guerit avec

des remedes aftringens, chauds & deffei-
chans, capables de refferrer les fibres de
la luette, & en y appellant les efprits, d'en
exprimer les humiditez vifqueufes qui la
relâchoient. On fe fert pour cet effet de
poivre pulverifé, ou bien de moutarde, de
balauftes, de rofes, de noix de cyprés, &
d'une infinité d'autres ftiptiques, dont
nous avons expliqué la façon d'agir.

TABLE

CONTRE LES CHANCRES
de la bouche.

Aigremoine,
Bugle,
Sanicle,
Plantain,
Rofes rouges,
Sommitez de ronces,
Ecorce de grenade,
Balauftes,
Feüilles de livefche,
Alun,
Vitriol,
Encens,
Myrrhe,
Maftic,
Meures boüillies avec l'eau.

} en décoction & gargarifmes.

} en fumigatoires.

Sirop de meures battu avec l'eau.

CHIMIQUES.

Eau verte peur former des escarres legeres.
Eau d'Harman.
Esprit de souphre.
     de vitriol.
     de nitre.
     d'alun.
Esprit de miel.
Teinture de lacca.

FORMULES.

Pour toucher les chancres de la bouche.

Prenez quinze gouttes d'esprit de souphre, avec demi-cuillerée de miel, & vous en toucherez le chancre en trempant un petit bâton, au bout duquel il y aura un petit tampon de linge ou de coton.

GARGARISMES.

Prenez aigremoine une poignée, autant de sommitez de ronces, trois pincées de feüilles de roses rouges ; faites boüillir en chopine d'eau commune, ajoûtez un gros de cristal mineral, une once de sirop de meures, demi-once de miel rosat ; coulez le tout, & vous en gargarisez la bouche.

FIN.

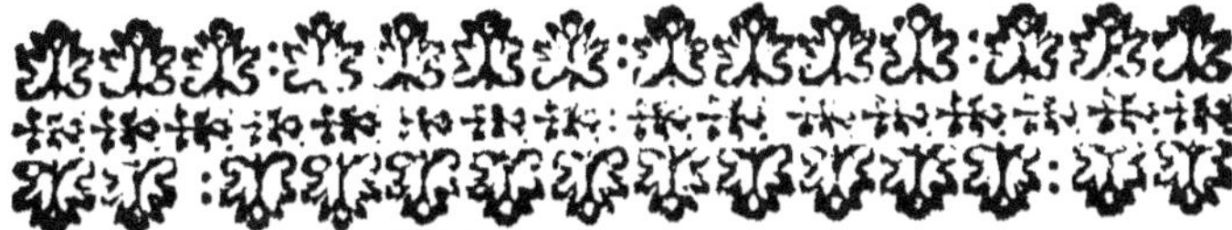

TABLE
DES MATIERES
Contenuës dans ce second
Volume.

A

ABsinthe, ses principes, ses préparations, & vertus, *page* 348

Abforbans arrêtent les mois immoderez. 43

Abforbans fervent dans les vuidanges immoderées. 84

Bbforbans & balfamiques font utiles dans les fleurs blanches. 95

Accidens qui precedent la verole. 232

Acides font differens les uns des autres, 2. ils ont quelquefois les mêmes effets que les alkalis, 10. ils arrêtent en quelques occafions les mois immoderez, 42. ils font utiles en quelques fleurs blanches, 90. ils fervent dans quelques coliques & font refoudre les vents, 102. ils ne font point aperitifs, 144. ils diminuënt les mauvais effets des narcotiques, 178. ils fervent dans la diffolution du fang, 324. ils empêchent le progrez de la gangrene. 495

Accacia eft aftringent. 75

Action des émetiques dans les accouchemens laborieux. 60

TABLE

Action des sternutatoires dans les accouchement difficiles. 60

Action des precipitans dans les fiévres. 212

Appareilla. s exterieurs dans la goutte. 403

Affection hypocondriaque & ses signes. 508

Agacement de dent, ses causes & les remedes. 559

Alkalis sont differens les uns des autres, 2. ils ont quelquefois les mêmes vertus que les acides, 10. alkalis fixes donnent de la liquidité & font couler les mois, 17. alkalis qui empêchent la coagulation du lait. 121

Alexipharmaques & contrepoisons, leur nature & differences. 325

Alterans, leur définition, 1. leur division en generaux & specifiques, 2. ils augmentent quelquefois les symptômes, 8. les medicamens sont quelquefois en parties alterans & en partie évacuans, 2. & 139. alterans proprement dits. 136

Alun & son usage dans les fleurs blanches. 94

Amuletes differens & la maniere dont ils agissent pour guerir les fievres. 223

Amour est augmenté. 388. il est diminué par d'autres medicamens. 393

Analyse de la partie blanche du sang. 6

Analyse de la partie rouge du sang. 7

Anodins & leurs differences, avec la maniere dont ils agissent, 425. il y en a d'interieurs. 427

Antiveneriens & leur nature, 232. antiveneriens metalliques. 243

Antiscorbutiques, leur nature & differences. 262

Antihypocondriaques, leur nature & differences. 270

Antimoine est un bon antivenerien.   255
Antipleuretiques, leur nature & difference.
                                          332
Antihydropiques, leur nature & differences.
                                          370
Antidysenteriques, leur nature & differences.
                                          360
Antipodagres, leur nature & differences.
                                          431
Aperitifs, leurs differences & leurs vertus.
                                          140
Apoplexie, ses signes & ses remedes.   290
Arcenic est caustique.   458
Armoise, son analyse, ses préparations & ses
  vertus.   20
Aromatiques font fermenter le sang.   14
Astringens & leur usage, 430. comment ils
  operent dans les hemorragies, 431. ils peu-
  vent nuire dans les fleurs blanches, 9: comment on s'en doit servir dans les vuidanges
  immoderées.   84
Attenuans & leurs effets, 140. ils font quelquefois transpirer les parties huileuses de
  la semence, 494. les aromatiques font des
  attenuans, 143. ils agissent sur le sang.
                                          142
Avortement, ses causes & ses remedes.   70

B

BAins peuvent servir à faire venir les mois.
                                           16
Bains peuvent servir dans les delires.   310
Balaustes ou fleurs de grenadier sauvage & leurs
  vertus.   201
Bandages aident l'action des repercussifs. 434
Bâton pour nettoyer les dents.   552

TABLE

Baume de souphre, 108. baume de souphre terebenthiné.   450
Baume mondificatif.   454
Baume de Madame Fouquet.   *ibid.*
Baume d'Arceus.   450
Bechiques ou pectoraux, leur nature, leur dif-
  ferences & la maniere dont ils agissent, 115.
  bechiques incrassans, 118. bechiques attenuans
  ou aperitifs.   112
Benjoin, sa nature, ses preparations & ses
  vertus.   128
Beurre de saturne.   161
Bezouard de saturne.   *ibid.*
Bistorte, ses principes & ses vertus.   46
Bol d'Armenie, sa nature & la maniere dont
  il agit.   433
Borax, sa nature & ses vertus.   64
Bourdonnement d'oreille, ses causes & reme-
  des.   542
Bourse de pasteur, son analyse & ses vertus.
                                                 86
Brûlure & ses differens remedes.   484

C

CAlus dépend absolument de la nature &
  non des medicamens.   490
Caffé, sa nature & ses vertus.   293
Calcination de mercure.   247
Camomille, son analyse & ses vertus.   103
Camphre, sa nature, ses preparations & les
  vertus.   296
Canelle, ses preparations & ses vertus.   350
Capillaires, leurs differences, leur nature &
  leurs vertus.   126
Carie entretient les ulceres.   488
Carnositez & leurs remedes.   236

DES MATIERES.

Carminatifs, leur nature & leurs differences.
100

Cardiaques, leur nature & leurs differences.
309

Cataplasme contre l'avortement. 87
Cataplasme febrifuge. 232
Cataplasme dans les sincopes. 328
Cataplasme dans la pleuresie, 345. autre cataplasme pour la même maladie. 346
Cataplasmes & onctions contre les vers. 357
Cataplasmes contre les fluxions des bourses.
436

Cataplasme pour resoudre les fluxions. 441
Cataplasme anodin. 429
Causes du retardement des mois. 11
Causes des ordinaires immoderez. 41
Causes des fleurs blanches. 90
Causes de l'impuissance. 388
Causes des douleurs de tête. 279
Cauteres sont recommandez pour empêcher l'avortement. 74
Caustiques & leur usage. 455
Petite centaurée, sa nature & ses vertus. 349
Centinodia ou renoüée, ses principes & ses vertus. 49
Cephaliques, leur nature & difference. 27
Cerat de bellacatoni dans l'avortement. 78
Cerat de crapaux. 379
Ceruse, comment on la fait, &c. 154
Chancres de la bouche & leurs remedes.
553

Chancres & la maniere de les guerir. 237
Chaudepisse, ses signes & ses causes, 233. sa guerison. 235
Chêne, son analyse & ses vertus. 95
Chelidonium majus, ou grande chelidoine, ses principes & ses vertus. 145

Cheveux , comment ils se nourrissent , 519.
  remedes qui aident leur generation.   *ibid.*
La Chirurgie est utile dans les hemorragies.
                                                433
Cinabre antimonial.   249
Cinabre antimonial & mercurial.   260
Ciguë , ses principes & ses proprietez.   185
Cinoglosse , sa nature & ses vertus.   186
Coagulation du sang & ses signes.   325
Collyres repercussifs.   541
Collyres resolutifs.   *ibid.*
Composition du sang.   5
Corail , sa nature & ses vertus.   51
Conserve pour fortifier l'estomac,   354
Corps des pieds , leurs causes & leurs remedes.
                                                525
Corrosifs & leur nature.   485
Crocus de mars aperitif.   30
Crocus de mars astringent.   *ibid.*
Crocus ou safran , son analyse, ses préparations
  & ses vertus.   42

D

DArtres , leurs causes , leurs differences &
  leurs remedes.   499
Decoction contre le flux menstrual immoderé.
                                                56
Décoction pour les vuidanges supprimées.   83
Décoction de rate de bœuf.   37
Décoction vulneraire & astringente pour les
  hemorrhoïdes.   424
Défaut des évacuans.   137
Délires melancholiques , leurs signes, differen-
  ces & remedes.   308
Dépilatoires & leurs differences.   520
Desordres des incrassans dans les fiévres.   218

DES MATIERES.

Detergens, leur nature & leur usage.   451
Difference entre les maladies aiguës & chroni-
    ques.   9
Difference des alkalis volatils.   3
Dissolution du sang & ses signes.   323
Dissolution du soulphre.   107
Dissipation des vents, & ce qui peut l'empê-
    cher.   109
Division des aperitifs.   141
Division des alterans.   137
Douleur, sa nature & ses causes.   425
Douleur de dents & ses remedes.   548
Dysenterie, ses signes, 360. usage des vomitifs
    en cette maladie, *ibid.* des cardiaques, 361.
    des narcotiques, 362 des purgatifs, *ibid.* des
    lavemens.   *ibid.*

E

E Au de fumanel.   231
  Eau contre les chancres veneriens.   261
Eau spiritueuse pour les fiévres malignes,
                                                    331
Eau pour l'épilepsie.   305
Eau pour le mal de mere.   388
Eau pour la gangrene.   498
Eau phagedenique.   499
Eau contre la carie.   493
Eau pour les cataractes.   542
Eau pour la goutte.   413
Eau contre les rousseurs.   524
Ecroüelles, leurs causes & leurs remedes.   511
Effets des aperitifs.   146
Effet du mercure.   143
Electuaire de Heurnius contre l'avortement.
                                                     78
Electuaire pour faire venir les mois.   39

Elixir de proprieté corrige

Emetiques font quelquefois employez avec fuc-
cez dans la pleurefie.   334

Emetiques, fervent dans les delires melancholiques.   310

Emetiques & purgatifs font quelquefois fpeci-
fiques dans les fiévres.   211

Emoliens & leur nature,   443

Emoliens font anodins.   426

Emplâtres veſſicatoires.   483

Emplâtre de cantharides corrigée.   ibid.

Emplâtre pour les loupes.   442

Emplâtre refolutif.   ibid.

Emplâtre febrifuge.   224

Emplâtre carminative de Silvius.   113

Emplâtre contre les corps des pieds.   331

Empêchemens de la fortie des vents.   101

Encens & fes vertus.   341

Engelures, leurs caufes & leurs remedes.   530

Epilepfie, fa nature, fes caufes, fes fignes &
fes remedes, 283 & fuiv.

Erifimum & fes vertus.   127

Erreur touchant les maladies de la ratte.   367

Efprit acide de fouphre.   407

Efprit de fecondine.   68

Efprit de verdet fermenté avec froid, ou avec
chaleur, fuivant les alkalis volatils aufquels
on le mêle.   3

Efprit carminatif de Silvius.   111

Efprit antiapopleCtique.   307

Efprit de creſſon.   268

Etats differens où fe trouve le fang dans les affections de poitrine.   115

Experiences fur la partie rouge du fang.   6

Experiences fur la partie blanche du fang.   5

Explication du peu d'effet apparent de quelques
alterans.   9

Extrait de mars aperitif. 31
Extrait de mars aftringent. *ibid.*
Extrait narcotique de vitriol. 162.

F

FAbricius, *ab Aquapendente*, ordonne d'atta-
tacher une éponge trempée dans l'eau
de chaux fur le ventre des hydropiques.

374
Febrifuges font fouvent incertains. 209
Febrifuges de Vanhelmont. 219
Febrifuges émetiques & fudorifiques. 131
Febrifuge décrit dans Charas. 220
Febrifuges metalliques, 219 & 220
Fernel a obfervé des defordres caufez par des
aftringens. 197
Fer ou mars, fes préparations & fes vertus. 17
Fiente de paon & fes proprietez, 195
Fiévres malignes, leurs caufes, leurs differen-
ces & leurs remedes. 312
Flamme produite par le mêlange des liqueurs. 4
Fleurs blanches, leurs caufes, 90. leurs reme-
des. 91
Fleurs de coquelicot, leurs principes & leurs
vertus. 338
Fleurs de fouphre. 107
Flux hemorrhoïdal, fes caufes, 414. fes reme-
des. 418
Fluxion fur les bourfes & la maniere d'y reme-
dier. 235
Frontal dans les délires. 316
Fumigatoire dans les douleurs de dents. 191
Fumigatoire pour faire venir les mois. 16
Fumigatoire pour les puftules de l'anus. 261
Fumigatoire pour les chancres de la bouche.
554

TABLE

G

Galle, ſes cauſes & ſes remedes.　504

Gangrene, ſes cauſes & ſes remedes.　464

Gargariſme pour arrêter le flux de bouche.　207

Gargariſmes vulneraires pour les chancres de la bouche.　561 & 564

Gentiane eſt febrifuge.　213

Germendrée, ſes principes & ſes vertus.　350

Gomme ammoniac, la diſtilation & ſes vertus.　26

Gomme adragant, ſa nature & ſes proprietez.　159

Gonorrhée, ſes cauſes, ſes ſignes & ſa gueriſon.　235. & ſuiv.

Goutte, ſes cauſes, 401. ſes ſignes & differences, 402. ſes remedes.　403 &c.

Grenoüille, ſon analyſe & ſes vertus.　50

H

Hemorrhoïdes, leurs cauſes, leurs differences & leurs remedes.　414

Hepatiques & leur nature.　367

Horminum, ou orvale, ſon analyſe & ſes vertus.　94

Huile d'anis avec celle de vitriol fait de la chaleur & de la fumée.　4

Hydropiſie, ſes cauſes, 370. par coagulation, ou diſſolution, 371. les hydragogues font de bons effets, 371. les diuretiques & ſudorifiques peuvent détruire ſes cauſes.　372. & ſuiv.

Hypericum, ou milpertuis, ſa nature & ſes

vertus.   270
Hyſteriques , leurs vertus.   385

I

INcarnatifs, ou ſarcotiques & leurs proprietez.   462
Incraſſans & leur effet , 152. contrindication à
   leur uſage, 153. leur uſage, 154 ils amortiſ-
   ſent les paſſions amoureuſes , 384. ils arrê-
   tent les mois.   43
Indications pour remedier aux differens états
   ou ſe trouvent nos liqueurs dans les mala-
   dies de poitrine.   117 & 118
Injections peuvent être utiles en quelques fleurs
   blanches.   93
Injections differentes pour les oreilles.   554
Iris de Florence & ſes vertus.   129
Julep contre les ardeurs des fiévres.   165
Julep contre les hemoragies.   166
Julep pour faire venir les mois.   39
Julep pour les fiévres malignes.   332
Juſquiame , ſon analyſe & ſes vertus.   185

L

LE lait eſt une chlye filtré, 397 il ſert à quel-
   ques goutteux , 408. il eſt quelquefois
utile & quelquefois nuiſible dans les toux ,
   phtiſies , &c. ·   121
Laudanum & ſes vertus.   181
Laudanum liquide.   185
Laudanum helmontianum.   *ibid.*
Laudanum tartarifié.   191
Laudanum & ſes vertus.   127
Lavement pour les accouchemens laborieux.
                                            67

TABLE

Lavemens de medicamens doux, sont propres
    contre les vers.   357
Lavemens pour les coliques venteuses.   114
Laurier, ses principes & ses vertus.   105
Lexive pour faire croître les cheveux.   519
Liniment pour les accouchemens laborieux.
   67
Liniment pour les brûlures.   488
Liniment pour la goutte.   ·413
Liniment pour une partie paralysée.   307
Liniment resolutif.   442
Liniment contre les vers.   359
Liniment pour faire croître les cheveux.   519
Litarge.   160
Loupes, leurs causes & leurs remedes.   516
Lythonptritiques, leurs differences d'avec les
   diuretiques.   380.

M

Magistere de souphre.   107
Malicorium, où écorce de grenade.
   287
Mandragore, ses principes & ses vertus.   188
Manie, ses signes & ses remedes.   306
Mars sulphuré.   29
Petite Marguerite, ses principes & ses ver-
   tus.   338
Mastic, ses principes & ses vertus.   50
Matricaire, ses principes & ses vertus.   21
Maturatifs & leur effet.   493
Medicamens internes sont d'un grand secours
   dans la gangrene.   496
Medicamens qui excitent à l'amour.   388
Medicamens qui augmentent la semence.   389
Medicamens qui excitent & irritent.   390
Medicamens qui détruisent les pensées amou-
   reuses

reuſes. 393
Medicamens qui font venir le lait. 397
Medicamens qui font fuïr le lait. 398
Medicamens liquefians dans les mois ſuppri-
mez. 17
Medicamens qui facilitent l'accouchement la-
borieux. 58
Mêlange des acides & des huiles. 14
Mêlange des émetiques aux diaphoretiques.
335
Mélancholie hypocondriaque. 270
Menthe, ſes principes & ſes vertus. 105
Mercure & ſes proprietez. 146
Mercure doux, ſa préparation & ſes vertus.
251
Mercure regeneré. 255
Mercure violet, ſa préparation & ſes vertus.
252
Minium. 159
Mois ſupprimez, leurs cauſes & leurs reme-
des. 11
Mois immoderez, leur cauſe & leurs remedes.
41
Mondificatifs, leur nature & leur uſage. 451
Mules, leurs cauſes & leurs remedes. 530
Myrrhe, ſes principes, ſes préparations & ſes
vertus. 24

N

Narcotiques, leur nature & leurs differences, 166. ils agiſſent ſur les eſprits,
167. leur effet, 168. maladies dans leſquelles ils conviennent, *ibid.* temps où il
les faut donner, 170. leurs effets pernicieux, 175. précaution avant leur uſage,
176. remedes aux deſordres qu'ils cauſent,
178

TABLE

Narcotiques nuisent quelquefois dans les délires mélancholiques , 311. ils sont quelquefois
d'un prompt secours dans la goutte , 408. ils
sont quelquefois utiles dans les vuidanges immoderées. 84
Noisetier , son analyse & ses vertus. 295
Nummulaire & ses vertus. 47

O

OLives sont contraires à la brûlure. 485
Onguent adoucissant pour les hemorrhoï-
des. 424
Onguent pour les brûlures. 487
Onguent de Joh. Heurnius. 488
Onguent pour les dartres vives. 503
Onguent pour la teigne. 511. & 512
Opiate aperitive. 150
Opiate contre les fleurs blanches. 99
Opiate purgative & aperitive. 273
Opiate contre les vuidanges immoderées.
89
Opium , ses préparations & son usage. 180
Opium est febrifuge. 221
Optalmiques & leurs differences. 538
Os de seiche & ses proprietez. 96

P

PAin fait avec le suc des bayes de sureau
est recommandé dans la dysenterie.
363
Panacée purgative. 290
Panacée mercuriale. 251
Paralysie , sa cause & ses remedes. 290
Passions hysteriques, leurs causes & leurs re-
medes. 383. & suiv

DES MATIERES.

Pavot, sa nature & ses vertus. 180
Pectoraux incisans. 122
Pelotes martiales, leur préparation & leur vertu. 29
Pervanche, ses principes & ses vertus. 47
Pessaires ne se doivent pas ordonner aux filles. 387
Pessaires pour faire sortir le fœtus mort. 68
Pessaires pour faire venir les mois. 16
Phimosis & paraphimosis, & leurs remedes. 239
Pierre à cautere. 493
Pierre hematite, sa composition & ses vertus, 87
Pierre hematite artificielle. 161
Pilule purgative contre les vers. 319
Pilules lunaires. 378
Pilules de mercure crud. 259
Pilules bechiques de Mesué. 132
Plantain, ses principes & ses vertus. 49
Pleuresie & peripneumonie, leurs causes, leurs differences & remedes. 333
Poireaux, leurs causes & leurs remedes. 532
Plomb, sa nature, ses préparations & ses vertus. 159
Pomme pour les douleurs de dysenterie. 366
Pomme de Quercetan. 344
Poudre antiépileptique. 305
Poudre arthritique de Paracelse. 413
Poudre contre l'asthme. 135
Poudre de crapaux. 379
Poudre contre les douleurs de tête. 301
Poudre pour faire sortir le fœtus mort. 69
Poudre de Lindanus contre les pertes. 57
Poudre pour faire venir les mois. 38
Poudre de Palmarius contre la rage. 38
Poudre de sperniole corrigée. 55

TABLE

Poudre de tourterelle. 55
Poudre pour les vuidanges supprimées. 83
Poudre vulneraire de mars. 32
Poudre contre les âcretez d'urine. 165
Potion adoucissante pectorale. 133
Potion contre la dysenterie. 366
Potion contre les fleurs blanches. 93
Potion incisive pour les asthmatiques. 19
Potion contre l'avortement. 76
Potion de Vanhelmont dans la pleuresie. 344
Potion de Quercetan dans la pleuresie. *ibib.*
   autre potion dans la pleuresie. 345
Potion dans les vuidanges immoderées. 89
Pouliot, ses principes & ses vertus. 127
Poulain, ou bubon venerien, & la maniere de
   le traiter. 239
Pourpied, ses principes & ses vertus. 48
Précaution dans l'usage des remedes qui font
   venir les mois. 15,
Précipitez de mercure, 252. précipité blanc &
   253. de couleur de roses, *ibid.* précipité
   jaune, *ibid.* précipité vert, 254. précipit
   solaire. 255
Préparations contre les fleurs blanches. 94
Ptisanne aperitive. 151
Ptisanne antiscorbutique. 268
Ptisanne pour les pleuretiques. 133
Ptisanne pour les phtisiques. 134
Ptisanne pour faire venir les mois. 40
Purgatifs augmentent les douleurs de la goutte.
   406
Purgatifs nuisent souvent dans les mélancho-
   lies. 310
Pustules & la maniere de les guérir. 241

DES MATIERES.

Q

QUeuë de cheval, ou équifetum, fon ana-
lyfe & fes vertus.   85
Quinquina, fa nature, fes effets, fes préparations & fes vertus.   213. & fuiv.

R

RAcine de curcuma & fes vertus.   146
Rage, fes fignes & fes remedes.   309
Remarques fur les medicamens qui facilitent les
accouchemens.   59
Remedes exterieurs pour faciliter la fortie de
l'enfant.   62
Remedes exterieurs contre l'avortement. 73
Remedes pour les fleurs blanches.   98
Remede de Boëtus pour la même maladie.
                                         490
Remedes qui arrêtent les vuidanges.   83
Remedes qui pouffent les mois, pouffent auffi
les vuidanges.   80
Refolutifs, leur nature & leur ufage, 437. ils
doivent être appliquez chaudement.   438
Romarin, fes principes & fes vertus.   294
Rofes, leur compofition & leur vertu.   192
Rofolis febrifuge de M. Lemeri.   230

S

SAfran, fes principes & fes vertus.   22
Saignée peut être utile dans la fuppreffion
des mois.   12
Saignée foulage les goutteux.   406
Saignée peut beaucoup fervir dans les délires.
                                         310

Savinier, ses principes & ses vertus.

Savon pour les phtisiques. 144

Scabieuse, ses principes & ses vertus. 339

Scorbut , sa nature , 262. ses signes , 263. ses remedes. 264

Semences froides. 178

Sel ammoniac & son esprit sont febrifuges. 216

Sel de mars. 32

Sel volatil huileux de canelle. 17

Sel volatil huileux de M. Boyle. 19

Signes du flux menstrual. 16

Sincopes , ses signes, ses causes & ses remedes. 319

Sirop antiscorbutique. 268

Sirop aperitif. 151

Sirop attennant. 136

Sirop incrassant dans la toux. 135

Sirop pour la toux. 165

Solanum est narcotique. 167

Souphre, ses principes , ses préparations & ses vertus. 106

Souphre antimonial. 257

Specifiques & leur nature. 179

Specifiques dans les délires mélancholiques. 317

Specifiques pour les parties , 138. pour les maladies. ibid.

Specifiques pour la rage. 213

Specifiques sulphureux dans les fiévres. ibid.

Spleniques & leur nature. 367

Stomachiques & leur nature. 346

Stomachiques acides. 347

Stomachiques aromatiques. ibid.

Sublimé corrosif. 252

Succin ou ambre jaune , son analyse , ses préparations & ses vertus. 298

Sucre de saturne. 160

Sudorifiques font utiles dans les fleurs blanches. 61
Sudorifiques interieurs dans la goutte. 407
Sudorifiques pouffent les levains volatils des
fiévres par les fueurs. 211
Sudorifiques font quelquefois dangereux dans
la verole. 241
Suppreffion des ordinaires eft produite, ou produit du defordre dans les premieres voyes. 13
Supuratifs, leur nature & leur ufage. 447
on ne s'en doit point fervir dans les playes
fimples. 496
Surdité, fes caufes & remedes. 542
Suye de cheminée, fes principes & fes vertus.
340

T

TAches de la peau & leurs remedes. 523
Taches des yeux & leurs remedes. 536
Tabac eft fomnifere, 17. en fumée il appaife la
douleur de dents. 505
Tayes & leurs remedes. 537
Teigne, fes caufes & fes remedes. 508
Teinture antihypocondriaque. 273
Teinture vulneraire de mars. 32
Teinture de mars. 31
Teinture aperitive. 150
Teinture de rofes.
Teinture d'opium avec le fuc de limons. 181
Teinture pour faire venir les mois. 39
Teinture antiphtifique. 161
Teinture d'antimoine. 256
Thé, fes principes & fes vertus. 293
Tillia ou tilleul, fes principes & fes vertus. 294
Tuffilage, fes principes & fes vertus. 125

TABLE

V

VEnts, leurs caufes & leurs remedes. 100

Venins & leur nature. 317

Verole, fes caufes & fes remedes. 233

Verveine, fes principes & fes vertus. 172

Vermine, fes caufes & fes remedes. 528

Vers, leur origine, 354. action des remedes contre les vers, 355. difference de ces remedes. 356

Veſſicatoires differens. 481

Veſſicatoires & ſcarifications dans l'hydropiſie. 375

Vin pour faire venir les mois. 40

Vin aperitif. 151

Vitriol de mars. 30

Virus verolique confifte en un acide. 241

Ulceres des yeux & leurs remedes. 532

Volatils refoudent les vents. 102

Uſage des acides contre les vents. 107

Uſage des fels mixtes dans le flux menftrual immoderé. 45

Uſage du mars dans les affections mélancholiques. 270

Uſage du flux de bouche. 245

Uſage de la faignée dans la pleurefie. 333

Utilité des diuretiques pour les fleurs blanches. 92

Vulneraires dans les hemorroïdes. 419

Vuidanges & leur nature. 79

Fin de la Table.

www.ingramcontent.com/pod-product-compliance
Lightning Source LLC
LaVergne TN
LVHW020936050726
842519LV00001B/53